MANUEL COMPLET

DES MALADIES

DES

VOIES URINAIRES

ET DES

ORGANES GÉNITAUX

PAR

Le Docteur Gérard DELFAU

Ancien interne des Hôpitaux de Paris.

AVEC 130 FIGURES DANS LE TEXTE

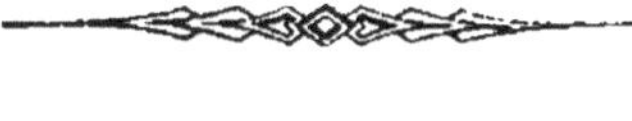

PARIS

OCTAVE DOIN, ÉDITEUR

8, PLACE DE L'ODÉON, 8

1880

TABLE DES MATIÈRES.

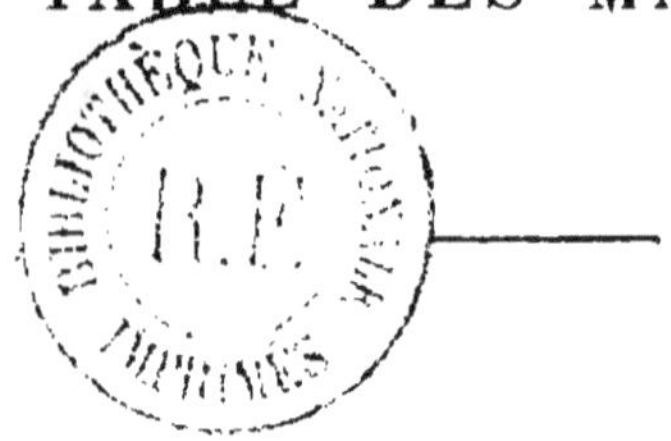

PÉNIS.

URÉTHRE.

CHAPITRE II. — VICES DE CONFORMATION.

VESSIE.

REINS.

PROSTATE.

VÉSICULES SÉMINALES, SPERME. CONFLUENT GÉNITO-URINAIRE.

CANAL DÉFÉRENT, CORDON SPERMATIQUE.

TESTICULE.

FIN DE LA TABLE DES MATIÈRES.

PRÉFACE

Condenser en un tableau méthodique et complet la pathologie des *voies urinaires* et des *organes génitaux* : enregistrer l'état actuel de la science ; par-dessus tout faire un ouvrage essentiellement pratique : tel est le triple but que nous nous sommes posé.

Nous avons étudié successivement le PÉNIS, l'URÈTHRE, la VESSIE, les REINS, la PROSTATE, l'APPAREIL SÉMINAL.

La pathologie de chaque organe est précédée d'une étude succincte sur l'*anatomie* et la *physiologie* de l'organe.

A chaque maladie est réservé un chapitre spécial comprenant : *définition* de la maladie, *nature, fréquence, étiologie et pathogénie, anatomie et physiologie pathologiques, symptômes, diagnostic, complications, marche, durée, terminaisons, pronostic, traitement* médical et chirurgical.

Chaque sujet occupe une place proportionnée à son importance ; mais nous avons pris garde de ne pas trop sacrifier à l'étude d'une maladie ou d'une méthode de traitement, car nous avons tenu à ce que la pathologie de chaque organe fût complète.

Ainsi nous avons longuement insisté sur le *cathété-*

risme, l'*exploration méthodique* de l'urèthre et de la vessie, les *rétrécissements*, la *dilatation* et la *division* de l'urèthre, l'*uréthrotomie*, le diagnostic de la *pierre*, la *lithotritie*, la *taille*, la *lithotritie périnéale*, etc. Mais le cathétérisme, les rétrécissements, la pierre, ne constituent pas plus à eux seuls la pathologie de l'appareil génito-urinaire, que l'examen ophtalmoscopique, la cataracte, ne constituent seuls la pathologie oculaire. Aussi avons-nous en outre prêté toute l'attention qu'ils méritent, notamment aux *troubles fonctionnels*, à peu près universellement passés sous silence jusqu'ici dans les ouvrages d'ensemble : *stérilité, pertes séminales, troubles génésiques* divers (*impuissance*, etc.). Il est tout un groupe surtout d'états pathologiques qu'on observe tous les jours, dont la véritable nature est plus fréquemment méconnue qu'on ne saurait croire, et sur lesquels nous avons cru devoir attirer particulièrement l'attention. Ce sont des troubles très-variables, parfois très-éloignés, mais ayant pour point de départ une altération quelconque des voies urinaires qui empêche le réservoir de se vider complétement. Il y a là, comparable en bien des points à l'*asystolie cardiaque*, une véritable *asystolie vésicale*, et, comme conséquence, tout un enchaînement de phénomènes auquel nous avons appliqué la dénomination de *cercle morbide des maladies des voies urinaires*.

A propos des affections ulcéreuses du pénis, nous avons étudié le *chancre simple*, le *chancre syphili-*

tique, les *plaques muqueuses*, l'*herpès génital*, etc. ; et, à propos des affections inflammatoires de l'urèthre, la *blennorrhagie*.

Quand il s'est agi d'une opération, nous ne nous sommes pas contenté d'exposer le *manuel opératoire :* nous avons décrit méticuleusement les *soins préliminaires* et les *soins consécutifs*. Car, au point de vue du résultat définitif, au point de vue du succès de l'intervention chirurgicale, ces prétendus *détails* ont une importance capitale, décisive, et dont on ne saurait trop se pénétrer.

Nous en dirons autant d'un grand nombre d'*expédients opératoires* qui, si souvent, font réussir là où d'autres venaient d'échouer. Ces *expédients* que la pratique n'enseigne que peu à peu, acquièrent une importance particulière en chirurgie des voies urinaires.

Nous avons cru faire œuvre utile en insistant sur ces notions si importantes : d'autant qu'on ne les trouve à peu près nulle part. Jusque dans ces derniers temps en effet, continuant la tradition des premiers lithotomistes, quelques chirurgiens, jaloux de leur pratique, ne la livraient qu'incomplétement. On doit rompre aujourd'hui définitivement avec ces errements étroits et inféconds.

Nous nous sommes attaché à reproduire aussi fidèlement que possible l'état actuel de la science, et nous avons donné aux progrès les plus récents, surtout en fait de traitement, la place à laquelle ils avaient droit. N'oubliant pas cependant qu'il s'agissait avant tout

ici d'un ouvrage pratique, nous avons passé sous silence
les procédés, les instruments et les remèdes légiti-
mement délaissés. Nous avons préféré décrire avec
plus de soin les méthodes auxquelles les bons esprits
paraissent aujourd'hui se rallier.

Quant aux médicaments, le même principe nous a
guidé : nous avons donné de nombreuses formules.
mais triées. Nous avons signalé les principaux médicaments récemment introduits dans la pratique. Enfin
nous avons. autant que nous l'avons pu, précisé les
indications suivant les cas.

Pour les points importants. délicats, ou controversés,
nous avons soigneusement indiqué l'opinion et la
pratique des chirurgiens actuels les plus autorisés. Nous
les avons alors, autant que possible. cités textuellement :
particulièrement quand leurs idées nous inspiraient des
réserves ou des objections.

Pour les points encore en litige. nous avons exposé
avec la plus entière bonne foi les opinions diverses ;
comme notre livre toutefois ne pouvait être un stérile
entassement de doctrines et de méthodes, sans choix
critique, nous nous sommes toujours réservé le droit
de libre examen. Ce droit, nous croyons l'avoir exercé
chaque fois avec l'impartialité la plus stricte, mais sans
jamais nous départir de la courtoisie, voire au besoin
de la déférence qu'un galant homme peut toujours
allier à l'indépendance la plus absolue.

Dʳ GÉRARD DELFAU,
ANCIEN INTERNE DES HOPITAUX DE PARIS.

MANUEL PRATIQUE

DES MALADIES

DES

ORGANES GÉNITO-URINAIRES

PÉNIS

Anatomie et physiologie.

Le *Pénis*, ou la *Verge*, est l'organe mâle de la copulation. Sans parler de l'urèthre auquel sera consacré une étude spéciale, cet organe se compose des parties suivantes : les *Corps caverneux*, le *Gland*, l'*Enveloppe cutanée* ou *Fourreau* de la verge, le *Prépuce*, des *Vaisseaux* et des *Nerfs*.

Corps caverneux. — Les *corps caverneux* forment la charpente de la verge qu'ils maintiennent à un moment donné dans l'état de rigidité indispensable à l'accomplissement normal de l'acte de la copulation. On ne saurait mieux les comparer qu'aux deux canons d'un pistolet double dont la crosse, située en arrière, serait bifide, et dont l'extrémité antérieure se terminerait dans le gland. Leur bifurcation postérieure constitue une double racine par laquelle ils s'attachent solidement à la partie interne des branches ischio-pubiennes. Séparés à leur origine, ces deux corps érectiles se dirigent obliquement en avant, en haut et en dedans, jusqu'au-devant de la partie inférieure de la symphyse pubienne, où ils s'accolent l'un à l'autre, ne restant plus séparés que par une cloison incomplète. De cette juxtaposition résultent deux sillons antéro-postérieurs : l'inférieur reçoit le canal de l'urèthre ; dans le supérieur sont logés : l'artère dorsale de la verge, la veine dorsale profonde et le tronc nerveux correspondant.

Structure des corps caverneux. — Les corps caverneux sont constitués par du *tissu érectile* ou *caverneux*, enveloppé d'une *gaîne fibreuse*.

Le *tissu érectile* ou *caverneux* est un tissu dans lequel le système capillaire intermédiaire aux artères et aux veines est remplacé par un système de cavités communiquant les unes avec les autres, et tout à fait comparables aux lacunes d'une éponge. Suivant qu'elles sont vides ou gorgées de sang, ces aréoles subissent des alternatives de resserrement ou de dilatation plus ou moins extrêmes ; d'où l'aspect différent que présente l'ensemble de l'organe à l'état de repos ou à l'état d'érection.

Les dernières ramifications artérielles s'abouchent ordinairement dans les lacunes périphériques les plus petites ; de là le sang passe dans les autres. Quelquefois on voit ces artérioles s'ouvrir dans de grandes lacunes grâce à un élargissement rapide de leur diamètre, ce qui leur donne l'aspect d'un entonnoir. D'autres enfin présentent une disposition spéciale : elles se divisent brusquement en un bouquet de ramuscules contournés en spirale et qui vont s'ouvrir directement dans les aréoles. Ce sont les *artères hélicines* décrites par J. Müller, Rouget, Legros.

Les veines efférentes naissent directement des aréoles qui remplacent les capillaires. Elles sont ici comme partout munies de valvules, et plus grosses que les artères correspondantes. Elles traversent dans leur trajet les mailles des couches périphériques, en sorte qu'elles se trouvent comprimées pendant l'érection.

Quant aux parois mêmes des lacunes, elles sont constituées

par du tissu fibreux et élastique, et par des fibres musculaires lisses.

Ce système aréolaire est renfermé dans une gaîne, une *enveloppe fibreuse* d'un blanc opaque, épaisse de 1 à 2 millimètres, et très-résistante. De sa face interne partent des cloisons qui se divisent et se coupent mutuellement de manière à constituer les *parois* lacunaires.

La *cloison* antéro-postérieure qui sépare incomplétement les corps caverneux est une émanation analogue de cette enveloppe.

Gland. — Le gland est constitué par le renflement antérieur du corps spongieux de l'urèthre. Il a la forme d'un cône coupé obliquement à sa base dont le pourtour (*couronne du gland*) déborde les corps caverneux. De là une dépression circulaire (*rainure balano-préputiale*) située immédiatement en arrière, et au fond de laquelle s'attache par son extrémité antérieure l'enveloppe cutanée de la verge. Le gland présente à son extrémité antérieure un orifice linéaire vertical (*méat urinaire*). La muqueuse qui le recouvre est résistante et présente de nombreuses papilles.

Les corps caverneux pénètrent par la base du gland, revêtus de leur gaîne. Celle-ci se termine par une lame fibreuse très-résistante qui se prolonge jusqu'au voisinage du méat, et de laquelle partent des tractus fibreux qui rayonnent dans la substance du gland, unissant solidement de la sorte celui-ci aux corps caverneux.

Enveloppes du pénis. — 1° *Enveloppe cutanée.* — La peau du pubis et des bourses se prolonge sur la verge, de manière à lui former une enveloppe cylindroïde. Arrivée à l'extrémité antérieure du gland, elle se réfléchit en dedans d'elle-même et vient s'insérer au fond de la *rainure balano-préputiale*, immédiatement en arrière de la *couronne*. Au niveau du gland elle est donc en double, et c'est cette enveloppe double du gland qu'on désigne sous le nom de *prépuce*. Sur la face inférieure, l'insertion se prolonge en avant de manière à former un repli triangulaire à sommet antérieur : c'est le *frein* de la verge. — Dans la rainure balano-préputiale se trouvent en grand nombre des glandes *(glandes de Tyson)* dont le produit de sécrétion, s'il séjourne, constitue avec des débris épithéliaux le *smegma* sous-préputial, source de balanites pour les individus dont le gland est habituellement recouvert.— L'orifice que circonscrit en avant la réflexion de l'enveloppe cutanée forme une ouverture *(orifice préputial)*, plus ou moins étroite ou plus ou moins large suivant les individus, pouvant laisser le gland se porter au dehors, ou le maintenant au contraire toujours encapuchonné.

2° Au-dessous de cette enveloppe cutanée se trouvent des *fibres musculaires lisses* disposées circulairement. Elles sont extrêmement nombreuses : M. Sappey a même décrit leur ensemble sous le nom de *muscle péri-pénien* et il a appelé *sphincter préputial* celles qui circonscrivent l'orifice du prépuce.

3° Au-dessous se trouve une couche celluleuse à mailles très-lâches, ce qui explique l'étendue des mouvements de l'enveloppe cutanée sur la verge elle-même, ainsi que l'œdème dont s'accompagnent parfois certaines lésions du pénis.

4° *Enveloppe élastique.* — Elle fait suite au ligament suspenseur de la verge dont elle semble être un prolongement. Elle forme une gaîne cylindroïde qui entoure à la fois les deux corps caverneux et le corps spongieux de l'urèthre. Ainsi que son nom l'indique, elle est constituée par des fibres élastiques. C'est à sa structure qu'elle doit, tout en maintenant étroitement unies les parties qu'elle embrasse, de se prêter parfaitement à leur ampliation pendant l'érection.

Vaisseaux et nerfs. — Les *artères* viennent plus particulièrement de la *honteuse interne* branche terminale de l'Hypogastrique. Après avoir fourni l'*artère bulbeuse* qui se distribue surtout aux corps spongieux de l'urèthre, elle arrive au point de réunion des deux racines des corps caverneux. Là elle se termine en donnant l'*artère dorsale* de la verge et l'*artère caverneuse.*

La première chemine le long du dos de la verge, et se termine au gland. Elle fournit dans son trajet des branches circulaires qui s'anastomosent entr'elles, et d'où partent des ramuscules qui se rendent aux corps caverneux et au corps spongieux.

L'*artère caverneuse* pénètre dans chaque corps caverneux, et longe la cloison incomplète qui les sépare. Elles fournit les *artérioles afférentes* des trabécules.

Les *veines* superficielles se réunissent quelquefois de manière à former un tronc médian: *veine dorsale superficielle.* — Les veines profondes se rendent en partie dans la *veine dorsale profonde*, d'autres dans les veines superficielles.

Les *vaisseaux·lymphatiques* sont très-abondants dans le pénis; ils se rendent dans les ganglions inguinaux.

Nerfs. — Le nerf honteux interne se termine en formant la branche dorsale du pénis qui suit le trajet de l'artère dorsale. Le même nerf fournit une branche inférieure qui donne des ramuscules nerveux à la face inférieure du pénis, tandis que les régions latérale et supérieure reçoivent les leurs de la branche dorsale.

Physiologie. — L'*érection* est constituée essentiellement par l'accumulation du sang dans l'appareil érectile pénien: corps caverneux, gland, corps spongieux. Cet appareil devient de la sorte turgescent et rigide, ce qui permet à la fois l'intromission de l'organe mâle dans l'organe femelle, et le passage du sperme à travers le canal de l'urèthre ainsi maintenu béant.

Ce phénomène s'effectue par le mécanisme de l'action réflexe. Le point de départ de celle-ci est la verge en général, mais plus particulièrement le gland, dont la muqueuse est très-riche en papilles nerveuses. La muqueuse prostatique est encore un point de départ important pour les réflexes génitaux; ce qui explique les troubles variés de l'érection (impuissance, priapisme) qui accompagnent certaines altérations de cette muqueuse. Cet acte nerveu x peut même d'ailleurs avoir sa source en dehors des organes génitaux : dans l'imagination, la vue, l'odorat, l'ouïe, le toucher.

Les réflexes partis du gland ont pour voie centripète le nerf dorsal de la verge. Ils sont transmis à la moelle épinière, et plus particulièrement au centre *génito-spinal* qui siègerait d'après Budge dans la partie inférieure de la moelle dorsale. De là l'action nerveuse se réfléchit sur l'appareil érectile pénien de manière à y amener une accumulation de sang.

Quant au mécanisme par lequel s'effectuent cette accumulation et cette rétention, c'est un phénomène complexe. Les artérioles afférentes se dilatent, les fibres musculaires des trabécules se contractent ; au même moment les muscles extrinsèques entrent en contraction.L'afflux par les artères augmente, en même temps que la dépense veineuse devient plus difficile: d'où accumulation et rétention. On a cependant exagéré l'importance de la contraction ou de la compression des vaisseaux efférents ; le principal rôle revient à la dilatation des artérioles (Ch. Robin), qui amène un apport plus considérable.

CHAPITRE I

Vices de conformation.

Certains vices de conformation portent sur le pénis considéré dans son ensemble ; tels sont : l'*absence* et le *développement incomplet* de la verge, les cas de *pénis double*, de *pénis palmé*, de *torsion du pénis*. — D'autres au contraire sont limités au prépuce, ce sont: l'*absence* et le *développement incomplet* du prépuce, la *division congénitale* de cette enveloppe du gland, son *imperforation*, le *phimosis* le *paraphimosis*, le *symphysis*, la *brièveté du frein*.

§ I. — ABSENCE ET DÉVELOPPEMENT INCOMPLET DU PÉNIS.

L'absence complète du pénis est excessivement rare ; il existe cependant dans les annales de la science des exemples parfaitement authentiques de cette anomalie. Nélaton en a observé un cas sur un nouveau-né dont la sage-femme n'avait pu déterminer le sexe. Elle apporta l'enfant à l'hôpital des Cliniques, où le chirurgien constata que les deux testicules étaient à leur place dans les bourses ; mais il y avait absence complète de pénis, et, à sa place, il n'existait ni tubercule, ni orifice, ni cicatrice. Le cordon ombilical exploré, on reconnut qu'il ne livrait pas passage à l'urine ; en sorte que ce liquide ne pouvait s'écouler que par le rectum. En effet, la sage-femme déclara que les selles de l'enfant étaient toujours liquides et paraissaient contenir de l'urine.

Fodéré a eu l'occasion d'observer un soldat qui possédait deux testicules normaux ; mais, à la place de la verge il avait une sorte de bouton au sommet duquel s'ouvrait l'urèthre, qui était susceptible d'érection et dont il sortait par le frottement une humeur blanche analogue à du sperme.

Demarquay rapporte, d'après un journal allemand, un cas intermédiaire aux deux précédents : il s'agit d'un jeune homme de 27 ans, d'une force peu commune, bien développé, excepté pour ce qui est des organes génitaux. Le testicule droit et le cordon correspondant sont normaux ; à gauche il existe une orchite aiguë. On ne trouve pas trace de verge. Mais au-devant de l'orifice anal il existe une sorte de crête-de-coq susceptible d'érection lorsqu'il se produit des désirs vénériens. Sur la paroi antérieure du rectum, à une hauteur de 4 lignes, se trouve l'ouverture uréthrale, orifice d'un canal de calibre normal et d'une longueur de 1 pouce 1/2. Une sonde introduite dans cet urèthre arrive dans la vessie. Comme l'urine, le sperme s'écoule par ce canal dans le rectum consécutivement à l'érection de la crête-de-coq pré-rectale.

Bouteillier de Rouen a publié en 1875 le cas d'un enfant nouveau-né qui, au-dessus du scrotum, au lieu d'un pénis, ne présentait qu'un pertuis au niveau duquel sous la peau on sentait un petit corps mobile. Une incision en T fit saillir un pénis rudimentaire, mais par lequel l'enfant put vider sa vessie.

Siredey a observé un jeune homme de 28 ans, atteint de maladie d'Addison, dont le pénis était comme celui d'un enfant de 4 ans : 5 centimètres de long, y compris le prépuce qui était très-hypertrophié. Le scrotum était petit, flasque et vide. On ne trouvait de testicules ni dans le scrotum, ni dans le trajet inguinal. Il avait des désirs vénériens et des érections, mais pas d'éjaculations.

Roubaud enfin parle d'un jeune Brésilien dont la verge en état d'érection présentait une longueur de 2 pouces et la grosseur d'un piquant de porc-épic.

Entre le développement normal ou même exagéré du pénis, et son absence complète, on le voit, il peut exister bien des intermédiaires présentant les plus grandes différences au point de vue de la suppression ou de l'altération seulement de la fonction, aussi bien qu'au point de vue de la curabilité.

Traitement. Les cas extrêmes sont au-dessus des ressources de l'art. Quand le pénis existe, mais que son développement est incomplet, s'il ne s'agit en d'autres termes que d'une simple exiguïté, le fonctionnement de l'organe suffit à lui donner son développement normal. Mais il peut se faire que ce fonctionnement même soit impossible par le fait précisément de l'exiguïté de la verge, comme cela avait lieu chez le jeune Brésilien de Roubaud. On pourrait en pareil cas recourir aux mêmes moyens. « Avant de me montrer ses organes, le malade me dit qu'il avait non-seulement des désirs vénériens, mais encore des érections fréquentes, et que, lorsqu'il se masturbait, l'éjaculation avait lieu avec tous les phénomènes voluptueux qui l'accompagnent d'ordinaire, tandis que, pendant le coït, l'éjaculation, quelqu'effort qu'il pût faire, ne s'était jamais produite.... La verge en érection avait à peu près la grosseur d'un piquant ordinaire de porc épic, et était longue de 2 pouces..... Évidemment la pression exercée dans le coït par les parois vaginales sur la verge de ce jeune homme était nulle, ou tout au moins insuffisante pour porter le prépuce en arrière et pour déterminer l'excitation nécessaire à l'éjaculation. — Le malade à qui je développais cette manière de voir, qu'il n'avait jamais soupçonnée, voulut bien en sa qualité d'étudiant en médecine se soumettre à l'expérience suivante : un cylindre en caoutchouc de la grosseur d'un pénis ordinaire, et dans l'intérieur duquel était taillé un canal dont le diamètre était exactement celui de la verge en érection, fut maintenu au pubis au moyen d'une lanière également en caoutchouc, passée sur les lombes comme un bandage de corps. L'élasticité de cette lanière permettait les mouvements de va-et-vient du coït au cylindre qui les transmettait à la verge emprisonnée dans son intérieur. Une prostituée s'étant prêtée à l'expérience, cette espèce de copulation s'effectua complétement, c'est-à-dire que l'éjaculation et les phénomènes voluptueux qui l'accompagnent eurent lieu comme dans les rapprochements ordinaires. » Roubaud. *Traité de l'impuissance et de la stérilité*, p. 93. — Après trois mois la verge était considérablement accrûe.

Même quand il paraît y avoir absence complète de pénis, le médecin doit examiner attentivement la région : comme dans le cas de Bouteillier l'absence peut n'être qu'apparente, on peut à l'aide d'une incision dégager un pénis dont le développement normal s'effectuerait ultérieurement.

§ II. — PÉNIS DOUBLE.

Si les cas d'absence complète de la verge sont rares, les cas de pénis double sont plus rares encore. Les deux pénis sont alors placés l'un à côté de l'autre.

Isidore Geoffroy Saint-Hilaire cependant rapporte un cas dans lequel les deux verges étaient superposées. L'urine et le sperme s'écoulaient indistinctement par l'une et par l'autre, isolément d'ailleurs ou simultanément.

§ III. — PÉNIS PALMÉ.

On dit que le pénis est *palmé* quand il adhère par sa face inférieure au scrotum.

C'est un vice de conformation extrêmement rare, et dont deux cas rapportés par J.-L. Petit donnent une idée très-nette. Dans le premier cas il s'agissait d'un homme dont la verge était incurvée de telle sorte que la peau du scrotum lui servait d'enveloppe dans toute sa partie inférieure. Le gland seul émergeait au moment du gonflement des corps caverneux. Malgré l'avis contraire de J.-L. Petit, l'opération fut faite par un autre chirurgien, et très-bien faite d'ailleurs au point de vue opératoire. La verge fut isolée, mais les corps caverneux ne se redressèrent pas.

J.-L. Petit trouva plus tard l'explication de cet insuccès : il eut l'occasion de faire l'autopsie d'un cas analogue, et vit que les cellules du tissu spongieux étaient presque bouchées dans le voisinage de la concavité, tandis qu'elles s'élargissaient par degrés jusque vers la partie convexe où elles étaient le plus grandes. La verge se trouvait donc bridée et incurvée irrémédiablement par le fait même de sa contexture.

J.-L. Petit concluait par conséquent à l'incurabilité de cette incurvation et par suite à la non-intervention chirurgicale.

Il y a cependant des cas curables, ainsi que l'ont fait voir Bouisson et Demarquay. La verge d'ailleurs, dût-elle rester courbée pendant l'érection, il y aurait encore avantage à opérer. Car après le dégagement de la verge le coït peut rester plus ou moins difficultueux, mais il devient possible, tandis qu'avant il était absolument impraticable.

Opération. — Le pénis étant tenu relevé par un aide placé à la gauche du malade, le chirurgien placé du côté opposé tend le scrotum saisi entre le pouce et l'index de la main gauche. Il détermine ainsi une double membrane ayant la forme d'un triangle dont le sommet est en arrière. A l'aide de ciseaux tenus de la main droite l'opérateur coupe d'avant en arrière dans l'aire de ce triangle parallèlement à la face inférieure du pénis.

On doit avoir soin de ne pas trop rapprocher l'incision de cet organe : on évite ainsi de blesser l'urèthre, et, en outre, on laisse assez de peau pour que le pénis soit recouvert sans être étranglé même pendant l'érection.

§ IV. — TORSION DU PÉNIS.

La *torsion* du pénis sur son axe est toujours liée à un vice de conformation complexe des organes génitaux. Cette anomalie gêne plus ou moins la miction et la fécondation, suivant le degré, la forme et les complications qu'elle présente. Elle est d'ailleurs très-rare et il parait bien difficile d'y remédier.

§ V. — ABSENCE ET DÉVELOPPEMENT INCOMPLET DU PRÉPUCE.

L'absence congénitale du prépuce est fort rare. Nous ne nous y arrêterons pas d'ailleurs ; car si le gland restant à découvert peut perdre de sa sensibilité, c'est tout ce qu'on peut dire contre cet état.

Sans être complètement absent, le prépuce peut avoir subi un développement incomplet, irrégulier : laissant à nu, par exemple, telle partie du gland, et formant au côté opposé une languette, un bourrelet, une frange qui peut gêner le coït. On remédie très-facilement à cette anomalie, fort rare d'ailleurs, en excisant le lambeau.

§ VI. — Division congénitale du prépuce.

La division peut être complète ou incomplète, siéger sur l'une des faces latérales ou sur la ligne médiane.

Il n'y aurait lieu de se préoccuper de ce vice de conformation, très-rare d'ailleurs, que s'il gênait le coït. Dans ce cas on pourrait, à l'exemple de Boyer, enlever sur chacune des lèvres de la division un lambeau triangulaire.

§ VII. — Imperforation du prépuce.

L'imperforation du prépuce a été observée plusieurs fois chez les nouveau-nés. Quand elle est incomplète, elle constitue une variété de phimosis ; quand elle est complète, on constate à l'extrémité de la verge une tumeur globuleuse, au niveau de laquelle la peau peut être distendue au point de devenir transparente. Le volume de la tumeur augmente à chaque effort de l'enfant pour uriner ; mais il n'est pas rendu d'urine ; la palpation fournit la sensation d'un liquide contenu. On doit immédiatement pratiquer l'excision du prépuce. La plaie se cicatrise d'ailleurs très-rapidement et un pansement simple suffit.

§ VIII. — PHIMOSIS.

Chez un certain nombre d'individus, le prépuce largement ouvert et court reste toujours en arrière, laissant le gland constamment découvert ; c'est un état normal et favorable. Normal aussi, plus normal encore, quoique déjà moins favorable, est l'état suivant : le gland se trouve plus ou moins complètement encapuchonné par le prépuce tout le temps que la verge reste dans l'état de flaccidité ; mais à mesure que celle-ci entre en érection, le gland, se tuméfiant, force la résistance très-faible d'ailleurs que lui oppose à peine le sphincter du prépuce : il se dégage, se désencapuchonne graduellement, en sorte que le bord de l'orifice préputial embrasse maintenant, sans l'étreindre, la base du gland en arrière de la couronne.

Chez certains individus, l'ouverture préputiale est trop étroite pour pouvoir être ramenée en arrière de la couronne du gland, en sorte que celui-ci reste recouvert aussi bien pendant l'état d'érection que pendant l'état de flaccidité de l'organe copulateur. C'est le vice de conformation qu'on désigne sous le nom de *phimosis.*

Cet état défavorable, l'individu qui en est affecté l'apporte d'ordinaire en naissant ; d'autres fois au contraire on le voit survenir à un moment donné chez tel sujet dont jusque-là le gland se découvrait facilement : l'irritation provoquée par un chancre, l'inflammation développée par une balanite, ont engorgé les bords de l'orifice préputial ; celui-ci rendu dès lors plus étroit ne peut plus se porter en arrière. Dans le premier cas le phimosis est dit *congénital,* il est *accidentel* dans le second.

Très-nettement distinctes au point de vue de la cause et du mode de production, ces deux espèces ne se séparent pas moins au point de vue des symptômes et des indications thérapeutiques. Le phimosis accidentel sera donc étudié à

part ; nous allons nous occuper d'abord du phimosis congé-
mital.

A. — *Phimosis congénital*.

Formes et degrés. — Ce vice de conformation présente
diverses formes et divers degrés, eu égard à la grandeur de
l'ouverture et à la longueur du prépuce. C'est ainsi qu'il peut
y avoir une oblitération complète ; quelquefois au contraire
l'orifice préputial peut être ramené en arrière pendant l'état
de flaccidité du pénis. Entre ces deux formes on trouve tous
les degrés intermédiaires. — La longueur du prépuce lui-même
n'est pas moins variable : parfois il est très-court appliqué
immédiatement sur le gland, tandis que d'autres fois au contraire il s'allonge, et son orifice affecte la forme d'un canal
qui semble continuer en avant le canal de l'urèthre.

Inconvénients. — Le phimosis entraine de nombreux inconvénients :

Le prépuce est tiraillé, aminci pendant le coït : de là des
douleurs vives, des déchirures, et, consécutivement, parfois
une induration des bords de l'orifice.

Le gland étant continuellement recouvert, la muqueuse est
fine, rosée, sensible, en sorte que le coït est douloureux au
point d'être redouté par certains individus ; il y aurait même
en pareil cas, d'après Fleury, une douleur à la région périnéale.

Ce même état de sensibilité exagérée de la muqueuse du
gland amène, par voie d'excitation réflexe, des pertes séminales.

Le séjour de la matière sébacée provoque la balanite avec
tous ses inconvénients, notamment des démangeaisons qui
souvent, chez les enfants, sont le point de départ d'habitudes
de masturbation.

Il se forme dans la cavité balano-préputiale des dépôts de
matière sébacée durcie, ou des dépôts de matière lithique, et
consécutivement des balanites et des ulcérations.

Des corps étrangers tels que des miettes de pain, des petits cailloux, des débris de bois, etc., y ont souvent été introduits, et ont amené des accidents analogues à ceux provoqués par les calculs spontanément formés sur place ou venus par l'urèthre.

Le développement de la blennorrhagie et de la balano-posthite vénérienne se trouve favorisé.

Cet état constitue un obstacle à la fécondation : en effet le sperme ne peut être projeté comme à l'état normal ; dans bien des cas même, le méat et l'orifice préputial ne coïncidant pas, le sperme est éjaculé dans la cavité balano-préputiale pour de là s'écouler en bavant.

Le phimosis rend plus difficiles la recherche et le traitement des ulcérations syphilitiques et autres.

Enfin ce vice de conformation expose à un accident toujours douloureux et souvent grave : le paraphimosis.

Il a pu même, quoique rarement, amener la rétention d'urine : le prépuce rempli d'urine forme une tumeur d'un volume variable, quelquefois même transparente, et le canal peut être dilaté à son tour, comme dans le cas de Vidal de Cassis.

Traitement. — Le traitement du phimosis est toujours chirurgical. On peut avoir recours à l'une des trois méthodes suivantes : *incision, excision, dilatation forcée.*

1° *Incision.* — Le malade debout est appuyé contre un mur ou contre un meuble résistant. L'opérateur, se plaçant devant lui, introduit dans la cavité préputiale sur la face supérieure du gland un bistouri droit dont la pointe est coiffée d'une petite boulette de cire molle. L'instrument doit être introduit à plat, mais le dos appuyant contre le prépuce. Quand la pointe est arrivée dans la rainure balano-préputiale, on s'assure que les deux lames du prépuce sont bien mises au niveau l'une de l'autre. Alors, retournant le bistouri de manière que le tranchant regarde le prépuce, on incline fortement le manche, et on pousse la pointe du bistouri qui traverse la boulette de

cire, et le prépuce à sa base. Aussitôt on baisse la main en tirant l'instrument à soi pour diviser le prépuce dans toute sa
longueur d'arrière en avant.

Au lieu du bistouri droit coiffé d'une boulette de cire on
peut se servir du bistouri à gaîne de Blandin (fig. 1). On porte
comme tout à l'heure la pointe masquée dans la rainure balano-préputiale ; on retourne le bistouri pour que le tranchant regarde le prépuce en retirant la gaîne ; on traverse le prépuce à sa base et on le divise d'arrière en avant.

Quand le prépuce est grand on forme ainsi deux lambeaux qui, retombant de chaque côté (*oreilles de chien*), non-seulement donnent à la verge un aspect disgracieux, mais peuvent gêner le coït ; il est souvent nécessaire de les exciser.

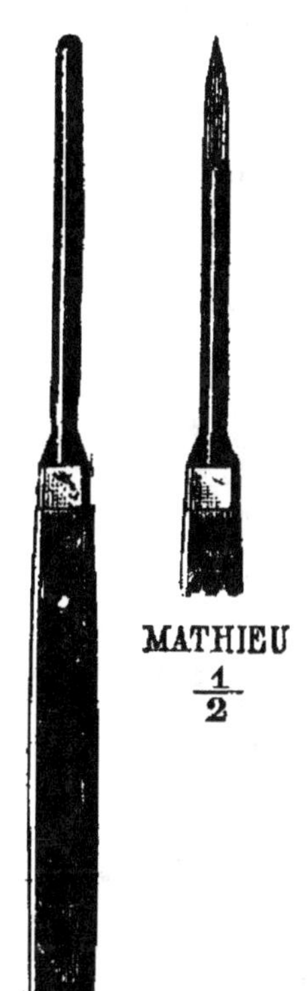

Fig. 1. — Bistouri à gaîne pour l'incision du prépuce.

2° *Excision*. — Divers procédés ont été employés : ainsi on peut enlever un lambeau sur la face dorsale par une incision en V à sommet postérieur, ou par une incision se-mi-circulaire à concavité antérieure. Ces deux incisions se font avec de forts ciseaux sur le prépuce tendu et suivant une ligne préalablement tracée à l'encre.

Le procédé suivant (procédé de Ricord) est beaucoup plus employé : après avoir mis en rapport convenable les deux feuillets du prépuce, on trace sur la peau de la verge un trait à l'encre qui suit la direction de la couronne du gland ; on tire en avant le prépuce, et on le saisit avec les pinces (fig. 2), au niveau et suivant la direction de la ligne à l'encre ; puis on coupe, avec un bistouri ou avec de forts ciseaux à bec-de-lièvre, tout ce qui est en avant de la pince ; le fourreau de la verge se retire aussitôt en arrière vers le pubis. On incise et on renverse en arrière ce qui reste de la muqueuse préputiale, on ramène en avant le fourreau de la verge, et l'on maintient en contact les deux bords : muqueux et cutané, à l'aide de serre-fines. On place d'abord l'inférieure au niveau du frein, la supérieure au point opposé, puis les deux latérales, chacune de celles-ci à égale distance des deux premières. On remplit chacun des espaces avec une ou deux serre-fines.

3° *Dilatation forcée.*— Cette opération, imaginée par Néla-

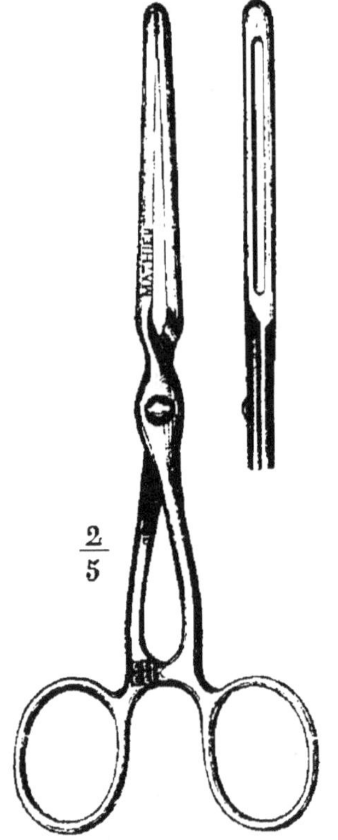

Fig. 2. — Pince à mors allongés pour l'excision du prépuce.

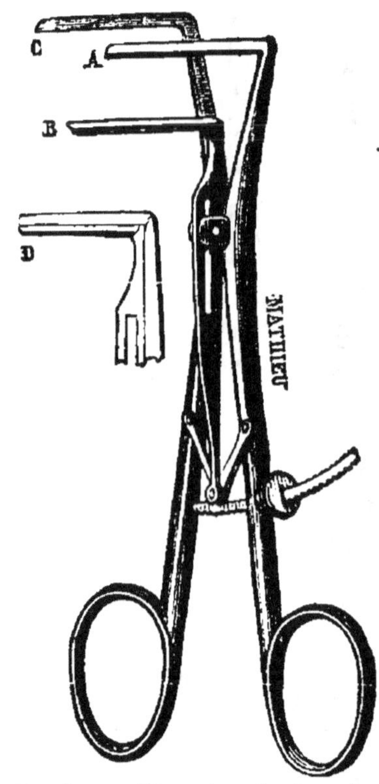

Fig. 3. — Pince à trois branches pour la dilatation forcée du prépuce.

ton, se fait à l'aide d'une pince à trois branches analogue à celle dont se sert Laborde pour la trachéotomie (fig. 3). A mesure qu'on rapproche les deux anneaux, les trois branches, dont la direction est perpendiculaire à celle de la tige, s'écartent dans une mesure que l'on a limitée à l'avance à l'aide d'une vis.— Pour pratiquer, à l'aide de cet instrument, la dilatation forcée, on engage à travers l'orifice préputial l'extrémité des trois branches rassemblées. Alors on rapproche brusquement les deux anneaux: les trois branches s'écartant instantanément dilatent l'orifice préputial. — On a pris à l'avance la précaution de limiter à l'aide de la vis l'écartement des branches.

Pendant plusieurs jours on a soin de porter le prépuce en arrière, et de l'y maintenir un temps de plus en plus long chaque fois. Au bout de 8 à 15 jours au plus, le prépuce reste définitivement en arrière.

Choix du mode opératoire. — Si le prépuce est long, l'incision et surtout la dilatation forcée ne peuvent suffire, il est indispensable d'effectuer une perte de substance: dans ce cas, qui est d'ailleurs le plus fréquent, on donnera donc la préférence à l'excision, et plus spécialement à l'excision par le procédé de Ricord. — Si le prépuce était très-court, si le phimosis était dû seulement à l'étroitesse de l'orifice, la dilatation forcée trouverait son indication. — Même dans ce cas cependant, s'il existe des adhérences entre le gland et le prépuce, on ne saurait avoir recours à ce dernier mode opératoire : on lui préférera l'incision, après laquelle les adhérences pourront être détruites.

B. — *Phimosis accidentel.*

Étiologie et pathogénie. — Le phimosis accidentel peut être *aigu* ou *chronique.* —Dans le premier cas il est provoqué presque toujours par une blennorrhagie compliquée de balano-posthite, ou par des chancres vivement enflammés. — Lephimosis accidentel chronique peut succéder, à l'état aigu, à un eczéma chronique, à un herpès préputialis chronique. Il s'observe enfin chez le diabétique, par l'intermédiaire de la balano-posthite glycosurique. Aussi ne doit-on jamais négliger l'examen des urines chez un individu porteur d'un phimosis avec balanite.

Dans tous ces cas le phimosis accidentel se produit par le mécanisme suivant : il est des individus dont le prépuce est allongé et l'orifice préputial étroit ; ils découvrent cependant leur gland très-facilement ; mais à un moment donné, qu'il survienne une inflammation, et particulièrement une inflammation atteignant le bord de l'orifice, l'intumescence de ce bord ne lui permettra plus de se laisser distendre, il ne pourra plus être porté en arrière, le phimosis sera constitué. Si, l'inflammation éteinte, les choses reviennent à leur état primitif, et que le phimosis disparaisse, il aura été aigu ; si le phimosis persiste, il est dit chronique.

Complications. — La balano-porthite qui a favorisé la production du phimosis est à son tour entretenue par lui. — Il peut survenir des adhérences entre le gland et le prépuce. — Les bords de l'orifice préputial s'indurent parfois rétrécissant encore l'orifice, et cette induration peut s'étendre à toute l'enveloppe du gland. — On a observé, enfin, des ulcérations et même la gangrène du prépuce.

Traitement. — On doit tout d'abord traiter la cause génératrice : balanite, chancre, herpès, eczéma, etc. D'ordinaire le phimosis disparaîtra de lui-même. Si cependant il passait à l'état chronique, on pratiquerait l'opération comme s'il s'agissait d'un phimosis congénital. — C'est surtout lorsqu'il existe des chancres qu'il faut se bien garder d'opérer avant leur guérison : le pus qui s'en écoule pourrait inoculer de nouveaux chancres sur les lèvres de la plaie dont la cicatrisation deviendrait difficile, sans parler du phagédénisme qu'il y aurait lieu de redouter en pareil cas. — Toutes les fois, avonsnous dit, qu'un individu se trouve porteur d'un phimosis avec balanite on doit examiner les urines : le phimosis peut être dû à une balanite glycosurique, et il faudrait, en pareil cas, s'abstenir d'opérer.

§ IX. — PARAPHIMOSIS.

Définition et pathogénie.—Il est des individus dont l'orifice préputial est congénitalement trop étroit, ou rétréci par le fait d'une inflammation ou bien d'ulcérations syphilitiques ou autres : le prépuce recouvre le gland et ne peut être que difficilement porté en arrière.

Il peut arriver alors qu'un individu affecté de cette forme de phimosis découvre le gland, soit qu'il veuille procéder à des soins de propreté ou à des applications médicamenteuses, soit qu'il cède à un sentiment de curiosité ou bien qu'il soit poussé par le libertinage ; le coït avec une femme à orifice vulvaire étroit peut amener le même résultat. Le prépuce est tiré en arrière, son sphincter est peu dilatable, mais grâce à un effort et aussi à la forme conique du gland, celui-ci passe et se porte au dehors. Le limbe du prépuce embrasse étroitement alors la rainure balano-préputiale en arrière de la couronne du gland. Mais la saillie formée par celle-ci empêche de ramener le prépuce dans sa position primitive, d'autant plus qu'en pareil cas le pénis se trouve souvent dans cet état de demi-turgescence que provoquent fréquemment les explorations ou les lésions de cet organe. Le prépuce étrangle alors l'extrémité antérieure du pénis : le paraphimosis est constitué.

Symptômes. — Le limbe du prépuce exerce à la base du gland une constriction qui a pour résultat de congestionner ce dernier : il se tuméfie, et sa tuméfaction à son tour a pour résultat d'augmenter l'étranglement par la ligature inextensible qui l'étreint. La portion de muqueuse qui a conservé son extensibilité se gonfle et forme au-devant de la bride circulaire un bourrelet de volume et de forme variables : au lieu d'être régulier il peut présenter des bosselures séparées par des sillons antéro-postérieurs.

A la congestion succède bientôt l'inflammation : le gland tuméfié peut être très-volumineux ; il est luisant, rouge ou violacé ; le bourrelet formé par la muqueuse augmente de volume : il survient quelquefois des phyctènes. La miction est difficile et douloureuse.

Le prépuce au niveau de l'étranglement peut se déchirer sur divers points, et il se produit ainsi un débridement naturel : dans quelques cas il se formerait des adhérences entre les replis enflammés du prépuce.

Les choses vont quelquefois plus loin, et il peut survenir une gangrène limitée au prépuce, mais parfois aussi envahissant le gland lui-même.

Lagneau a décrit une forme particulière, assez rare d'ailleurs, et qui s'observe spécialement dans le cours d'une blennorrhagie avec balanite : l'irritation, qui est moindre, est surtout prononcée au-dessous du frein. Le gonflement préputial est pâle, mou, cristallin ; la forme de la verge est contournée en spirale.

Pronostic. — C'est une affection sérieuse, d'autant plus grave qu'on y remédie tardivement. Il peut rester une déformation du pénis assez prononcée pour gêner la miction ou le coït. Dans les cas où la gangrène de l'extrémité antérieure de la verge survient, le pronostic devient plus sévère encore. On a remarqué que le paraphimosis s'accompagnait d'accidents graves plus particulièrement dans les cas où il existait des chancres ; au contraire, celui qui succède à un coït difficultueux est généralement assez bénin.

Traitement. — Si l'on assiste au début du paraphimosis, à la période congestive : avant l'apparition des phénomènes inflammatoires, ou quand ceux-ci ne sont pas très-prononcés, l'application de réfrigérants suffit parfois à elle seule pour amener la détente, et la réduction se fait alors en quelque sorte spontanément.

Si ce moyen ne suffit pas on procède à la *réduction* : on enduit le gland et le prépuce d'huile ou de cold-cream, puis on prend la verge en arrière de l'étranglement entre les doigts indicateur et médius de chaque main : les indicateurs en dessus, les médius en dessous, le dos de la main tourné vers la racine de la verge, la paume de la main vers le gland ; on attire ainsi en avant la peau de la verge, tandis qu'avec les deux pouces on comprime et l'on pousse en arrière la base du gland.

Quelques chirurgiens emploient le même procédé légèrement modifié : recouvrant d'une compresse le corps de la verge, ils prennent l'organe à pleine main en arrière de l'étranglement, et attirent en avant l'enveloppe cutanée, tandis que de l'autre main ils compriment la base du gland et le bourrelet préputial.

On peut encore obtenir la réduction du paraphimosis par la compression méthodique à l'aide d'une bande de linge (Velpeau) ou d'une bande en caoutchouc (Maisonneuve, Reliquet). — Le gland diminué de volume en tout cas peut être ensuite poussé à travers l'anneau constricteur préputial avec plus de facilité et moins de douleur.

Enfin il peut se faire que ces moyens échouent ou bien que l'intensité de l'inflammation exige une solution prompte : on a recours alors au débridement par le bistouri. Pour cela, renversant le bourrelet œdémateux, on reconnaît la bride circulaire qui étrangle le gland : on introduit sous elle un bistouri, on la divise sur un point, ou sur plusieurs s'il y a lieu, puis on réduit le paraphimosis.

§ X. — SYMPHYSIS.

Définition. — Le symphysis est constitué par des adhérences entre le gland et le feuillet muqueux du prépuce.

Causes, symptômes, inconvénients. — Le symphysis est le plus souvent *congénital*, mais il peut être *accidentel* : à la suite d'une balanite chronique, en effet, il arrive parfois que le gland et la muqueuse préputiale contractent des adhérences. — Que le symphysis soit congénital ou accidentel, les adhérences peuvent être plus ou moins résistantes, elles peuvent être partielles ou générales. Ordinairement, dans le symphysis congénital, le gland est atrophié ; parfois, quand les adhérences sont partielles, il existe une balanite chronique ou bien des concrétions formées tantôt par de la matière sébacée, tantôt par de la matière lithique. — Le symphysis présente tous les inconvénients du phimosis, mais il gêne particulièrement le coït, qu'il rend à la fois difficile et même douloureux, comme, par exemple, dans le cas de J.-L. Petit, où le prépuce adhérent au gland, étant tiré en arrière pendant le coït, tiraillait douloureusement l'urèthre.

Traitement. — Si les adhérences ne sont pas très-résistantes, on passe par l'orifice préputial un stylet ou une sonde cannelée que l'on promène autour du gland dans la cavité préputiale. On isole les surfaces avec de la charpie imbibée de glycérine phéniquée. Puis on opère le phimosis.

Les brides, tout en étant partielles, sont-elles plus résistantes, on tire le prépuce en arrière de manière à exercer une légère traction sur les brides que l'on coupe au fur et à mesure avec un bistouri.

Dans d'autres cas : lorsque, par exemple, l'orifice est très-étroit, on incise préalablement le prépuce, suivant une ligne antéro-postérieure ; puis chaque lambeau est isolé du gland, soit par des tractions, soit à l'aide du stylet ou du bistouri, suivant le degré de résistance des brides. Il est quelquefois difficile de distinguer le gland de la muqueuse préputiale : on doit alors diriger de préférence le tranchant du bistouri vers le prépuce ; on évite ainsi de provoquer, en blessant le gland, une vive douleur et une hémorrhagie, qui entrave l'opération. Si l'hémorrhagie persiste d'ailleurs, on pourra l'arrêter en appliquant sur le gland, suivant le conseil de Boyer, des bourdonnets de charpie trempée dans une solution de perchlorure de fer étendu moitié d'eau, ou en exerçant avec le doigt une compression légère et méthodique pendant vingt ou trente minutes ; « on peut, après ce laps de temps, substituer à la compression avec le doigt un petit plumasseau de charpie, que l'on recouvre avec une compresse en croix de Malte, percée au centre pour la sortie de l'urine, et le tout maintenu par une petite bande dont les tours seront assez serrés pour empêcher le sang de couler. » (Boyer.)

Quand les adhérences sont générales, c'est une dissection longue, minutieuse, délicate, qu'il faut faire.

§ XI. — BRIÈVETÉ DU FREIN.

Il arrive fréquemment que le frein est trop court. Ce vice de conformation entraîne divers *inconvénients* :

Malgré la largeur de son orifice, le prépuce ne peut être porté en arrière, la brièveté du frein est alors la seule cause de l'état de phimosis ; la section, en pareil cas, remédie à la fois à l'un et à l'autre de ces états.

Le frein, d'autres fois, n'empêche pas la sortie du gland hors de la cavité préputiale pendant le coït ; mais il attire en bas le méat urinaire, en sorte qu'au moment de l'éjaculation le sperme est projeté non directement sur le col utérin, mais obliquement sur la paroi vaginale, ce qui constitue un obstacle à la fécondation.

En même temps cette traction exercée par le frein est pé-

nible pendant l'érection, les rapprochements sexuels sont douloureux, et amènent avec l'éraillement ou la déchirure du
frein une hémorrhagie sans danger d'ailleurs, et s'arrêtant
spontanément. — En outre, ces érosions qui se répètent aisément ont pour inconvénient de faciliter l'absorption du virus
syphilitique.

Traitement. — Pour faire disparaître cette malformation,
on pratique la *section du frein*.

On fait coucher le malade sur le bord d'un lit ou d'un ca-
napé. Le chirurgien, placé à la droite de l'opéré, relève la
verge, et, découvrant le gland, il le saisit entre le pouce et
l'index de la main gauche placés un de chaque côté du gland.
Un aide tend le frein en attirant vers la base de la verge
l'enveloppe cutanée. L'opérateur coupe alors le frein avec un
bistouri. Cette section peut se faire de dehors en dedans, mais
il vaut mieux la faire de dedans en dehors : pour cela on enfonce à travers la base du frein un bistouri étroit dont le dos
est tourné en arrière, puis on sectionne d'un seul coup le repli cutané.

On fait alors un pansement simple en ayant soin de maintenir
le gland découvert et la petite plaie béante, pour éviter que
les lèvres de celle-ci ne se réunissent.

On doit, bien entendu, examiner si l'orifice préputial est
suffisamment large ; dans le cas contraire on l'incise sur-le-
champ, autant pour guérir du même coup le phimosis que
pour éviter la production d'un paraphimosis pendant la cicatrisation de la plaie faite au frein.

CHAPITRE II

Corps Étrangers du Pénis.

§ I. — ÉTRANGLEMENT DU PÉNIS PAR DES CORPS ÉTRANGERS.

Quelquefois des enfants se sont serré la verge au moyen d'un fil ou d'un ruban pour s'empêcher d'uriner la nuit ; mais à peu près constamment les gens qui ont engagé leur verge dans un corps étranger l'ont fait dans un moment d'érotisme, et sans autre but que de se procurer par cette bizarre manœuvre une sensation voluptueuse.

Les objets les plus imprévus ont été trouvés autour de la verge : ce sont des fils, des rubans, des cheveux, des anneaux de bois, de verre, de métal, etc. Dumarest rapporte qu'un homme s'était introduit la verge dans son anneau nuptial ; Natalis Guillot parle d'un autre qui dans les premiers temps de son mariage s'était laissé passer autour du membre viril par sa femme un anneau d'or, qu'elle portait au doigt. Un autre, âgé de plus de cinquante ans, avait passé jusqu'à la base de la verge sept anneaux (Guibout). Un enfant a passé la sienne jusqu'à la base dans un écrou qu'il y a gardé deux ans (Naudin). Un soldat avait engagé son pénis dans la douille de sa baïonnette (Larrey). Qui ne connaît enfin l'histoire de ce malheureux qui ayant eu l'imprudence d'introduire son pénis dans un robinet de bain ne put se dégager et fut surpris ainsi suspendu.

Symptômes. — Une portion plus ou moins considérable de

l'organe est engagée dans l'anneau ; quelquefois celui-ci est passé sur les bourses en même temps que sur le pénis. La partie située au-devant de l'anneau se congestionne, en sorte que celui-ci ne peut plus être retiré. La tuméfaction à son tour augmentant l'étranglement, la congestion se prononce de plus en plus en avant, et il survient de l'œdème. La turgescence souvent s'étend en même temps en arrière, en sorte que le corps étranger peut devenir difficile à découvrir, caché qu'il est au fond d'un sillon, et recouvert de chaque côté par les tissus tuméfiés. L'urine s'écoule difficilement ou même cesse tout à fait de s'écouler par l'urèthre, en sorte qu'on peut voir apparaître et même dominant la scène, tous les symptômes de la rétention d'urine. A l'inflammation succède bientôt la gangrène : limitée d'abord au point sur lequel porte la constriction elle s'étend ensuite à toute la partie de la verge qui est en avant.

Traitement. — Il s'agit avant tout d'enlever le corps étranger. — Dans le cas où son application serait récente et n'aurait pas amené une intumescence bien considérable, on peut avoir recours tout d'abord à l'application de réfrigérants, qui diminueront le volume de la verge : enduisant alors celle-ci d'un corps gras, on fait glisser l'anneau sur elle d'arrière en avant. — Mais pour peu que son application soit plus ancienne, et qu'elle ait provoqué un engorgement plus considérable, il devient nécessaire de le sectionner. Le corps étranger peut même être masqué par la tuméfaction, et il n'est pas toujours facile de le découvrir : il faut parfois écarter les lèvres du sillon au fond duquel il se cache, et quelquefois même cette simple manœuvre ne suffit pas. On peut alors pratiquer quelques mouchetures, qui, dégorgeant les tissus, diminueront l'intumescence. Quelques tractions sur la peau de la verge permettront dès lors de juger de la nature et de la forme du corps étranger. — On a recours alors à un moyen approprié qui varie selon le cas : s'agit-il d'un cheveu, d'un fil, d'un ruban, d'un bois léger, un coup de ciseaux ou de bistouri suffit. De forts ciseaux seront nécessaires s'il s'agit d'un corps plus difficile à attaquer, comme un anneau d'ivoire, par exemple, ou de bois dur. La difficulté devient plus grande encore si l'anneau est métallique : il faut, dans ce cas, recourir à la scie, à la lime, aux étaux à vis. Pour éviter de contondre la partie, on doit avoir préalablement soin de glisser sous l'anneau une petite plaque de métal, de bois ou de carton, suivant le cas. On doit surtout prendre garde de ne pas léser l'urèthre, et, dans ce but, on fera toujours bien d'opérer, autant que possible, sur la région dorsale du pénis. — Si l'anneau était en or, on userait du moyen simple et ingénieux qui fut employé dans le cas de Natalis Guillot : on fit dissoudre l'anneau dans un bain de mercure.

Le lien enlevé, on combattra l'inflammation à l'aide des moyens ordinaires : cataplasmes émollients, eau blanche, eau-de-vie camphrée, eau de sureau. — Si la gangrène s'était produite, on n'oublierait point de mettre à demeure une sonde rigide destinée à conserver à la verge sa direction normale, que cet accident tendrait toujours à lui faire perdre. — On s'assurera en outre que la rétention d'urine ne persiste pas.

§ II. — CALCULS DE LA CAVITÉ BALANO-PRÉPUTIALE.

Pathogénie.—Chez certains individus affectés de phimosis, l'orifice préputial étroit, débite moins d'urine qu'il n'en arrive par le méat ; en outre, les deux orifices ne coïncident pas : une partie de l'urine s'accumule dans la cavité préputiale pour ne s'écouler au dehors qu'à la fin de la miction. Les sels de l'urine se précipitent et forment des sables et des graviers, qui peuvent même devenir, par voie d'accroissement successif, le point de départ de calculs. C'est quelquefois une particule de matière sébacée qui sert de noyau. — Au lieu de s'être formé sur place, le calcul peut venir de la vessie : sorti par le canal de l'urèthre, il s'est arrêté dans la cavité balano-préputiale. — Après la miction, l'urine est expulsée par le retrait du prépuce, mais le calcul séjourne et grossit plus ou moins rapidement.

Anatomie pathologique. — La *grosseur* de ces calculs est extrêmement variable : présentant parfois le volume seulement d'un grain de millet, ils peuvent offrir celui d'une prune (J.-L. Petit). Bégin en avait recueilli un de la grosseur d'un œuf de poule. Sabatier en possédait un qui avait 2 pouces 5 lignes de long, et dont la circonférence était de 5 pouces 10 lignes 1/2.

Leur *forme* est aussi variable que leur volume : lorsqu'il n'en existe qu'un, il peut être arrondi, ovalaire, se moulant sur le gland, auquel il forme une espèce de cuirasse ; on l'a vu alors percé à sa partie antérieure d'un orifice pour l'écoulement de l'urine. D'autres fois, comme dans le cas de Noël, il n'y a pas d'orifice : l'urine s'écoule entre le gland et le calcul, contourne le bord postérieur de ce dernier; puis, cheminant entre le calcul et le prépuce, elle s'écoule par l'orifice préputial.

Leur *nombre* n'a rien de fixe : parfois le calcul est unique, d'autres fois, au contraire, on trouve un nombre plus ou moins considérable de concrétions ; c'est ainsi que Demeaux en a trouvé 38, Brodie 60.

Ils présentent la *couleur* des calculs biliaires, mais là s'arrête, bien entendu, l'analogie, car ils offrent la *composition chimique* ordinaire des calculs urinaires.

Leur présence irrite mécaniquement le gland et le prépuce : de là, chez les gens porteurs de calculs semblables, l'existence fréquente d'une *balano-posthite* chronique avec écoulement.

On a presque toujours constaté, après l'opération, une *atrophie du gland :* après l'extraction des corps étrangers cependant, le gland se développe.

Diagnostic. — L'extrémité de la verge présente un volume assez considérable, et un état bosselé. A travers le prépuce, qui recouvre constamment le gland, on sent une dureté anormale; parfois on a perçu de la crépitation. On constate directement l'existence des calculs en passant par l'orifice préputial une sonde cannelée, ou un stylet, et en le promenant autour du gland.

Traitement.— Il est rare que l'on puisse extraire les calculs par l'orifice préputial, car c'est précisément l'étroitesse de celui-ci qui est la principale cause de la formation des concrétions. Même en pareil cas il serait bon de faire l'opération du phimosis pour prévenir la formation de nouveaux calculs, sans parler des autres inconvénients qu'amène ce vice de conformation. Presque toujours il y a lieu d'inciser le prépuce; on enlève alors le corps étranger, puis on procède aux soins nécessités par l'opération du phimosis.

§ III. — CORPS ÉTRANGERS CONSTITUÉS PAR LA MATIÈRE SÉBACÉE DANS LA CAVITÉ BALANO-PRÉPUTIALE.

Définition. — Indépendamment des calculs proprement dits, il se forme dans la cavité balano-préputiale des concrétions composées de matière sébacée durcie. Ces corps étrangers irritent mécaniquement la muqueuse, et provoquent une balano-posthite accompagnée d'un écoulement séro-purulent.

Diagnostic. — On s'assure d'abord que l'écoulement a pour point de départ la cavité balano-préputiale et non l'urèthre. La palpation et l'examen à l'aide d'un stylet promené entre le gland et le prépuce font constater l'existence de ces concrétions.

Traitement. — Quelquefois on peut les extraire avec une pince. Une fois nous avons pu les déliter et en entraîner les débris au dehors à l'aide d'injections poussées entre le gland et le prépuce. Si ces moyens simples ne réussissent pas, on a recours à l'incision qui, découvrant le gland, permet de débarrasser l'organe de ces corps étrangers, par un simple lavage.

CHAPITRE III

Lésions traumatiques du pénis.

§ I. — CONTUSION DU PÉNIS.

La contusion du pénis est d'habitude un accident sans gravité, mais d'aspect effrayant : on sait la laxité du tissu cellulaire sous-cutané de la verge ; comme tout liquide, le sang s'y infiltre avec une grande rapidité. Aussi l'ecchymose apparaît et s'étend très-vite, envahissant toute la verge qui prend une coloration noirâtre qu'il faudrait se bien garder de considérer comme un signe de gangrène. En effet, quelques applications d'eau blanche, ou d'autres topiques résolutifs constituent le seul traitement : la résorption se fait bientôt.

Quelquefois pourtant, mais rarement, les choses peuvent être plus graves : si les corps caverneux sont intéressés, le sang s'épanche et forme une tumeur hématique qui se gonfle à chaque érection.

Une tumeur pareille doit être respectée, car si l'on commettait l'imprudence d'y porter le bistouri, on risquerait de provoquer une hémorrhagie bien difficile à arrêter, voire même mortelle, comme dans le cas rapporté par Albinus.

§ II. — PLAIES DU PÉNIS.

Sur le pénis comme sur les autres parties du corps, les plaies présentent des caractères différents, suivant qu'il s'agit de *plaies par instruments piquants*, de *plaies par instruments tran-chants*, de *plaies par armes à feu*, de *plaies par morsure et par arrachement*, ou enfin de *plaies contuses*.

1° *Plaies par instruments piquants.*

Pathogénie. — Par sa position, sa forme et sa mobilité, le pénis échappe à l'action des corps piquants, et l'on s'explique très-bien la rareté des cas de piqûre de la verge. Les corps caverneux cependant peuvent être atteints, soit dans leur portion pénienne, soit dans leur portion périnéale. Quand la plaie siége dans cette dernière région, c'est presque toujours en s'asseyant par mégarde sur un objet aigu tel qu'une aiguille, un canif, des ciseaux, etc. que les malades se sont blessés. Quant à la verge elle-même, nous voyons que c'est le plus fréquemment un coup d'épée ou de baïonnette, un coup de ciseaux ou de couteau qui l'ont lésée. Il est arrivé aussi qu'un instrument pointu placé dans la poche du pantalon ou d'un tablier, ait été par un brusque mouvement d'abaissement enfoncé dans la verge. D'autres fois le même objet est tombé sur le pénis d'une personne assise. La plaie piquante peut être faite non plus de dehors en dedans, mais de dedans en dehors : un objet pointu introduit et poussé dans l'urèthre peut, après avoir perforé la muqueuse, pénétrer dans le corps même du pénis. Tous les cas rapportés ont trait à des malheureux affligés d'une perversion du sens génital qui demandaient une volupté spéciale à l'introduction de ces objets dans l'urèthre, ou même à la dilacération des tissus de la verge.

Symptômes. — Le premier phénomène qui succède à une plaie de ce genre, c'est l'écoulement de sang. Peu abondant d'ordinaire, il peut cependant devenir considérable dans quelques cas. Parfois, au lieu de s'écouler au dehors, le sang s'extravase dans les tissus de la verge, et forme une bosse sanguine, au niveau de laquelle on peut percevoir la crépitation.

Le canal, en pareil cas, peut être comprimé, et il peut y avoir dysurie ou même rétention complète des uri nes.

Si l'urèthre est lésé en même temps que les co rps caverneux, il s'écoule du sang par l'urèthre. Si cette hémorrhagie est peu considérable, le sang pourra séjourner dans le canal pour n'en sortir qu'au moment de la miction : entraîné par l'urine, mêlé aux premières gouttes de ce liquide.

La plaie du pénis peut dès lors, cela se conçoit, s'accompagner d'infiltration d'urine.

Quant à la douleur, elle est généralement peu prononcée.

Traitement. — L'écoulement sanguin, le plus souvent, est peu abondant, et s'arrête spontanément.

Si cependant il persistait, on appliquerait des topiques hémostatiques : eau de rabel, perchlorure de fer, réfrigérants, etc. On pourrait encore recourir à la compression par des bandes roulées autour du membre blessé. — On préviendra l'inflammation au moyen de résolutifs : eau blanche, etc.—Si l'on craint la rétention d'urine, on passera de prime abord dans l'urèthre une sonde de gomme élastique, dont l'introduction retardée pourrait devenir plus difficile. — Cette précaution sera surtout urgente s'il y a en même temps une lésion de l'urèthre : la sonde sera laissée à demeure, en vue d'éviter l'infiltration d'urine. — On fera bien dans tous ces cas de prévenir les érections à l'aide de bromure de potassium ou du bromure de camphre.

2° *Plaies par instruments tranchants.*

Ces plaies sont *superficielles* ou *profondes*. Dans le premier cas, lorsque les téguments seuls sont lésés, la plaie peut être assimilée à une plaie cutanée quelconque, et les accidents, s'il en surgit, ne présentent ici rien de particulier : l'angioleucite, l'adénite, la phlébite, l'érysipèle, peuvent survenir ici comme ailleurs, mais c'est tout ce qu'on en peut dire. Quand la plaie siège sur la face supérieure cependant, l'artère dorsale peut être intéressée ; il y aurait lieu de redouter en pareil cas une hémorrhagie considérable, et, consécutivement, un anévrysme qui nécessitera une opération spéciale. Si c'est au gland que siége la blessure, on n'a plus à craindre la section de l'artère, mais il peut néanmoins se produire une hémorrhagie assez importante. — La plaie peut être *transversale* ou *longitudinale* : cette dernière direction de la solution de continuité est la plus favorable.

Dans tous les cas on réunira les lèvres de la plaie, soit par des petites serre-fines, soit par des bandelettes agglutinatives. La réunion se fait par première intention et s'effectue rapidement. On doit avoir soin de tenir la verge relevée sur le ventre ; et, pour que les érections, la nuit surtout, ne viennent pas entraver la cicatrisation, on fera bien d'administrer au blessé une solution contenant 4 gr. de bromure de potassium ou du camphre mono-bromé (de 20 centigr. à 1 ou 2 gr. en capsules de 20 centigr.). — Si l'écoulement de sang était abondant, on aurait recours à des applications froides ; on enroulerait ensuite autour de la verge des bandelettes imbibées d'une solution hémostatique telle que le perchlorure de fer. S'il y avait section de l'artère dorsale de la verge, on serait contraint de pratiquer la ligature.

Plaies profondes. — Les plaies profondes peuvent être longitudinales, transversales ou obliques ; elles peuvent intéresser plus ou moins profondément l'organe viril ; comprendre ou non dans la section le canal de l'urèthre ; le pénis peut être enfin complétement tranché.

Les plaies longitudinales sont à peu près toujours opératoires : faites par le chirurgien dans un but thérapeutique.

Les obliques et les transversales sont le résultat souvent d'un accident, d'une imprudence, mais bien plus fréquemment celui d'une mutilation produite par une main ennemie ou même d'une mutilation spontanée inspirée par le fanatisme ou la folie.

Ordinairement les plaies obliques et transversales de la

verge s'accompagnent d'une hémorrhagie considérable, et cela se conçoit aisément quand on songe à la vascularisation si riche de cet organe. Il semble cependant que cette considération anatomique ait fait exagérer l'abondance, la persistance et les dangers de cette hémorrhagie. Sans parler des plaies profondes et incomplètes de la verge dans lesquelles la simple coaptation des surfaces sectionnées avait arrêté l'écoulement sanguin, on n'a qu'à voir comment les choses se passent après les mutilations coupables. « Il est de triste usage, sous le ciel brûlant de l'Abyssinie, de se parer des dépouilles génitales des malheureux vaincus ; voici par quel procédé opératoire le vainqueur dépossède son adversaire des preuves de sa vaillance virile. Chaque soldat, après avoir été préalablement déshabillé, est renversé et tenu à terre par quatre ou cinq Abyssins, tandis qu'un dernier, armé d'une espèce de yatagan ou d'un simple sabre au besoin, fait un pli à la peau, au niveau de l'ombilic, l'incise, la découpe en forme de lanière, dans la direction des parties génitales, élargit sa bande au fur et à mesure qu'il approche de celles-ci, et les rase totalement à leur tour par deux coups de tranchant, l'un à droite, l'autre à gauche. L'hémorrhagie est rapide et abondante ; pour l'arrêter, leur barbarie leur a suggéré l'idée de verser immédiatement sur cette vaste plaie béante du beurre bouillant qui, parait-il, fait merveille, puisque 40 p. $^0/_0$ de ces malheureux mutilés survivent à ces lésions et rentrent trois mois après dans leurs foyers, s'il y a échange de prisonniers. » (Demarquay.)

Il est en Orient une catégorie d'eunuques, et ce sont les plus recherchés, qui ont été privés à la fois des testicules et de la verge. Après l'opération, assez sommairement faite d'ailleurs, on se contente des moyens hémostatiques les plus primitifs, tels qu'application de cendres ou de sable chaud.

On connait la secte des skoptzy russes qui, pour dompter la chair, et supprimer radicalement toute velléité de céder à ce qu'ils considèrent comme une faiblesse indigne et un vice honteux, n'ont rien trouvé de mieux que de supprimer l'organe du péché. Ils occupent dans la confrérie un grade plus ou moins élevé suivant le degré de la mutilation qu'ils ont subie : c'est ainsi qu'ils ne jouissent que du *petit sceau* s'ils n'ont perdu que leurs deux testicules: ils sont *porteurs du sceau impérial* si, tranchant résolument dans le vif, ils se sont séparés de leur pénis en même temps que de leurs testicules et de leurs bourses. — Or, on n'a pas idée de la manière sommaire dont se pratique cette formalité. Un initié, ou l'aspirant lui-même, avec un instrument quelconque : couteau, hachette, pierre tranchante, os aiguisé, tranche l'organe sur une table, un banc, un tronc d'arbre coupé. Il est très-rare pourtant qu'il survienne des accidents mortels : ce qu'on a à peu près exclusivement constaté, ce sont des infirmités consécutives, telles que fistules, ou atrésie de l'orifice uréthral. (Teinturier.)

Contrairement à ces faits, en revanche, on a constaté, consécutivement aux plaies profondes de la verge, des hémorrhagies très-graves et très-difficiles à arrêter.

D'autres accidents tiennent à la lésion de l'uréthre : telle est l'infiltration d'urine. Elle n'est pourtant pas aussi fréquente qu'il pourrait le sembler au premier abord.

Les lèvres de la plaie sont le siége d'une tuméfaction qui gène le passage des urines, et qui en même temps rend quelquefois très-difficile l'introduction d'une sonde. Heureusement cette intumescence se résout le plus souvent assez vite.

Pronostic. — Il varie suivant la nature des parties du pénis intéressées, suivant la profondeur de la plaie, suivant les complications : mortification du lambeau, hémorrhagie, rétention d'urine, infiltration d'urine, etc., suivant la gène qui peut persister dans la miction ou dans les fonctions génitales. A tous ces inconvénients il faut ajouter, question très-grave, l'état moral que crée pour un individu la perte de l'organe viril ou d'une partie de cet organe.

Traitement. — Les plaies *longitudinales* sont les plus favorables : on réunira les deux bords de la plaie en les coaptant aussi bien que possible ; l'application de quelques serre-fines suffira le plus souvent.

Les plaies *transversales* et les plaies *obliques* présentent de plus grandes difficultés. Et d'abord on doit toujours, à tout prix, maintenir autant que possible l'intégrité des fonctions génitales ; on ne doit jamais perdre de vue et l'importance de ces fonctions et le profond retentissement que leur altération peut avoir sur l'économie générale et sur l'état moral du malade.

Ici il ne s'agit pas seulement de conserver une fonction importante, c'est toute une personnalité qu'il faut ne pas laisser sombrer. Avant tout, le chirurgien ne doit jamais perdre de vue cet axiome capital : *toujours, par tous les moyens possibles, conserver le lambeau sectionné.* Ce lambeau peut ne plus tenir que par un mince pédicule, il peut sembler mortifié ; il faut se bien garder d'en compléter l'ablation, il faut toujours le coapter et tenter la réunion : outre que cette conduite ne présente aucun inconvénient, on aura dans la plupart des cas la satisfaction parfois inespérée de réussir. Le premier soin doit être d'introduire dans l'urèthre une sonde en gomme élastique, aussi bien pour assurer la perméabilité de ce canal que pour empêcher le contact de l'urine avec la plaie et prévenir ainsi les accidents qui pourraient en résulter. — L'hémorrhagie sera combattue par des applications de topiques froids et astringents. Ce moyen, qui doit toujours être employé le premier, ne suffit-il pas, on comprimera la verge à l'aide d'une bande roulée autour d'elle. La sonde qu'on a eu la précaution d'introduire tout d'abord, présente ici un nouvel avantage, celui de servir de point d'appui à la compression. — En même temps on combattra la douleur et on préviendra les érections par l'administration de l'un des médicaments suivants :

Bromure de potassium...................... 20 grammes.
Eau distillée.............................. 150 grammes.

Deux cuillerées à soupe par jour de cette solution dans de l'eau sucrée.

De une à cinq ou dix capsules de bromure de camphre à 20 centigrammes.

De quatre à six ou huit granules d'hyosciamine à 1/2 milligramme.

On pourrait encore, s'il y avait de l'insomnie, administrer de la codeine; mais on évitera, en général, de donner de l'opium.

La verge sera placée relevée sur le ventre.

Si l'organe est complétement sectionné, surgit la triple indication : arrêter l'hémorrhagie, — empêcher l'infiltration d'urine, — prévenir l'oblitération de l'orifice uréthral.

Pour arrêter l'hémorrhagie, on liera les vaisseaux qui fournissent des jets de sang ; on appliquera ensuite des topiques froids et des compresses imbibées de perchlorure de fer ; la compression rend aussi des services : on applique sur la plaie de la charpie par-dessus laquelle on place des compresses longuettes, le tout est maintenu par un bandage en T double.

Nous avons dit déjà que le premier soin du chirurgien était de placer dans l'urèthre une sonde en gomme élastique. Celle-ci sera maintenue non-seulement au début pour parer à la rétention et à l'infiltration d'urine, mais encore plus tard, pour prévenir l'oblitération de l'orifice uréthral.

3° *Plaies par armes à feu.*

Ici comme dans les autres régions, rien de plus variable que les plaies par armes à feu, au point de vue de la profondeur ou de la gravité de la lésion, au point de vue du trajet du projectile, etc. C'est ainsi que ces plaies peuvent être limitées à la verge, ou intéresser en même temps les régions voisines. Elles peuvent être plus ou moins profondes, ou parfois très-superficielles : tandis en effet que les parties génitales peuvent être enlevées en totalité, on voit parfois au contraire les projectiles suivre des trajets plus ou moins curieux, et rester même à peu près inoffensifs.

C'est ainsi que Holmes a constaté que la balle avait, dans un cas, glissé sur le gland, entre celui-ci et le prépuce, et, endommageant seulement l'enveloppe cutanée, qu'elle était ressortie sans avoir blessé ni le gland ni le corps caverneux. On pourrait multiplier beaucoup les exemples de trajets bizarres suivis par les projectiles : Dupuytren, Larrey, Hutchinson, etc. en ont publié des observations très-curieuses.

Les désordres sont très-variables suivant le siège, la profondeur, l'étendue de la plaie. — L'hémorrhagie n'est généralement pas considérable, et cela s'explique par l'attrition des tissus. — La rétention d'urine est un accident fréquent, parce qu'il y a lésion concomitante de l'urèthre. Cette complication peut même survenir sans blessure du canal par suite de la compression qu'exercent le sang épanché et l'inflammation. — La blessure de l'urèthre expose encore à l'infiltration d'urine, et aux fistules consécutives, elle est aussi le point de départ de rétrécissements fibreux très-résistants. Quand l'un des corps caverneux a été exclusivement lésé, ou endommagé plus que l'autre, il reste ultérieurement une déformation latérale de la verge qui est incurvée de telle sorte que sa concavité est du côté de la perte de substance, et cette déformation est en rapport avec l'étendue de cette perte de substance. Cette complication est toujours regrettable, car modifiant la direction du jet du sperme elle peut empêcher la fécondation ; le coït lui-même peut être rendu très-difficile.

Pronostic. — Il varie avec le siège, la profondeur, l'étendue de la plaie ; il est aggravé par une perte de substance, par l'apparition des complications que nous avons signalées.

Traitement. — On doit avant tout rechercher le projectile et l'enlever s'il est resté dans le tissus ; — on doit *conserver* le plus possible, n'enlever le moindre lambeau qu'à bon escient, et après mûr examen ; on n'oubliera jamais que tel lambeau qui semble d'abord condamné à tomber peut reprendre vie et se resouder.

Pour prévenir l'inflammation on appliquera les topiques antiphlogistiques ordinaires. — S'il y a hémorrhagie on aura recours aux astringents et aux hémostatiques. — Si l'urèthre est intéressé, on placera dans le canal une sonde en gomme élastique, pour éviter l'infiltration d'urine. L'urèthre serait intact, qu'il pourra parfois être utile de tenir la même conduite : l'intumescence des tissus voisins , l'infiltration sanguine , peuvent en effet comprimer le canal et gêner le cours des urines. — Si la verge a été complétement sectionnée on devra veiller à ce que l'orifice uréthral ne s'oblitère pas. Quant à l'incurvation de la verge consécutive à une perte de substance , Baudens a pu dans un cas y remédier au moyen de l'opération suivante : sur le corps caverneux du côté opposé, il pratiqua deux incisions profondes, l'une au-dessus, l'autre au-dessous de la cicatrice. Ayant placé de la charpie au fond de ces deux plaies pour les faire suppurer, il laissa ensuite la cicatrisation se faire.

La rétraction consécutive qui s'effectua du côté opéré eut pour effet de redresser la courbure de la verge.

C'est là un très-beau résultat ; malheureusement on n'est jamais sûr , il s'en faut, de l'obtenir en procédant de même. Sans parler des dangers de l'opération elle même, il peut arriver que l'on n'obtienne pas le redressement de la verge ; il faudrait même prendre garde de ne pas simplement substituer à une courbure à concavité latérale, une courbure à concavité latérale opposée.

4° *Plaies par morsure et par arrachement.*

Ces blessures sont excessivement rares : elles se rapportent toutes à deux ordres de faits : dans le premier cas les vêtements du blessé ont été saisis par un engrenage (Demarquay) ou par une roue de voiture (Desault) ; tordus et tirés en même temps, les vêtements ont enveloppé et entraîné les parties génitales. Dans ces cas c'est surtout sur la peau que porte l'ablation : les corps caverneux dénudés s'avancent au-devant du niveau de la section cutanée. — Il n'en est pas toujours ainsi pourtant, surtout dans les cas de morsure : les dents de l'animal, un cheval presque toujours, ont agi à la manière d'un instrument tranchant.

Traitement. — Comme dans toutes les plaies de la verge, on devra conserver le plus possible ; on fera des applications hémostatiques et antiphlogistiques ; on prescrira le repos, un régime léger, des boissons acidules. — On pratiquera le cathétérisme s'il survient de la rétention d'urine ; mais il n'y aura lieu généralement d'établir une sonde à demeure que s'il y a une section transversale profonde ou complète de la verge : il faudrait alors évidemment prévenir l'oblitération de l'urèthre.

5" Plaies contuses.

Les plaies contuses du pénis ne sont pas rares. Elles peuvent être limitées au pénis ou intéresser en même temps les régions voisines comme cela arrive le plus souvent quand le traumatisme a été violent. Elles intéressent les corps caverneux dans leur partie libre ou dans leur portion périnéale. Elles sont superficielles ou profondes. Le traumatisme enfin peut avoir lieu de dehors en dedans, ou au contraire de dedans en dehors comme dans le cas de fausse route.

Causes. — C'est pendant l'érection que le pénis est le plus exposé aux violences extérieures ; il leur échappe au contraire plus facilement pendant l'état de flaccidité. — L'écorchure de la muqueuse du gland pendant le coït, la déchirure du frein ou du méat constituent des plaies contuses légères. — Elles sont déjà plus profondes et plus graves lorsqu'elles sont causées par la présence d'un corps étranger autour de la verge. — Le fait de *rompre la corde* amène une lésion qui peut devenir grave. — Les plaies contuses profondes sont amenées par des traumatismes plus violents : c'est un coup de pied de cheval ou de bœuf, un coup de timon, le passage d'une roue de voiture sur la partie inférieure du tronc. Une fois un individu en chemise a eu la verge prise dans un tiroir de commode qu'il poussa maladroitement (Voillemier). Quoique la section transversale fût complète, il s'agissait encore d'une plaie contuse chez ce malade soigné par Dupuytren : un soir qu'il rentrait ivre chez lui, il veut uriner par sa fenêtre ; il s'avance, tandis qu'il tenait soulevée la fenêtre, qui était disposée en guillotine : malheureusement celle-ci s'échappe, et lui coupe la verge.

Quant aux plaies contuses de la région périnéale, elles se produisent à peu près toujours dans une chute sur cette région. On a vu cependant les corps caverneux blessés par les os du bassin à la suite d'une fracture de ces derniers.

Symptômes. — Ils varient suivant le degré de gravité, la profondeur, la forme et le siège de la plaie. Peu prononcés quand la plaie contuse est légère, notamment dans celles qui s'effectuent pendant un coït difficultueux, les phénomènes peuvent s'accentuer et présenter des degrés variables de gravité.

L'hémorrhagie est plus ou moins considérable suivant les cas. Au lieu de s'écouler au dehors, le sang peut s'infiltrer dans les tissus de la verge ; on constate alors une *tuméfaction* en rapport avec la quantité de sang épanché. En même temps d'ailleurs qu'il s'infiltre du sang, il peut s'en écouler au dehors. — Il peut se faire également une hémorrhagie par l'urèthre, et en pareil cas il y a lésion concomitante du canal.

La *douleur* est constante, et plus vive que dans les plaies par instruments piquants ou par instruments tranchants. Elle est augmentée par les mouvements imprimés à la verge, et par le simple contact, mais surtout par les érections.

Dans les cas un peu graves, la miction est gênée ou même souvent impossible : cette *dysurie* ou cette *rétention d'urine* est causée par la compression qu'exerce sur le canal le sang épanché et la tuméfaction inflammatoire des tissus.

Quant à l'*infiltration d'urine*, c'est une complication liée à la plaie de l'urèthre.

Diagnostic. — Le fait même de l'accident arrivé au malade, et la simple inspection font immédiatement constater l'existance d'une plaie contuse de la verge. L'intérêt consiste surtout à savoir s'il n'y a pas en même temps plaie de l'urèthre.

L'hémorrhagie par ce canal en indique sûrement la lésion. Quant à la rétention d'urine, à la difficulté d'introduire une sonde, elles peuvent tout aussi bien tenir à la tuméfaction inflammatoire des tissus de la verge ou à l'infiltration sanguine. L'infiltration d'urine en est naturellement aussi un signe certain. — Dans la portion périnéale la difficulté est d'un autre ordre : on peut prendre pour une lésion des corps caverneux une lésion de la vessie. S'il n'y a pas de phénomènes de dysurie, la vessie n'est pas en cause. Y a-t-il des troubles de l'urination, on s'attachera surtout à constater si les urines ne s'écoulent pas en dehors de la volonté. Dans ce cas il y aurait lésion concomitante du col vésical.

Pronostic. — Il est plus ou moins sérieux suivant le degré et l'étendue de la lésion, suivant que la plaie contuse du pénis s'accompagne ou non de plaie de l'urèthre ou du col vésical. Il peut en outre survenir des complications immédiates ou éloignées, qui aggravent plus ou moins le pronostic suivant leur gravité propre. Telles sont l'hémorrhagie, la rétention d'urine, l'inflammation de la verge, l'infiltration d'urine, la gangrène, les fistules, l'incurvation de la verge, les troubles génitaux tels que l'érection incomplète ou l'éjaculation imparfaite.

Traitement. — Si le traumatisme est modéré on recommandera le repos au lit ; la verge, relevée sur le ventre, sera entourée de compresses imbibées de liquides résolutifs. Pour empêcher les érections on donnera le bromure de potassium ou le bromure de camphre comme dans les cas de plaie par instrument tranchant. — Si l'hémorrhagie est un peu forte on aura recours aux applications froides, au perchlorure de fer, à la compression par des bandes roulées autour de la verge, après l'introduction préalable d'une sonde. — Si la douleur est vive, les applications locales de glace la calmeront presque toujours ; on pourrait d'ailleurs encore recourir aux narcotiques appliqués localement ou administrés à l'intérieur. — S'il y a rétention d'urine, on pratiquera le cathétérisme ; on laissera à demeure une sonde en gomme élastique s'il y a menace d'infiltration d'urine. Quelquefois l'introduction de la sonde est très-difficile, surtout quand il y a plaie de l'urèthre.

§ III. — FRACTURES DU PÉNIS.

Si l'idée de fracture impliquait nécessairement l'idée de tissu osseux, cette lésion ne pourrait, à proprement parler, être observée ici que dans le cas où le pénis serait déjà préalablement affecté d'un état pathologique : l'ossification des corps caverneux. Mais si l'on entend désigner par le mot de *fracture* simplement le fait de la rupture d'un corps solide, on accordera ce nom au phénomène suivant : pendant l'érection, les corps caverneux distendus par le sang, se trouvent dans un état de rigidité considérable ; sous l'influence d'un choc, ou d'une inclinaison brusque du pénis sur son axe, la trame aréolaire se rompt dans l'intérieur de la verge, qui prend alors l'aspect d'un fléau.

Étiologie. — L'état d'érection est, cela se conçoit, indispensable pour la production de la fracture. — C'est le plus souvent pendant le coït qu'elle s'effectue : l'extrémité antérieure de la verge venant buter contre un obstacle, un mouvement de propulsion violent ou mal combiné détermine la rupture de la trame aréolaire surdistendue. D'autres fois c'est une pression brusque de la femme qui brise sous elle les corps caverneux. Une torsion exagérée, un abaissement brutal peuvent amener ce résultat. Il en est de même d'un choc : qu'il soit produit par un objet extérieur venant frapper le pénis en érection, ou que l'organe lui-même vienne heurter un obstacle imprévu dans une chute, dans un mouvement inconsidéré de propulsion en avant.

Anatomie et physiologie pathologiques. — Les corps caverneux fuient devant les violences extérieures pendant l'état de flaccidité de la verge. Mais pendant l'érection le sang qui engorge les lacunes en distend les parois, de sorte que l'ensemble de l'appareil érectile est rigide comme pourrait l'être un cylindre solide. Quand les parois aréolaires sont saines, elles présentent une élasticité qui rend leur rupture très-difficile. Cependant, le pénis étant solidement attaché par ses racines, un choc brusque et violent peut amener ce résultat, et c'est d'ordinaire à la base que s'effectue la solution de continuité. — Très-fréquemment les parois alvéolaires présentent des plaques indurées, des îlots calcaires qui, sans empêcher la distension et le retrait sur elle-même de la trame aréolaire, lui font perdre beaucoup de son élasticité et la rendent plus friable.

Symptômes. — Au moment même du traumatisme le blessé perçoit une douleur brusque et violente, limitée au point où s'est produite la fracture ; elle s'irradie bien vite, mais tout en restant d'ordinaire plus prononcée au niveau de son point de départ. Dans la plupart des cas cependant, cette douleur n'est pas de longue durée. — Il se produit souvent une syncope ; mais celle-ci est loin de tenir toujours à la violence de la douleur ; elle est bien plus souvent provoquée par l'émotion que cause au malade l'accident qui vient de lui arriver.

3.

Le blessé percevrait dans certains cas un bruit sec (Valentine Mott) que l'on a comparé à celui qui résulterait de la brusque cassure d'une baguette de bois. Si l'accident arrive pendant le coït, celui-ci est brusquement interrompu par la suppression instantanée de l'érection. Il survient une tuméfaction rapide et considérable qui augmente de trois au quatre fois le volume normal de la verge ; celle-ci est gonflée, mais flasque et pendante. Cet état est dû au sang extravasé. — Il s'établit en même temps une ecchymose presque toujours considérable. — On sent une crépitation ; mais elle est due au sang épanché ; il ne faudrait pas la prendre pour une crépitation comparable à celle des fractures osseuses, qui est due au frottement des deux fragments. Existât-il d'ailleurs des plaques calcaires, il n'est pas démontré qu'on puisse provoquer une crépitation en frottant les unes contre les autres ces plaques perdues dans une gangue de tissu mou, et séparées par des caillots. — La déformation est caractéristique pendant l'érection : tandis que la base est dressée et rigide, l'extrémité antérieure reste flasque et pendante. La verge, que l'on a dans ce cas très justement comparée à un fléau, forme un angle ouvert le plus souvent en bas, et parfois, mais beaucoup plus rarement, en haut, ou bien à droite ou à gauche. — Quant aux fonctions du pénis, elles sont plus ou moins atteintes suivant que la fracture siège plus ou moins vers la racine. Quand c'est à la base de la verge que s'est produite la solution de continuité, l'érection est impossible, et la copulation par conséquent : il y a alors impuissance absolue. Si la fracture siège plus en avant, l'altération fonctionnelle est d'autant moins considérable que la fracture siège plus près de l'extrémité.

Diagnostic. — La manière dont l'accident est arrivé, la douleur violente et subite, la déformation du membre, ne peuvent laisser aucun doute sur l'existence de la fracture. On pourrait cependant la confondre avec la contusion dans le cas où la tuméfaction considérable du pénis masquerait la déformation.

Pronostic. — Il est surtout subordonné aux altérations fonctionnelles que laisse cette lésion : altérations variables suivant les cas, mais presque toujours graves, car c'est précisément vers la base que se brise presque toujours le pénis, et c'est alors que l'impuissance est à peu près absolue. — Même quand la lésion a pour siége la partie antérieure, le coït n'est plus, comme avant, normal et correct.

La **durée** de la consolidation a été évaluée en moyenne à un ou deux mois.

Traitement. — Le malade gardera le repos absolu au lit ; la verge, relevée sur le ventre, sera entourée de compresses imbibées de liquides résolutifs. — On recommandera, avec la privation absolue du coït, l'éloignement des causes d'excitations vénériennes. Il sera même institué un traitement anaphrodisiaque (bromure de potassium, bromure de camphre), afin d'empêcher les érections.

§ IV. — LUXATIONS DU PÉNIS.

On a discuté souvent pour savoir s'il pouvait y avoir luxation de la verge, et tous les observateurs, après avoir conclu négativement, ont conservé cependant ce nom pour désigner un déplacement anormal du pénis consécutivement à un traumatisme. Pour désigner cette lésion nous conserverons donc aussi ce terme : quoique défectueux en effet, c'est encore lui qui rend le mieux l'idée qu'il représente.

Étiologie. — La luxation du pénis est toujours accidentelle et traumatique. Elle est produite pendant l'état de flaccidité de la verge, l'état d'érection favorisant plutôt la fracture. Aussi l'observe-t-on à tout âge. — Un choc violent d'arrière en avant repousse l'appareil érectile qui, glissant dans le fourreau de la verge grâce à son atmosphère celluleuse très-lâche, s'échappe de son enveloppe cutanée pour se loger dans une région voisine.

Symptômes. — Le gland et les corps caverneux ne sont plus contenus dans l'enveloppe cutanée de la verge qui se présente comme un tube vide et appliqué à lui-même.

Parfois, mais non constamment, on constate une ecchymose plus ou moins étendue, et qui peut même envahir plus ou moins les régions circonvoisines. Quelquefois il se produit une accumulation du sang en un point au niveau duquel on peut percevoir une crépitation sanguine.

Au lieu de s'accumuler dans les tissus, le sang peut s'échapper au dehors ; mais le fait est rare, et l'hémorrhagie est alors peu considérable.

La sortie de l'urine se fait d'une manière anormale. Au lieu de s'écouler par le pénis, ou plutôt par le fourreau de la verge vide maintenant, ce liquide peut s'échapper par exemple par une plaie des téguments au moyen de laquelle l'urèthre est maintenant en communication avec le dehors.

La douleur est généralement peu prononcée ou même nulle, au point que la luxation du pénis peut passer inaperçue, surtout quand il n'y a ni hémorrhagie ni ecchymose, et en présence de la déformation pénienne peu faite pour attirer l'attention. Le traumatisme violent indispensable à la production d'une telle lésion a produit d'autres désordres qui peuvent accaparer exclusivement l'attention.

Diagnostic. — On pourrait, si l'on n'examinait pas soigneusement le malade, croire à une simple contusion. Mais un examen attentif montrera que l'ecchymose s'accompagne d'une déformation spéciale. — La palpation, une sonde passée par l'orifice préputial, feront constater l'absence du gland et des corps caverneux. En poussant doucement la sonde on s'aperçoit que, loin d'arriver dans la vessie, elle ne dépasse pas le pubis. — Quant à la position nouvelle de la verge, c'est l'examen attentif de la région qui la fera découvrir ; et il peut même arriver qu'il soit bien difficile ou même impossible de la déterminer exactement.

Pronostic. — Il est toujours grave : une pareille lésion, en effet, n'est amenée que par un traumatisme violent qui a en même temps entraîné d'autres lésions : plaies, fractures, etc. — Du fait seul de la lésion pénienne d'ailleurs la gravité est déjà considérable : le malade est, en effet, menacé de nombreux accidents immédiats ou consécutifs tels que rétention d'urine, infiltration d'urine, abcès, gangrène, perte des fonctions génitales, fistules consécutives.

Traitement. — La première chose à faire est de réintégrer la verge dans son enveloppe. On passe par l'ouverture préputiale l'aiguille de A. Cooper, et l'on cherche à ramener le pénis dans sa position primitive. Le fourreau se laisse distendre très-aisément ; il pourrait y avoir lieu cependant de pratiquer à sa base une incision pour faciliter la manœuvre. — Si la luxation était ancienne il pourrait s'être établi des adhérences, et l'on serait alors obligé d'inciser les tissus au niveau du pénis déplacé pour dégager celui-ci avant de le faire rentrer dans son enveloppe.

CHAPITRE IV

Lésions inflammatoires et gangrène.

§ I. — BALANITE, POSTHITE, BALANO-POSTHITE.

Définition. — La *balanite* (de βάλανος gland) est l'inflammation du gland ; — la *posthite* (de πόσθη prépuce) est l'inflammation du prépuce. Quel que soit le point de départ, ces deux phlegmasies sont à peu près toujours associées l'une à l'autre, et la maladie prend alors le nom de *balano-posthite*.

Étiologie et pathogénie. — *a. Cause prédisposante.* —

Sans nier absolument l'existence de cette maladie chez les individus dont le gland est habituellement découvert, il faut bien reconnaître que le phimosis est la cause prédisposante par excellence, et qu'en dehors de ce vice de conformation la production de la balanite est bien difficile et bien rare. Dans cet état couvert du gland, la muqueuse est fine, sensible, facilement inflammable, et d'autre part les causes d'inflammation sont multiples ; le gland se découvre-t-il pendant le coït, ce n'est que difficilement, et le prépuce est tiraillé, voire même déchiré. En outre, dans la cavité préputiale, et particulièrement dans le sillon qui contourne la base du gland en arrière de la couronne, il s'accumule du smegma, de l'urine, des débris épithéliaux, des produits de sécrétion locale, des concrétions, sans parler des fermentations qui s'y développent. Autant de causes d'irritation pour la muqueuse, autant de sources d'inflammations. Qu'on ajoute à cela les états morbides généraux et locaux, l'adossement des deux surfaces muqueuses, et l'on comprendra aisément le rôle que joue le phimosis dans la production et la persistance de la balano-posthite.

b. Causes occasionnelles. — 1° *Blennorrhagie.* — On a longtemps considéré, quelques auteurs considèrent encore la balanite comme étant le plus souvent d'origine vénérienne. Nous nous rangeons sans hésiter à l'opinion contraire, et nous admettons avec A. Fournier que « dans les quatre cinquièmes des cas pour le moins, la balanite primitive n'est pas une affection vénérienne ».

2° *Chancre simple.* — Le chancre simple inoculé sur la muqueuse balano-préputiale reproduit le chancre simple ; le contact peut amener par voie d'auto-inoculation de nouveaux chancres simples. Il ne faudrait donc pas croire que cette affection puisse se transmettre sous forme de balanite. Celle-ci se développe par voie d'irritation de voisinage, et aussi par l'irritation qu'exerce sur la muqueuse le pus qui s'écoule du chancre.

3° *Chancre syphilitique.* — Comme le précédent, il provoque par sa présence une inflammation chez les gens affectés de phimosis. La balanite présente ici une forme spéciale qui, sans être la balanite phlegmomeuse, n'est déjà plus la balanite superficielle.

4° *Plaques muqueuses.* — Elles provoquent la balanite par l'intermédiaire de l'irritation qu'exerce leur présence.

5° *Herpétisme.* — L'existence de la balanite herpétique proprement dite est loin d'être démontrée. Ce qu'il y a de certain, c'est que les éruptions herpétiques du gland et du prépuce provoquent la maladie en question chez les gens affectés de phimosis.

6° La balanite *goutteuse* est passible de la même explication ; elle ne s'observe que chez les gens dont le gland est constamment recouvert : les urines chargées d'acide urique pénétrant dans la cavité balano-préputiale irritent la muqueuse.

7° *Diabète.* — Nous en dirons autant de ce qu'on a décrit sous le nom de phimosis et de balanite diabétiques. Le phimosis favorise le développement de la balanite, et celle-ci succède à l'irritation provoquée par l'urine chargée de sucre, et séjournant dans la rainure balano-préputiale. Outre l'irritation amenée par la glycose elle-même, il faut tenir compte aussi des fermentations qui se produisent en pareil cas et des champignons qui se développent à la faveur de ces dernières.

8° *Variole.* — C'est l'irritation provoquée par les pustules varioliques qui amène la balanite.

En somme, la pathogénie de la balano-posthite se résume à ceci : le phimosis est la cause prédisposante à peu près indispensable à la faveur de laquelle les causes efficientes provoquent le développement de la balano-posthite. — Quant à ces dernières, à part de bien rares exceptions, elles agissent toujours par le mécanisme de l'irritation locale : irritation par des matières séjournant dans la cavité préputiale, irritation par des ulcérations. Dans les balanites liées à un état général, c'est par l'intermédiaire d'une manifestation locale que l'état général amène la balanite. En sorte que la balanite strictement *diathésique* est loin d'être démontrée.

Symptômes. — *a. Balanite aiguë.* — Le malade éprouve une sensation de chaleur et de prurit plus ou moins vif, rarement une douleur véritable ; et, dans ce cas, c'est une sensation de piqûre ou de chaleur mordicante, parfois une douleur sourde accompagnée d'une sensation de lourdeur, dans l'extrémité de la verge.

L'extrémité du pénis ne change pas d'aspect dans les cas légers ; mais quand le mal est plus intense, elle est renflée en forme de *massue* ou de *battant de cloche*. Le prépuce est œdématié. L'orifice préputial est rouge ; il laisse d'abord suinter un liquide transparent et qui est, suivant les cas, blanchâtre, ou lactescent, ou opalin ; ce liquide perd ensuite de sa transparence en même temps que, changeant de couleur, il devient jaunâtre ou verdâtre. Cet écoulement, plus ou moins abondant selon les cas, est d'une odeur repoussante *sui generis*. Sans même que l'inflammation soit très-intense il est le plus souvent difficile ou même impossible de ramener le prépuce en arrière.

Quand on peut découvrir le gland, celui-ci présente un aspect différent suivant les formes et les degrés de l'inflammation. Souvent celle-ci reste bornée à la rainure balano-préputiale que l'on trouve recouverte de smegma et de pus. Quand on essuie le sillon à l'aide d'un plumasseau de charpie, il apparaît rouge et enflammé ; cette coloration peut empiéter plus ou moins sur le gland, et l'envahir tout entier. Toujours alors la muqueuse préputiale prend part à l'inflammation.

Parfois il existe un pointillé rouge, — ou bien de petites exulcérations qu'il faudrait bien se garder de prendre pour des chancres simples ou syphilitiques : elles sont superficielles et tiennent à la chute de l'épithélium à leur niveau ; elles sont plus ou moins étendues, irrégulières et de couleur vineuse.

Les cellules épithéliales dont la desquamation laisse ces exulcérations, peuvent se détacher par plaques : on trouve de ces exfoliations adhérentes encore par leurs bords, présentant l'aspect de pellicules diphtéroïdes et simulant alors des fausses membranes.

b. Balanite chronique. — Il faut d'abord distinguer de la forme chronique la balanite *aiguë à répétition* : ses caractères sont les mêmes que ceux de la balanite aiguë ; seulement elle reparaît à la moindre cause d'irritation : coït, marche, écart de régime, etc.

Quant à la *balanite chronique* proprement dite, elle n'est plus superficielle comme les deux précédentes, mais bien *interstitielle* ou *profonde.* Elle peut être limitée à une région de la muqueuse, et elle siége alors presque toujours près du méat, où elle simule un chancre. Il est encore une forme de balanite chronique qui, d'après Ricord, s'observerait surtout chez les sujets dartreux, et que Fournier a très-bien décrite : « La muqueuse s'injecte, s'arborise, se sème de points d'un rouge foncé ; ses papilles se hérissent ; puis, phénomène plus important, elle *s'indure* en surface dans toute son étendue ; le gland semble alors coiffé d'une sorte de *calotte de parchemin* qui résiste sous le doigt, ou se plie comme le ferait une feuille de parchemin ; sa surface est inégale, chagrinée, sèche, couverte de lambeaux furfuracés, et assez semblable à l'ichthyose ; parfois aussi, notamment sur les points recouverts par le prépuce, elle est humide, crevassée, sillonnée de fissures ou d'exulcérations irrégulières, analogues à celles de la balanite superficielle. » (Fournier.) Deux cas que nous avons observés correspondaient à peu près à cette description. Dans l'un d'eux cependant l'affection n'était pas chronique, mais aiguë: l'induration n'occupait que la moitié du gland; elle était violacée, indolore, mais chaude. Par accès, à certains moments seulement, apparaissait un pointillé rouge sur le reste du gland, et son apparition s'accompagnait d'un picotement très-vif. La nuit il y avait de la fièvre. Cet état qui durait depuis dix jours environ céda rapidement à un traitement approprié.

Complications. — 1° *Lymphite.* — Elle n'est jamais bien prononcée à la suite de la balanite simple, et se résout facilement.

2° *Adénite.* — C'est, consécutivement à la lymphite de la verge, un engorgement des ganglions correspondants. Elle est rare, et quand elle existe, elle se résout presque toujours spontanément.

3° *Pénitis.* — Plus rare encore que les précédentes, cette affection est en revanche plus sérieuse. D'autant plus que la phlegmasie peut se propager alors au tissu celluaire et qu'il peut en résulter des abcès.

4° *Gangrène.* — Très-rare, cette complication s'observerait, d'après Fournier, surtout chez les alcooliques. Elle se développe plus particulièrement dans le cas de balanite consécutive à un chancre non traité. Elle ne présente pas d'ailleurs la gravité qu'on pourrait croire : elle reste bornée au prépuce et même, le plus souvent, à une partie restreinte de cette enveloppe. Ce n'est que tout à fait exceptionnellement que le gland et le fourreau sont intéressés.

5° *Balano-posthite phlegmoneuse.* — Elle s'accompagne de perforation du prépuce; elle est consécutive ordinairement à des chancres de la muqueuse sous-préputiale. On peut l'observer consécutivement à la blennorrhagie.

6° *Phimosis.* — Il se prononce encore davantage pendant la balanite; et à son tour il entretient celle-ci en favorisant le séjour du pus.

7° *Paraphimosis.* — On a remarqué que la réduction du paraphimosis était dans ce cas plus facile, et même que des soins appropriés dirigés contre la balanite suffisaient parfois à obtenir la réduction spontanée.

8° *Symphysis.* — Le travail phlegmasique provoque quelquefois des adhérences entre le gland et le prépuce.

Quant aux chancres simples ou syphilitiques, à la blennorrhagie, à l'eczéma, à l'herpès, etc., ce ne sont pas des complications de la balanite, c'est au contraire celle-ci qui vient les compliquer.

Formes. — Ainsi que nous l'avons vu par l'étude des symptômes, la balano-posthite présente des variétés assez nombreuses, suivant qu'elle est plus ou moins légère ou intense, plus ou moins superficielle ou profonde; suivant qu'elle est due simplement à la rétention des matières irritantes par l'état de phimosis, ou bien qu'elle est provoquée et entretenue par un chancre syphilitique ou simple, par un herpès, un eczéma, etc.; suivant qu'elle est partielle ou générale, aiguë ou chronique, superficielle ou profonde, suivant enfin que tel ou tel accident vient la compliquer.

Diagnostic. — Lorsqu'un individu atteint de phimosis présente par l'ouverture préputiale un écoulement sanieux ou purulent, il s'agit tout d'abord de déterminer si le suintement a pour point de départ la cavité préputiale ou l'urèthre. Si l'orifice préputial se laisse distendre assez pour qu'on puisse apercevoir le méat, des pressions exercées d'arrière en avant sur le canal feront sourdre du pus s'il s'agit d'une blennorrhagie. Le siége et l'intensité de la douleur, son apparition ou son exacerbation au moment du passage de l'urine permettraient encore d'ailleurs de trancher la question.

La difficulté la plus grande consiste à déterminer la cause de la balanite. Si l'on peut découvrir le gland, on reconnaîtra la maladie génératrice à ses caractères propres que nous n'avons pas à décrire ici. Mais si le gland ne peut être découvert, le diagnostic peut devenir parfois fort délicat. S'il s'agit d'un chancre syphilitique, l'aspect particulier *en massue* de l'extrémité de la verge, l'induration spéciale au niveau du chancre, l'état des ganglions inguinaux, feront reconnaître son existence. — La blennorrhagie sera reconnue à ses signes ordinaires. — Dans les affections telles que herpès, eczéma, le diagnostic reste bien souvent incertain, dans les premiers moments du moins; car le traitement de la balanite amène au bout de peu de temps un amendement qui permet souvent de ramener le prépuce en arrière et d'observer directement le gland et la muqueuse préputiale. Dans ces cas surtout on ne négligera pas l'examen des urines : la balanite pouvant être le signe révélateur d'une glycosurie.

Pronostic. — Le pronostic de la balanite est bénin ; il emprunte sa gravité à la maladie génératrice : blennorrhagie, chancre simple, chancre syphilitique, glycosurie, etc.

Traitement. — Il varie suivant que l'on peut ou non découvrir le gland.

Dans le premier cas, après avoir ramené le prépuce en arrière, on débarrasse, à l'aide d'un bourdonnet de charpie ou d'un lavage, la cavité balano-préputiale des produits irritants qu'elle contenait ; on entoure le gland d'un linge fin, ou bien d'un peu de charpie ou d'ouate ; puis on ramène le prépuce en avant. Ce simple isolement des deux muqueuses suffit d'ordinaire pour guérir rapidement la balanite quand elle n'est pas intense et quand elle est indépendante d'une autre lésion telle qu'un chancre par exemple.

Dans les cas un peu aigus on procédera de même ; seulement on aura soin d'imbiber préalablement la charpie de la solution suivante :

Eau distillée .... 200 gr.
Nitrate d'argent............................. 1 à 4 gr.

On peut au lieu de la solution de nitrate d'argent employer une solution de sulfate de zinc, de tannin, d'extrait de ratanhia, d'acétate de plomb. S'il y a des douleurs on pourra ajouter à la solution quelques gouttes de laudanum; on aura soin, bien entendu, de renouveler ce pansement plusieurs fois dans la journée.

On peut encore guérir très-rapidement la balanite à l'aide du moyen suivant, indiqué surtout s'il y a des exulcérations, ou s'il y a tendance à la chronicité : on promène sur les surfaces le crayon de nitrate d'argent, on lave, on isole et on recouvre.

Si le gland ne peut être découvert, on pousse des injectious dans la cavité balano-préputiale à l'aide d'une seringue ou d'une poire en caoutchouc chargée des mêmes solutions que précédemment. On aura soin de porter chaque fois la canule profondément jusqu'à la base du gland, et de renouveler fréquemment les injections.

Quand la balanite est liée à une autre maladie, on instituera en même temps le traitement de celle-ci.

Les complications exigeront aussi des soins appropriés.

Dans la balano-posthite interstitielle profonde on fera des badigeonnages à la teinture d'iode.

Enfin, la balanite guérie, on devra, pour en prévenir le retour, pratiquer l'opération du phimosis.

§ II. — PÉNITIS.

Définition. — Le pénitis est une inflammation portant sur toutes les parties constituantes de la verge.

Cette affection est rare ; et la plupart des observations données comme des cas de pénitis n'étaient que des inflammations limitées à tel ou tel tissu de l'organe.

Étiologie. — Le balano-posthite et la blennorrhagie peuvent amener cette inflammation. On a incriminé aussi, mais sans preuves bien convaincantes, la masturbation et les excès vénériens. La cause qui semble la mieux établie, c'est une inflammation qui, localisée d'abord, envahit ensuite toute la verge, par suite de circonstances qu'il n'est pas d'ailleurs toujours facile de déterminer.

Symptômes. — Le pénis est tuméfié considérablement dans son ensemble, il est d'un aspect érysipélateux, rouge violacé; son enveloppe cutanée est envahie dans sa totalité par un œdème inflammatoire; il existe en même temps une inflammation des vaisseaux lymphatiques accompagnée d'un retentissement sur les ganglions correspondants ; il y a une douleur spontanée, et une sensibilité très-vive au moindre contact. Cet état des parties s'accompagne d'un suintement muqueux ou phlegmonneux. La tuméfaction inflammatoire en outre, par la pression qu'elle exerce sur l'urèthre, gêne ou empêche la miction.

Marche et terminaisons. —Le plus souvent c'est par *résolution* que se termine le pénitis. D'autres fois il se forme des petits *abcès*. Parfois enfin, quoique rarement, il survient une *gangrène,* celle-ci d'ailleurs n'intéresse jamais que les téguments.

Pronostic. — Il n'est généralement pas fort grave ; la rétention d'urine, les abcès, la gangrène ne sont même pas ici des complications dangereuses. L'infection purulente est un accident tout à fait exceptionnel.

Traitement. — Abstraction faite de ses complications, le pénitis ne réclame qu'un traitement simple, antiphlogistique : applications locales de cataplasmes émollients, ou bien d'eau de sureau, d'eau blanche, etc. Régime doux, purgatif, salin au début. Les abcès seront ouverts ; s'il survient des plaques gangréneuses, l'eschare détachée, on fera sur la partie dénudée des applications de glycérine phéniquée.

§ III. — PHLEGMONS DU PÉNIS.

Définition. — On entend par phlegmon du pénis l'inflammation du tissu cellulaire de la verge.

Étiologie et pathogénie. — On peut voir cette inflammation survenir dans le cours de la tuberculose ou d'une fièvre grave comme la dothiénentérie ou la variole. Elle peut être encore provoquée, mais rarement, par un traumatisme : c'est ainsi qu'on l'a vue succéder à une chute sur le périnée, et d'autres fois à l'étranglement du pénis par un corps étranger.

Mais presque toujours, on peut le dire, cette inflammation est liée à une lésion de l'urèthre; c'est parfois un traumatisme, tantôt accidentel, tantôt chirurgical : un coup ou une chute intéressant l'urèthre, une fausse route, le passage d'un calcul anguleux peuvent amener la rupture du canal et, consécutivement, le phlegmon.—La solution de continuité peut avoir pour cause une inflammation de l'urèthre qui entraîne une friabilité plus grande de la muqueuse, et par suite sa rupture à un moment donné. — D'autres fois cette inflammation ne provoque pas de rupture, elle gagne par propagation les tissus voisins ; c'est ce qui arrive dans certains cas où une sonde à demeure a irrité mécaniquement l'urèthre : le plus souvent sur sa face inférieure, au niveau du ligament suspenseur de la verge. C'est ainsi qu'ont agi parfois les fragments expulsés après le broiement d'une pierre vésicale : ils peuvent s'arrêter dans l'urèthre, et, sans le déchirer, ils l'irritent mécaniquement ; ils donnent ainsi lieu à une inflammation qui, en se propageant, forme un phlegmon. Le passage intempestif et répété des sondes peut avoir le même résultat. — Le phlegmon de la verge peut encore avoir pour point de départ une blennorrhagie. — Enfin, l'inflammation du tissu cellulaire pénien est souvent consécutive aux rétrécissements de l'urèthre. Elle est parfois, en pareil cas, déterminée par une infiltration d'urine peu considérable qui s'est faite par une fissure en arrière du rétrécissement. Plus souvent elle a lieu par le mécanisme suivant : au bout d'un temps variable, il se fait en arrière du rétrécissement un travail inflammatoire ; au lieu d'aboutir, comme dans le cas précédent, à la friabilité et à la rupture de la muqueuse, cette phlegmasie se propage aux tissus voisins. Quelquefois, dans ce cas, la rupture se fait ultérieurement et l'infiltration vient consécutivement compliquer le phlegmon.

Symptômes. — La physionomie clinique de cette affection diffère essentiellement suivant qu'il s'agit d'un phlegmon simple ou d'un phlegmon lié à une lésion de l'urèthre, suivant que l'urine pénètre ou non dans le foyer purulent.

Quand il n'y a ni lésion de l'urèthre, ni, par conséquent,

pénétration de l'urine dans la cavité de l'abcès, ainsi que cela se voit pour les phlegmons survenant dans le cours de la tuberculose ou d'une fièvre grave, la phénoménalité est d'ordinaire fort simple. Il survient en un point quelconque de la verge, le plus souvent dans le voisinage du canal, une tumeur d'un volume ordinairement peu considérable. Elle est dure au début, et elle devient le siége d'élancements douloureux. La fluctuation apparait bientôt. Au niveau de cette tumeur, la peau devient rouge, puis s'amincit, et l'abcès s'ouvre spontanément au dehors si le chirurgien ne l'a pas ouvert. Beaucoup plus rarement l'abcès s'ouvre dans le canal, ou à la fois dans le canal et au dehors. Si le phlegmon siégeait plus en arrière, au périnée, le pus peut fuser plus ou moins loin dans la loge périnéale inférieure.

Dans la blennorrhagie, c'est sous un aspect analogue, très-simple encore, que se présente le plus souvent cette affection. La tumeur, ici surtout, siége dans le voisinage du canal ; elle est petite, et provoque de la douleur, mais sans réaction générale. La peau, à son niveau, rougit, s'amincit et s'ulcère, en sorte que le pus s'écoule au dehors, à moins que l'ouverture ne se soit faite dans l'urèthre, ce qui n'est pas très-rare. D'autres fois, en revanche, la maladie se présente sous un aspect beaucoup plus grave, et qui pourrait au premier abord en imposer pour un pénitis. L'organe est considérablement augmenté de volume, il est œdémateux, il offre une incurvation à concavité supérieure ; et sur la face convexe, on sent une tumeur dure ou fluctuante suivant la période. Toute la peau de la verge est luisante, rouge et très-sensible. Les douleurs augmentent particulièrement au niveau de la tumeur. Il y a de l'insomnie et de l'agitation, une fièvre ordinairement considérable, et parfois même il survient du délire. L'inflammation uréthrale étant exaspérée, l'écoulement augmente ainsi que les douleurs à la miction. Si l'abcès n'est pas ouvert. le pus fuse dans la gaîne pénienne, et, quoique s'ouvrant à l'extérieur, il peut en même temps s'ouvrir dans l'urèthre.

Dans les cas précédents, les phénomènes légers sont la règle, et les accidents graves l'exception; c'est tout le contraire quand l'inflammation du tissu cellulaire de la verge est consécutive à un traumatisme de l'urèthre. Au niveau d'un point variable de l'urèthre, au niveau de la coarctation si c'est un rétrécissement qui a provoqué la phlegmasie, on sent une tumeur dure et douloureuse à la pression; la peau devient rouge et s'amincit, et l'abcès s'ouvre au dehors. Mais il peut s'ouvrir au contraire, ou simultanément, dans le canal de l'urèthre; le pus très-souvent fuse avec une facilité et une rapidité très-grandes dans les régions voisines, et se porte parfois par un trajet sinueux sur des points éloignés du foyer primitif, entraînant généralement des désordres aussi graves qu'étendus. Le passage de l'urine provoque les accidents de l'infiltration et ceux-ci viennent s'ajouter aux phénomènes propres à l'abcès lui-même. Quand le phlegmon est consécutif à un traumatisme de l'urèthre, quand il survient notamment après des séances de lithotritie, l'apparition de la tumeur est à peu près constamment précédée de frissons, d'anorexie, parfois de vomissements; en pareil cas la douleur s'irradie jusque dans la vessie, et il se produit par l'urèthre un écoulement plus ou moins abondant; en même temps les urines, qui sont rendues difficilement, sont très-chargées et fétides. Il y a de la fièvre, de l'agitation, de l'insomnie. S'il ne se produit pas un amendement, les accidents se précipitent avec rapidité : il survient de l'anxiété, du délire ; la face est crispée, la peau prend une teinte subictérique et le malade ne tarde pas à succomber.

Complications. — Les plus graves sont l'*infiltration d'urine* avec tous les accidents qu'elle entraîne, et les *fistules* consécutives.

Diagnostic. — Le mode d'apparition et les caractères de la tumeur, l'aspect de l'organe, la nature et le siége de la douleur, les commémoratifs et les accidents généraux ne peuvent guère laisser méconnaître un phlegmon du pénis, surtout dans les cas graves. Le point important du diagnostic consiste à déterminer l'étendue des désordres, et l'existence de l'infiltration d'urine. Les régions circonvoisines devront être très-soigneusement explorées, et cela à diverses reprises. Il en sera de même de la présence ou de l'absence de l'urine dans le pus : on ne s'en tiendra pas à un premier résultat négatif ; cette complication peut en effet survenir d'un moment à l'autre.

Pronostic. — Les phlegmons circonscrits qui surviennent dans le cours des fièvres graves et pendant la blennorrhagie, ne sont pas très-graves. Sans être par eux-mêmes beaucoup plus redoutables, ceux qui surviennent dans le cours de la tuberculose sont plus sérieux en ce qu'ils indiquent une tendance à la suppuration très-fâcheuse dans l'espèce.

Les phlegmons qui surviennent après la lithotritie ou qui sont liés à une lésion de l'urèthre présentent une gravité très-grande : des désordres considérables en sont la conséquence, et le diagnostic s'assombrit encore si l'urine, se frayant un passage à travers la muqueuse uréthrale, vient avec le pus fuser à travers les tissus avoisinants.

Traitement. — Les abcès qui surviennent pendant le cours d'une maladie aiguë grave ou de la tuberculose doivent être ouverts de bonne heure : on doit prévenir en effet la communication du foyer purulent avec l'urèthre, car il en résulterait une fistule borgne interne, ou une fistule complète parfois très-difficile à guérir, et constituant dans tous les cas un accident toujours regrettable. Le foyer de l'abcès sera lavé plusieurs fois par jour avec des liquides astringents, et notamment avec de la teinture d'iode étendue d'eau, ou de l'eau phéniquée. S'il s'agit d'un phthisique, on surveillera, bien entendu, l'état général. — Mais c'est surtout quand il s'agit de phlegmons graves et plus étendus qu'il ne faut pas abandonner la maladie à elle-même ; on doit d'abord ouvrir l'abcès aussitôt que l'on constate la fluctuation ; en explore ensuite attentivement et à plusieurs reprises la verge et les régions circonvoisines, afin de voir si le pus n'a pas fusé plus ou moins loin du foyer primitif ; on n'hésitera pas, en pareil cas, à pratiquer aussitôt des scarifications pour faciliter l'écoulement au dehors des liquides purulents au niveau des points où ils se seraient portés. On placera enfin dans l'urèthre, pour prévenir l'infiltration d'urine, une sonde à demeure en gomme élastique, ou en caoutchouc vulcanisé. On entretiendra la liberté du ventre avec des purgatifs salins, et l'on donnera des boissons acidules et rafraîchissantes. Les érections douloureuses seront combattues par le bromure.

§ IV. — INFLAMMATION DU BULBE.

Étiologie et pathogénie. — Très-rare comme maladie primitive et limitée au bulbe, cette inflammation a été observée à la suite d'un traumatisme, d'une chute sur le périnée. — On a dit que le coït plusieurs fois répété pouvait l'amener ; mais nous croyons qu'on a pris ici la cause pour l'effet : au lieu d'avoir amené la maladie, les rapports sexuels nombreux et répétés nous semblent être tout simplement, en pareil cas, la manifestation d'un priapisme provoqué précisément par l'inflammation à ses débuts.

Symptômes et marche. — Il y a de l'excitation génitale, de la douleur à la miction, et un écoulement par l'urèthre, de coloration et de quantité variables. Le passage de l'urine est entravé, parfois arrêté complétement, et l'introduction d'une sonde, même de-petit calibre, est difficile, ou même impossible. En explorant extérieurement l'urèthre, on constate au niveau du bulbe une tumeur dure et douloureuse au toucher ; cette tumeur est en outre le siége de douleurs spontanées, dont l'intensité s'accroit rapidement. Il survient bientôt des frissons et de la fièvre ; parfois des vomissements ou des nausées.

Traitement. — Au début, on appliquera des sangsues *loco dolenti* ; on donnera en même temps un purgatif salin. —

Aussitôt la suppuration établie, on ouvrira l'abcès avec le bistouri. — Si le pus s'était fait jour par l'urèthre, on placerait dans le canal une sonde à demeure.

§ V. — INFLAMMATION DES CORPS CAVERNEUX.

Il ne semble pas qu'on ait observé une inflammation aiguë limitée aux corps caverneux. Quand cette phlegmasie existe, c'est à titre d'élément dans un processus pathologique complexe : le *pénitis*, par exemple (voir *pénitis*).

§ VI. — PÉNO-PHLÉBITE.

Définition. — La *péno-phlébite* est la phlébite des veines du pénis.

Anatomie pathologique. — La vraie phlébite de la verge est une affection très-rare et mal connue encore ; la plupart des faits rapportés sous ce nom semblent avoir été plutôt des cas de lymphite de la verge.

L'affection présente deux variétés, suivant qu'elle porte sur la veine dorsale ou sur les veines caverneuses. — Dans un cas rapporté par Richet, on trouva à l'autopsie « les veines caverneuses oblitérées par des caillots qui se prolongeaient jusque dans les plexus vésicaux et prostatiques; ces derniers étaient remplis de pus ». Dans une autre circonstance, le même chirurgien trouva « des caillots oblitérant, non-seulement les veines caverneuses, mais encore la veine dorsale ; il y avait aussi dans les plexus prostatiques, uréthraux et vésicaux du pus bien formé ». Dans ce dernier cas, pendant la vie, il avait existé, en dehors de toute excitation appréciable, une érection portant à la fois sur les corps caverneux et spongieux ; tandis que, dans le premier, la portion spongieuse était restée étrangère à l'érection.

Symptômes, formes. — Suivant qu'elle porte sur la veine dorsale ou qu'elle affecte les veines caverneuses, la phlébite se traduit par des phénomènes différents. De là deux variétés cliniques.

Si la veine dorsale est enflammée, il y a sur le dos de la verge un cordon dur et tortueux que l'on peut sentir sous le doigt jusqu'au moment où, s'enfonçant sous le pubis, il se dérobe à l'exploration. La verge est dans un état de demi-érection. Le prépuce est le siége d'un œdème très-prononcé. Ces symptômes existaient notamment dans les deux cas que Nélaton avait observés sur deux étudiants en médecine, et dont il fit part à Richet, qui les a rapportés. Ce dernier parle encore d'un jeune ouvrier imprimeur atteint de blennorrhagie compliquée de phlébite de la veine dorsale : celle-ci présentait les mêmes symptômes ; en outre, « le tissu spongieux du corps de la verge présentait simultanément des nodosités dans toute sa longueur, et semblait être le siége d'une vive inflammation ».

Au lieu d'avoir pour siége la veine dorsale, la phlébite affecte-t-elle les veines caverneuses, on constate un gonflement de tout l'organe, qui se trouve dans un état de demi-érection, et qui présente, surtout à son extrémité antérieure, un gonflement œdémateux considérable.

Diagnostic. — La phlébite de la veine dorsale ne saurait guère être confondue qu'avec l'inflammation limitée à un gros tronc lymphatique. Le diamètre, la direction, l'immobilité du tronc vasculaire permettront toujours la distinction : dans la phlébite, on trouve un cordon plus gros que dans la lymphangite ; ce cordon n'est pas mobile, et ne peut être saisi entre les doigts ; la veine occupe la ligne médiane, et, parvenue au niveau du pubis, elle cesse d'être accessible à l'exploration, tandis que les vaisseaux lymphatiques se portent latéralement au-devant du pubis, vers les ganglions inguinaux supérieurs ; l'œdéme enfin est très-prononcé dans la phlébite même bornée à la veine dorsale, tandis que l'inflammation limitée à un tronc lymphatique ne s'accompagne que d'une infiltration légère.

Si l'affection comprend les veines caverneuses, elle pourra devenir très-difficile à distinguer du *phlegmon :* l'étiologie, l'apparition des premiers accidents, et même très-souvent la phénoménalité clinique viendront éclairer le diagnostic. Le *pénitis* et la *lymphangite* des réseaux se distingueraient surtout par leur marche et par leur gravité moindre.

Étiologie. — Une blennorrhagie violente semble être la cause de cette affection dans la plupart des cas.

Pronostic. — Toujours sérieux, il peut devenir extrêmement grave, surtout quand les veines caverneuses sont comprises dans l'inflammation. On a vu survenir le sphacèle et la chute des corps caverneux, et la mort (Richet.)

Traitement. — Le repos au lit sera immédiatement recommandé ; on administrera des purgatifs salins ; en même temps des topiques antiphlogistiques et résolutifs seront appliqués ; s'il se forme des abcès, ils seront ouverts aussitôt avec le bistouri.

§ VII. — Péno-lymphangite.

Synonymie. — Péno-lymphite ; lymphangite, lymphite, angioleucite du pénis.

Définition. — Par *péno-lymphangite,* on entend l'inflammation des vaisseaux lymphatiques de la verge.

Étiologie. — Les causes de cette affection sont ordinairement une balano-posthite, une blennorrhagie, un chancre, que ce dernier ait pour siége le prépuce, le gland ou le canal.

Symptômes. — En promenant la pulpe du doigt sur le dos et les parties latérales de la verge, on sent des cordons à direction antéro-postérieure ; ces cordons sont durs, tantôt réguliers, tantôt se renflant sur certains points où ils présentent des nodosités. Dans quelques cas leur trajet se trahit à la vue par des traînées rosées ou rougeâtres. Ils sont souvent douloureux à la pression, mais il est rare qu'ils soient le siége d'une douleur spontanée ; ils sont même dans beaucoup de cas complétement indolores. Il existe en même temps un œdème plus ou moins prononcé de la région. Les nodosités se terminent quelquefois par suppuration ; mais c'est le cas le moins fréquent ; il arrive souvent que cet état des lymphatiques persiste et entretient l'œdème de l'extrémité antérieure de la verge.

Quand l'inflammation, au lieu d'être bornée à un ou plusieurs vaisseaux lymphatiques, occupe les réseaux, il existe un œdème interstitiel du derme sur lequel le doigt ne laisse pas d'empreinte. Dans cette forme, les nodosités sont plus susceptibles de suppuration : elles deviennent même le siége de petits abcès à répétition, véritables fistules qui se rouvrent incessamment.

Diagnostic. — La *péno-lymphangite* présente des difficultés de diagnostic différentes suivant qu'elle est bornée à un seul tronc, ou qu'elle occupe le réseau lymphatique.

Dans le premier cas elle ne peut être confondue qu'avec la *phlébite de la veine dorsale* ; elle s'en distingue par les caractères suivants : le cordon lymphatique est plus petit que la veine : il est mobile et peut être saisi entre les doigts : la position et la direction de ce cordon ne sont pas celles de la veine : les vaisseaux lymphatiques, en effet, se portent latéralement, au-devant du pubis, vers les ganglions inguinaux supérieurs, tandis que la veine se trouve sur la ligne médiane, et, parvenue au niveau du pubis, échappe brusquement à l'exploration. Enfin l'infiltration légère qu'entraine, non constamment d'ailleurs, l'inflammation d'un seul tronc lymphatique, n'est en rien comparable à l'œdème dont s'accompagne la péno-phlébite.

Si la lymphite porte sur plusieurs troncs lymphatiques,

l'affection peut présenter l'aspect de la *phlébite des veines caverneuses*. Mais l'érection caractéristique dans cette dernière ne se voit guère dans la lymphite. Les accidents enfin sont loin de présenter la même gravité. Dans le *pénitis* on ne constate pas les nodosités spéciales à l'angioleucite, ni ces cordons à trajet bien déterminé.

Pronostic. — L'inflammation d'un ou de plusieurs troncs lymphatiques de la verge n'est pas une affection grave : elle se termine même le plus souvent par résolution. Cependant, si la phlegmasie occupe les réseaux lymphatiques eux-mêmes, elle laisse après elle des nodosités suppuratives qui ne guérissent jamais si on ne se résout pas à en pratiquer l'extirpation.

Traitement. — On recherchera d'abord, pour la traiter, la cause de la lymphite : blennorrhagie, balano-posthite, chancres. — On prescrira le repos au lit ; la verge sera maintenue relevée sur le ventre, et entourée de compresses imbibées d'eau de sureau, ou de liquides résolutifs. On donnera des purgatifs salins, et, pour prévenir les érections, du bromure de potassium, ou du camphre mono-bromé.

§ VIII. — ÉRYSIPÈLE DU PÉNIS.

Étiologie. — L'érysipèle peut débuter à la verge ; on l'a vu succéder alors à une déchirure du frein, à des piqûres de sangsues, à une cautérisation de la rainure balano-préputiale. — Le plus souvent il se montre sur le pénis par suite de la propagation à cet organe d'un érysipèle qui occupait primitivement la partie inférieure du tronc, les cuisses ou les bourses.

Symptômes. — Cette affection ne présente pas ici de caractères particuliers : elle s'y montre avec la couleur, l'aspect, etc., qu'elle affecte dans les autres régions. — Sa marche et ses terminaisons possibles ne présentent non plus rien de spécial.

Traitement. — Repos au lit, verge relevée sur le ventre. Antiaphrodisiaques. Poudre de lycopode *loco dolenti*. Purgatifs : huile de ricin ou purgatifs salins.

§ IX. — GANGRÈNE DU PÉNIS.

Nature, formes. — Sa nature est ici la même que dans les autres régions du corps, et l'on y rencontre les deux variétés de *gangrène sèche* et de *gangrène humide ;* seulement cette dernière forme est de beaucoup la plus fréquente.

Siége. — Elle affecte ordinairement les téguments de la verge, et plus spécialement le prépuce. Limitée le plus souvent à une portion restreinte de l'enveloppe cutanée, elle peut s'étendre cependant, et même envahir les aines. Beaucoup plus rarement on la voit, comme dans le cas de Richet, frapper les corps caverneux ; tout à fait exceptionnellement enfin elle affecte la totalité du pénis.

Étiologie et pathogénie. — C'est à peu près constamment une *affection locale* qui détermine la gangrène : — s'il n'est pas réduit à temps, le *paraphimosis* entraîne, par l'étranglement prolongé qu'il exerce, la mortification des tissus en avant de l'anneau constricteur. — C'est en vertu du même mécanisme que les *corps étrangers passés autour de la verge* aboutissent au même résultat. — Au lieu de s'exercer de dehors en dedans, la compression s'exerce-t-elle de dedans en dehors, les conséquences seront les mêmes : c'est ainsi qu'on a vu le sphacèle provoqué par des *corps étrangers arrêtés dans l'urèthre* : calculs ou objets divers introduits dans le canal. — Les *plaies* par instruments divers, les *plaies contuses*, la *balano-posthite*, la *phlébite*, le *pénitis*, peuvent aussi se terminer par gangrène.

Quant aux *affections générales* qu'on a incriminées, sans prétendre nier leur action, nous sommes persuadé que, si on allait au fond des choses, on acquerrait la conviction que c'est encore presque toujours par l'intermédiaire d'une lésion locale qu'elles amènent la gangrène de la verge : *balanite glycosurique* (irritation provoquée par le contact des urines chargées de sucre), et opération du *phimosis* chez le *diabétique* ; pustule du gland et du prépuce dans la *variole* confluente ; plaie du pénis dans l'*érysipèle* ; — quant à la *fièvre typhoïde*, Demarquay fait très-justement observer qu'il ne faudrait pas prendre pour une dothienentérie compliquée de sphacèle, l'état adynamique amené précisément par la gangrène du pénis.

Symptômes. — La peau pâlit et s'infiltre, la sensibilité diminue, la température locale s'abaisse. Souvent il arrive des phlyctènes de nombre et de volume variable, et remplies d'un liquide séreux et roussâtre. — A mesure que la gangrène s'établit, la température s'abaisse ; la sensibilité diminue, puis disparaît complétement ; la peau est noire, dure (dans la *gangrène sèche*), mais bien plus fréquemment molle (dans la *gangrène humide*) ; la partie sphacélée est circonscrite par un sillon sinueux rougeâtre et saignant facilement.

La fièvre s'établit, la respiration est anxieuse, le pouls petit, dépressible, précipité, la langue est sèche et fuligineuse, la peau chaude et sèche.

Dans les cas très-graves, il survient de l'œdème des membres inférieurs, ou de l'anasarque, de la diarrhée, du délire, le coma et la mort.

Durée. — L'évolution ordinaire comprend d'ordinaire quelques jours, mais elle peut durer plusieurs semaines.

Pronostic. — Il est variable, et subordonné à l'étendue, à la profondeur, au siége de la gangrène : ainsi la gravité diffère beaucoup suivant que le sphacèle intéresse les téguments ou les corps caverneux, suivant qu'il est borné au prépuce ou qu'il détruit le fourreau de la verge, suivant enfin qu'il reste localisé plus ou moins ou qu'il envahit le pénis et même les régions voisines.

Diagnostic. — Nous n'insisterons pas sur le diagnostic qui ne présente presque jamais de difficulté.

Traitement. — Les indications ont été très-bien posées par Demarquay : « Prévenir la gangrène quand elle n'est qu'imminente ; — en arrêter les progrès quand elle ne fait que commencer ; — l'extirper radicalement quand elle est confirmée : — tel est le cadre que le praticien doit remplir en pareil cas ».

On réduira donc le *paraphimosis* dans le plus bref délai ; on enlèvera le plus tôt possible les *corps étrangers*, passés autour de la verge ou engagés dans l'urèthre ; chez les *glycosuriques*, on surveillera soigneusement la *balano-posthite*, mais on se gardera d'opérer le *phimosis* ; — dans les cas de phlegmasies locales du pénis susceptibles d'entraîner la gangrène, on a conseillé (dans le but de prévenir le sphacèle en dégorgeant les tissus tuméfiés) des scarifications plus ou moins profondes. Cette pratique peut avoir du bon, mais elle n'est pas sans quelques dangers, car elle peut provoquer des hémorrhagies difficiles à arrêter. — Quant aux saignées générales, nous ne voyons pas quel service elles peuvent rendre, sans compter qu'elles mettront dans un état plus défavorable encore le malade, dont l'état général n'est pas le plus souvent fort bon.

La gangrène une fois établie, on a proposé tour à tour, pour enrayer sa marche, des applications de détersifs, d'astringants : l'acide citrique, la nitrate acide de mercure, la créosote camphrée, la cautérisation au fer rouge.

Pour ce qui est de l'ablation de la partie sphacélée, préconisée par quelques chirurgiens, on semble y avoir renoncé de nos jours : Bérard, Vidal, Bégin, S. Cooper, Demarquay, etc., s'accordent à la rejeter.

§ X. — ŒDÈME DU PÉNIS.

Définition. — On donne ce nom à l'infiltration du tissu cellulaire du pénis.

Siége. — Cet œdème peut être borné au prépuce, ou porter en même temps sur le corps de la verge. Il peut être limité au pénis, ou n'être qu'un élément d'une infiltration séreuse plus étendue.

Étiologie. — Cette affection peut être sous la dépendance d'une *cause locale* ou d'une *cause éloignée*. Dans le premier cas, c'est à peu près constamment la compression exercée par un corps étranger, ou bien un rétrécissement de l'uréthre, ou une lésion du col de la vessie, qui provoque et entretient l'infiltration. — Quand il s'agit d'un point de départ éloigné (maladie du cœur, du foie, des reins), l'œdème du pénis accompagne ces hydropisies.

Symptômes. — Le tissu cellulaire qui se trouve au-dessous de l'enveloppe cutanée de la verge et entre les deux feuillets du prépuce, se laisse distendre très-facilement par le fait même de sa structure. Aussi le pénis acquiert un volume qui peut même, dans certains cas, devenir très-considérable ; toutefois c'est le prépuce qui est le siége de la plus grande distension. L'orifice préputial est rétréci, il ne laisse parfois s'écouler l'urine que difficilement, et ce liquide irritant par son contact l'extrémité antérieure du prépuce, y produit des rougeurs, des excoriations et des inflammations.

Diagnostic. — L'œdème de la verge ne saurait être confondu avec aucune autre affection. Quant au diagnostic de la maladie génératrice, il se tire des commémoratifs, des symptômes concomitants, et particulièrement du siége et de l'étendue de l'infiltration. C'est ainsi qu'un œdème qui ne dépasse pas la verge, surtout s'il est limité au prépuce, ne peut avoir pour cause qu'un étranglement du pénis par un corps étranger, un

rétrécissement de l'urèthre ou une affection du col de la vessie.
— Si les bourses participent à l'infiltration, on examinera
soigneusement l'abdomen et les membres inférieurs, car alors
l'œdème des organes génitaux fait partie d'une hydropisie plus
étendue : d'une ascite, d'un œdème des membres inférieurs,
ou d'une anasarque. Il s'agit dans ces cas d'une maladie ayant
un point de départ éloigné : plus particulièrement le cœur,
le foie, les reins.

Pronostic. — Il est subordonné à la gravité de la maladie
génératrice : corps étranger étranglant le pénis, rétrécissement
de l'urèthre, affection du col vésical, maladie éloignée hydro-
pigène.

Traitement. — L'œdème du pénis n'exige pas en général
un autre traitement que celui de la maladie sous l'influence
de laquelle il a apparu et persiste. Dans certain cas cependant
la distension extrême des tissus peut indiquer leur débridement
par des mouchetures. Mais il faut être très-réservé dans cette
intervention chirurgicale qui peut provoquer des accidents
tels qu'une inflammation, un érysipèle, ou une gangrène.

CHAPITRE V

Tumeurs et ulcérations du Pénis

§ I. — KYSTES SÉBACÉS.

Ces tumeurs se rencontrent assez fréquemment. Elles sont
situées le plus souvent au prépuce, où elles occupent la
couche celluleuse lâche interposée entre le feuillet muqueux
et le feuillet cutané. Ces tumeurs sont constituées par un follicule sébacé distendu par son produit de sécrétion qui, au

lieu de s'écouler au dehors, est retenu dans l'intérieur du follicule. On sent sous la peau un corps sphéroïdal ordinairement petit, mais qu'on a vu dans certains cas acquérir le volume d'un œuf de pigeon ou même de poule. — Leur pronostic est absolument bénin. — Il suffit, après en avoir ouvert le goulot, de presser le kyste, pour le débarrasser de son contenu.

§ II. — LIPOMES.

Très-rare, cette tumeur occupe, quand elle existe, le fourreau de la verge. Elle ne présente aucune gravité. Pour la faire disparaître, il suffit de pratiquer à son niveau une incision, et d'en exprimer le contenu.

§ III. — NŒUDS ET GANGLIONS DES CORPS CAVERNEUX.

Nature et pathogénie. — On désigne sous ce nom des tumeurs de nature non complétement déterminée encore, et siégeant tantôt dans l'épaisseur de la gaîne fibreuse, tantôt dans l'épaisseur des corps caverneux eux-mêmes. Cruveilhier les attribuait à la transformation fibreuse du tissu érectile. Ricord y voit une phlébite plastique des corps caverneux, avec oblitération des aréoles. Comme on les rencontre plus particulièrement chez des gens d'un certain âge qui ont abusé du coït, Nélaton n'est pas éloigné de les considérer comme « consécutives souvent à un petit épanchement sanguin résultant de la rupture d'une des mailles du corps caverneux ; les tumeurs superficielles seraient consécutives à l'éraillement de la tunique fibreuse de la verge ». D'après A. Bérard elles auraient pour point de départ un petit épanchement de sang provoqué par de fortes érections ou par la « rupture de la corde » dans le cours d'une blennorrhagie. Il convient enfin d'ajouter que ces tumeurs peuvent être dans certains cas une manifestation de la syphilis (Ricord), ou de la goutte (Kirbey).

Symptômes. — Ces tumeurs peuvent se rencontrer sur l'une quelconque des faces du pénis ; elles siégent dans l'épaisseur même du tissu érectile, ou dans la gaîne d'enveloppe. Leur volume est très-variable, et il en est de même de leur nombre. Entre une mollesse très-prononcée et la dureté du cartilage, elles peuvent présenter tous les degrés de consistance ; cependant elles sont plus fréquemment molles que dures. Elles ne sont pas mobiles.

Ces *nœuds* ou *ganglions* sont généralement indolents ; toutefois, quand on les comprime pendant l'érection, on provoque dans certains cas de la douleur. La verge présente une incurvation dont la concavité est du côté de la tumeur, et cette déviation constitue presque toujours un obstacle au coït et à la fécondation : le coït n'est pas généralement empêché absolument, mais il est devenu difficile, et même quelquefois douloureux ; en outre le sperme, au lieu d'être projeté directement en avant sur le col utérin, ne s'écoule plus qu'en bavant.

Diagnostic. — Les *nœuds* ou *ganglions* des corps caverneux ne sauraient guère être confondus qu'avec des *kystes* ou des *lipomes*. Le siége de ces deux derniers ainsi que la mobilité dont ils jouissent permettra toujours de les distinguer.

Traitement. — Si les nodosités sont de nature syphilitique on donnera à l'intérieur le mercure ou l'iodure de potassium. Galligo a préconisé l'emploi du calomel uni à la ciguë concurremment avec les frictions mercurielles dans la région inguinale.

Des frictions mercurielles sur la tumeur en ont amené dans certains cas la résolution (Patissier, etc.). — Des badigeonnages de teinture d'iode concurremment avec des douches locales ont amené le même résultat (Scholtz).

On a proposé l'extirpation de la tumeur ; mais c'est une

opération dangereuse : une pareille tentative ne saurait se justifier que dans le cas de stérilité absolue.

§ IV. — OSSIFICATION DU PÉNIS.

Velpeau eut occasion de voir un individu chez lequel le
pubis envoyait un prolongement de 15 lignes dans le côté
gauche de la verge, et ne voulut d'ailleurs pratiquer aucune
opération. Ce chirurgien eut aussi l'occasion d'observer la
transformation osseuse partielle du pénis, et garda la même
réserve.

Dans un cas d'ossification de la cloison des corps caveneux,
Mac-Clellan crut devoir intervenir ; voici ce fait, bien connu
d'ailleurs : « Il s'agit d'un homme de cinquante-deux ans ; il
avait le pénis recourbé en haut, et le toucher y faisait reconnaître l'existence d'une espèce de corde dure et tendue. La
distorsion était telle que l'émission des urines ne pouvait s'effectuer sans beaucoup de difficulté et des douleurs excessives,
et le coït était devenu complétement impossible. Mac-Clellan
divisa d'abord cette corde dont il vient d'être question, et qui
présenta un aspect ligamenteux ; cette division suffit pour diminuer considérablement la courbure et rendre facile l'émission de l'urine. Mais quelques jours après le malade se re-
trouva dans le même état. Mac-Clellan découvrit alors que
la cloison des corps caverneux, entièrement ossifiée, présentait un os étroit qui régnait dans toute la longueur du pénis ;
ce dernier organe présentait en outre une extrême excitabilité,
et, au moindre attouchement, il entrait en érection, pendant
laquelle il était concave en haut. Une incision fut pratiquée
dans toute l'étendue de la verge, et la masse ossifiée fut dis-
séquée avec soin jusqu'à la partie postérieure de la portion
spongieuse de l'urèthre. La cloison avait acquis tant de dureté qu'elle retentissait sous l'instrument, dont elle émoussa
le tranchant. Pendant le cours de cette opération il se pro-

duisit une hémorrhagie intense qui fut promptement arrêtée avec de l'eau froide. Les bords de l'incision furent ensuite rapprochés et maintenus au moyen de deux sutures entre-coupées ; une compresse légère et un bandage maintinrent le tout en rapport. La courbure de l'organe se trouva par là dissipée ; il se manifesta même une légère inclinaison en sens opposé. » (*Nouveau journal des sciences médicales* 1828, et *Nouveaux éléments de médecine opératoire* (*Paris* 1839).

Demarquay a fait représenter dans son traité des maladies chirurgicales du pénis, un cas fort remarquable d'ossification de la verge ; la pièce anatomique se trouve au musée d'anatomie pathologique de Vienne. « Je n'ai pu, dit-il, m'en procurer l'observation. Tout ce que je sais, c'est que le sujet de ce cas était un individu de cinquante ans, et que l'os avait de 5 à 6 centimètres de long. »

§ V. — Productions cornées.

Nature. — Le gland et le prépuce peuvent être le siége de productions cornées ; ici comme ailleurs, ces néoplasies paraissent tenir à une déviation de l'épiderme.

Anatomie pathologique et symptômes. — La corne présente à sa base une cavité qui reçoit une papille. Celle-ci est constituée par l'agglomération de papilles secondaires, dont chacune donne naissance à une production cornée filiforme : l'ensemble de ces productions filiformes constitue la corne. — Elles sont le plus souvent uniques ; mais elles peuvent présenter les plus grandes variétés dans leur nombre, comme d'ailleurs dans leur grandeur et dans leur forme : constituant des lamelles, des ergots, des cornes. — Elles ne sont pas le siége d'une douleur spontanée, mais elles rendent le coït difficultueux et même douloureux non-seulement pour l'homme, mais encore pour la femme.

Etiologie. — Presque toujours on constate comme point de départ une irritation préalable. — Le cancer du pénis est parfois le siége de productions cornées ; en revanche, celles-ci peuvent dégénérer en cancer.

Pronostic. — Il n'est pas grave à proprement parler ; cependant il faut se rappeler que ces productions constituent un obstacle au coït qu'elles rendent douloureux, difficile, ou même impossible. — Ajoutons que l'ablation ne met pas à l'abri de la récidive, et que si, pour prévenir plus sûrement celle-ci, on veut enlever avec la corne sa base d'implantation, on s'expose à une hémorrhagie qui ne laisse pas que de donner parfois de l'inquiétude au chirurgien. — Enfin elles peuvent dégénérer en cancer, circonstance qui vient assombrir le pro - nostic.

Traitement. — Il n'y a qu'un traitement à diriger contre cette affection, c'est l'excision de la corne seule ou de la corne avec la portion de derme qui lui sert de base d'implantation. Ce dernier procédé expose à des hémorrhagies qui peuvent devenir dangereuses.

§ VI. — VÉGÉTATIONS.

Définition. — Ce sont des excroissances simples ou ramifiées, sessiles ou pédiculées, de nombre et de volume variables, se développant sous l'influence d'une irritation quelconque, et parfaitement indépendantes de la syphilis.

Nature et pathogénie. — Tout en ne les considérant pas comme des accidents syphilitiques proprement dits, Bazin ne croit pas que les végétations puissent se développer sans l'irritation déterminée par un liquide spécifique. Cette opinion, beaucoup trop exclusive, est aujourd'hui rejetée : sans doute le pus syphilitique, qu'il émane d'un chancre ou d'une plaque muqueuse, détermine une irritation éminemment apte à provoquer l'apparition de végétations ; mais il s'en faut qu'il possède seul ce privilége. Le chancre simple, la blennorrhagie, l'eczéma, l'herpès, la malpropreté seule peuvent amener le même résultat. — On comprend donc pourquoi les végétations ne sont pas contagieuses, comme l'avaient cru quelques médecins : sous l'influence d'idées théoriques erronées ceux-ci avaient vu une relation de cause à effet là où il n'y avait qu'une simple coïncidence fortuite.

Formes, synonymie. — Les végétations présentent les formes les plus variables : elles peuvent être rondes ou pointues, plus ou moins allongées, sessiles ou pédiculées, isolées ou agglomérées, d'où les noms qu'on leur a tour-à-tour donnés, de : *fics, poireaux, verrues, framboises, mûres, choux-fleurs, crêtes de coq*.

Volume. — Leur volume, qui est très-variable, est ordinairement petit : celui d'un grain de mil, d'un pois le plus ordinairement ; d'autres fois celui d'une petite noix, ou même plus : on en a vu remplir la cavité balano-préputiale distendue.

Nombre. — Il n'est guère plus constant que leur volume : la végétation peut être unique ; on en compte d'autres fois deux, quatre, dix, ou même un chiffre plus élevé.

Siége. — On les trouve tantôt sur la muqueuse du gland, tantôt sur celle du prépuce, ou sur les deux en même temps ; elles occupent souvent la rainure balano-préputiale ; enfin il n'est pas rare de les voir prendre leur implantation sur des cicatrices de chancres ou sur des plaques muqueuses.

Anatomie pathologique. — Les végétations ont pour point de départ les papilles du derme, et elles sont constituées essentiellement par une hypertrophie de la couche épidermique dont les papilles sont recouvertes. De chacune de celles-ci émane une petite tige conique, plus ou moins allongée, indépendante de la tige voisine à laquelle elle est accolée, mais dont elle peut être facilement écartée. C'est l'ensemble de ces productions qui forme la végétation. Chacun de ces cônes est formé par un amas de cellules épithéliales aplaties et allongées à la périphérie, plus arrondies et granuleuses vers l'axe. — Les végétations contiennent des petits vaisseaux de nouvelle formation :

artérioles et veinules qui donnent du sang au moment de l'excision. — Elles sont sèches généralement ; quand elles ont acquis un certain volume, elles sont humides ou peuvent devenir le siége d'une suppuration plus ou moins abondante.

Diagnostic. — Il est ordinairement très-facile de reconnaître une végétation ; mais dans le cas de phimosis il peut être difficile de déterminer si l'induration que l'on perçoit à travers le prépuce est liée à la présence d'un chancre, ou s'il s'agit simplement d'une végétation. On pourra toutefois le plus souvent prévenir facilement toute erreur grâce à un examen attentif, et notamment en promenant un stylet entre le gland et le prépuce. — Dans les cas de végétations volumineuses et suppurantes, remplissant toute la cavité balano-préputiale, et la distendant, on a pu croire à l'existence d'un épithélioma, d'autant que dans quelques cas il y a eu même, par le fait de la maladie arrivée à ce degré, une atteinte portée à la santé générale. On ne saurait, dans un cas pareil, apporter trop d'attention : l'erreur serait ici d'autant plus regrettable qu'elle entraînerait la perte d'un organe important.

Pronostic. — Il est peu grave, d'autant moins grave qu'une opération insignifiante d'ordinaire débarrasse le malade. Ajoutons, ainsi que nous l'avons dit plus haut, que la maladie n'est nullement contagieuse.

Traitement. — Les végétations doivent être enlevées : soit par la *ligature*, soit par *l'excision* à l'aide de ciseaux courbes, ce qui est bien préférable. L'hémorrhagie, ordinairement peu prononcée, sera presque toujours vaincue par des lotions froides et un pansement avec de la charpie et de l'alun calciné. Au besoin on cautériserait la surface de section avec le nitrate d'argent ou l'acide nitrique.

Si le malade était pusillamine on pourrait faire se dessécher et tomber les végétations en appliquant dessus une poudre composée de sabine et d'alun : parties égales. — La solution de tartre émétique a donné encore de bons résultats. — On emploie quelquefois aussi la cautérisation au nitrate acide de

mercure ; mais ce procédé a l'inconvénient d'être très douloureux.

Il vaudrait mieux recourir à l'acide chromique ; mais il ne
faut pas oublier que l'absorption de cette substance en trop
grande quantité peut amener des accidents graves : dans les
cas, par conséquent, où les végétations seraient volumineuses
ou nombreuses, on devrait procéder en plusieurs temps.

Dans le cas de phimosis, il est à peine besoin d'ajouter
qu'on devra préalablement opérer ce vice de conformation,
quelle que soit d'ailleurs la méthode, quel que soit le procédé
adopté pour détruire les végétations.

§ VII. — PLAQUES SYPHILITIQUES.

Synonymie. — Plaque muqueuse, plaque cutanée, tubercule
plat, pustule plate, tubercule muqueux, pustule muqueuse,
papule muqueuse, pustule humide, syphilide pustuleuse
humide, érosion papuleuse superficielle, érosion chancriforme,
érosion chancreuse, pseudo-chancre induré.

Définition et nature. — C'est une manifestation de la syphilis pouvant affecter indifféremment la peau ou les muqueuses,
dont elle peut occuper les régions les plus diverses ; — elle
est constituée par « une élevûre du tégument, dont les bords
sont nettement circonscrits, et dont le centre est en général
déprimé » (Bazin) ; — c'est une affection secondaire de cette
diathèse ; — elle est distincte du chancre, distincte aussi des
syphilides ; — elle est éminemment contagieuse.

La plaque syphilitique est un accident secondaire ; or on a
dit cependant que l'accident primitif, au lieu d'être constitué
par le chancre induré, pouvait l'être dans certains cas par une
plaque syphilitique, ou même par un chancre mou, une blennorrhagie, un bubon d'emblée. On peut considérer comme
universellement rejetée aujourd'hui l'existence du *bubon
d'emblée*, en d'autres termes du bubon comme *première*

manifestation de la syphilis, indépendamment d'une érosion qu'il accompagnerait. Quant à la blennorrhagie, nous la considérons comme n'étant dans aucun cas syphilitique : toutes les fois qu'une chaude-pisse a été suivie d'accidents constitutionnels, il existait un chancre uréthral ou un accident primitif resté inaperçu. Enfin nous distinguons soigneusement du chancre syphilitique, le chancre simple, qui reste toujours un accident local.

Quant à la plaque muqueuse, son cas n'est plus le même : dans l'évolution normale et complète de la maladie, l'accident initial est le chancre induré avec son cortège ganglionnaire ; après lui seulement se déroulent la période secondaire (plaques syphilitiques, syphilides, etc.), la période tertiaire, et la période quaternaire. Seulement, comme d'autres maladies, la syphilis peut présenter des formes *frustes* : elle peut, esquivant la première période, débuter d'emblée par la seconde, au même titre que nous la voyons s'arrêter avant la quatrième, ou même la troisième ; au même titre que nous voyons faire défaut tel ou tel accident local. Ce n'est point là le mode ordinaire de début sans doute ; mais le fait se produit, croyons-nous, d'accord en cela d'ailleurs avec des cliniciens autorisés parmi lesquels il nous suffira de citer Bazin.

Quant à la transformation *in situ* du chancre induré, c'est une autre question qui, pour plusieurs raisons, ne présente plus la même importance aujourd'hui, surtout depuis que les médecins s'accordent à reconnaître les propriétés essentiellement contagieuses des plaques syphilitiques. Il ne s'agit plus ici que d'un siège et d'un mode de début particuliers de la plaque muqueuse, et celle-ci, naturellement, présente alors des caractères propres qu'elle doit aux conditions spéciales dans lesquelles s'est effectuée son apparition ; mais voilà tout. Nous n'en avons pas moins ici un mode régulier de début : le chancre induré ; et cela est si vrai que c'est vers son déclin seulement que s'effectue sa transformation en plaque muqueuse.

Histologie Pathologique. — « Les plaques syphilitiques

sont des productions du derme plutôt que de l'épiderme. Effectivement, sur des coupes de ces lésions pratiquées après durcissement dans l'acide chromique et examinées au microscope, on observe que l'épiderme est conservé, que les papilles ont subi une légère augmentation de volume et que la tuméfaction est due surtout à une production abondante de cellules et de noyaux arrondis embryonnaires, groupés en îlots dans le chorion. Les vaisseaux présentent un épaississement de leurs parois, et souvent leur tunique externe se confond avec le tissu de nouvelle formation. Les glandes sébacées restent normales ; au contraire les canaux des glandes sudoripares peuvent être distendus par des cellules épithéliales au point de présenter sur une coupe des cavités disposées au hasard et remplies de cellules granuleuses. Les gaînes des poils sont ou normales ou encombrées de cellules épithéliales, dans lequel cas les poils n'existent plus. Dans le principe la plaque syphilitique est sèche, mais peu à peu les papilles se remplissent de jeunes cellules, il se fait une transsudation séreuse, l'épiderme se détache, il en résulte une surface dénudée qui fournit une véritable suppuration, et dont, plus tard, le tissu tombe en déliquium. La résorption dès lors peut avoir lieu, et la plaque syphilitique disparaît rapidement ; mais quelquefois aussi cette plaque s'ulcère, et une cicatrice lui succède. » (Lancereaux.)

Symptômes. — Les plaques syphilitiques, avons-nous dit, peuvent affecter indifféremment la peau ou les muqueuses, et peuvent occuper divers points du corps. Pour ce qui est des organes génitaux, elles sont relativement peu fréquentes au gland et au prépuce, on les rencontre deux fois plus souvent sur le scrotum ; elles peuvent enfin siéger au pli scroto-crural.

Une statistique de Bassereau sur cent trente sujets du sexe masculin donne la distribution de l'affection qui nous occupe, sur les différents points du corps chez l'homme :

Plaques muqueuses siégeant à l'anus...................... 110 fois.
   —   ·   sur les amygdales............... 100
   —   sur le scrotum................. 66
   —   à la bouche, sur les lèvres.... 55
   —   sur le gland et la face interne du
                prépuce..................... 28
   —   sur les piliers du voile du palais,
                la langue et la face interne des
                joues...................... 73
   —   dans les espaces interdigitaux des
                pieds...................... 11
   —   au pli scroto-crural.......... 5
   —   à l'orifice des narines........ 2
   —   sur la paroi postérieure du pha-
                rynx 2
   —   à l'insertion d'un ongle au pied. 2
   —   au méat urinaire, sous l'aisselle,
                sur la gencive, à la face in-
                terne des cuisses........... 4

Chez la femme, en revanche, elles sont très-fréquentes à la vulve.

Il peut n'exister qu'une plaque muqueuse, mais le cas est loin d'être fréquent : d'ordinaire on en observe plusieurs, et souvent dans diverses régions concurremment. Elles peuvent être séparées par un intervalle de tissu sain, ou se présenter au contraire sous un aspect confluent.

Leur grandeur est très-variable, mais le plus souvent elles présentent l'étendue d'une pièce de vingt ou de cinquante centimes.

Leur forme est arrondie : présentant l'aspect d'un cercle ou d'un ovale complet ou incomplet. Leurs bords sont ordinairement élevés au-dessus des tissus sains tandis que leur surface au contraire est excavée. Elles ne s'élèvent pas, d'autres fois, au-dessus des tissus environnants. Leur surface, lisse le plus souvent, peut devenir granuleuse.

Elles sont ordinairement sèches à la peau, et humides au contraire sur les muqueuses, particulièrement quand ces dernières sont exposées aux frottements et surtout abandonnées à la malpropreté, quand elles sont le siège d'une irritation ou d'une phlegmasie. Le mucus qu'elles suintent alors acquiert une odeur *sui generis* repoussante et une extrême âcreté.

Elles se recouvrent parfois, notamment à la bouche, d'une pellicule blanche qui leur donne un aspect opalin.

Elles présentent une couleur rosée, quelquefois rouge, ou même violacée, mais jamais la teinte cuivrée caractéristique des autres syphilides.

Leur consistance est molle.

Elles sont à peu près insensibles ; mais quand il se développe à leur surface une irritation ou une inflammation, elles peuvent devenir extrêmement douloureuses.

Elles peuvent apparaître sur un endroit sain, ou sur un chancre à sa période de déclin (transformation *in situ* du chancre en plaque muqueuse : Ricord, Deville et Davasse).

Évolution. — Sur l'endroit où va se développer une plaque muqueuse se montre d'abord un point rougeâtre qui trahit la congestion locale du derme ; il se produit une exsudation légère qui décole l'épiderme ; si l'on enlève celui-ci, le derme apparaît rouge et saignant. La plaque syphilitique est constituée ; son aspect se modifiera suivant qu'elle est cutanée ou muqueuse, suivant son siége sur tel ou tel point du corps, suivant les irritations auxquelles elle sera exposée, suivant les mesures de propreté et le traitement dirigés contre elle.

Marche, durée, terminaison. — La marche de cette affection est chronique ; elle peut devenir très-longue s'il n'est pas institué un traitement approprié : à la fois local en général. Le plus souvent cependant elle cède assez promptement au traitement accompagné de mesures de propreté. Les plaques syphilitiques ne donnent pas lieu ordinairement à des cicatrices ; mais elles laissent parfois des maculatures, et même dans certains cas des cicatrices plissées. Elles sont sujettes à des récidives pendant un temps variable : plusieurs mois ou même deux ou trois ans dans quelques cas.

Étiologie. — Quel que soit son siége, la plaque muqueuse reconnait une cause unique : la syphilis. Des conditions particulières cependant peuvent en favoriser la production et la durée, comme elles peuvent en modifier l'aspect : notamment leur siége dans des régions sujettes à des frottements, des irritations, des inflammations, la malpropreté.

Diagnostic. — La plaque syphilitique peut être confondue avec un chancre syphilitique, un chancre simple, un herpès præputialis, une syphilide, un eczéma, une fissure simple, une hémorrhoïde, une angine, un aphthe,

1° *Chancre syphilitique.* — Le chancre infectant est taillé à l'évidoir, tandis que la plaque syphilitique a ses bords relevés et sa surface déprimée; elle est saillante. — Le chancre syphilitique présente une induration spéciale, tandis que la plaque repose sur une base molle ; cette base peut devenir le siége d'un endurcissement inflammatoire, mais jamais de l'induration chondroïde caractéristique. — Enfin l'adénopathie *satellite* du chancre n'accompagne pas la plaque muqueuse.

2° *Chancre simple.* — La confusion est ici plus facile : multiplicité habituelle, coloration, absence d'induration à la base, etc., toutes conditions pouvant rendre à un moment donné le diagnostic très-difficile. Un examen attentif, toutefois, pourra prévenir l'erreur : on aura égard à la présence simultanée d'érosions semblables sur d'autres points du corps, les plaques muqueuses apparaissant bien souvent sur plusieurs régions à la fois ; au lieu d'être taillées à pic comme le chancre mou, elles font une saillie ; enfin le pus qui s'exhale de la surface du chancre mou, inoculé au sujet lui-même reproduit un chancre mou.

3° *Herpès præputialis et balano-posthite.* — Dans l'herpès on constate une tache rouge, sur laquelle naissent des vésicules ; à celles-ci, sur l'ulcération herpétique, succèdent des croûtes ; enfin ces ulcères sont disposés en groupes. — La plaque muqueuse au contraire ne représente pas un groupement d'ulcérations ; elle n'offre ni vésicules ni croûtes ; elle est constituée par une ulcération à bords relevés, et à dépression centrale.

4° *Syphilides*. — La syphilide *papuleuse* présente, au lieu de la teinte rosée ou rouge de la plaque syphilitique, une teinte cuivrée ; elle est entourée d'un bourrelet épidermique ; elle est moins résistante au toucher, et paraît intéresser moins profondément le tégument. — La syphilide *vésiculeuse* ne présente ni le bourrelet circonférentiel ni la dépression centrale de la plaque muqueuse. — Enfin le *tubercule syphilitique* se reconnait à sa teinte cuivrée et à sa dureté ; de plus il ne présente jamais l'humidité de la plaque muqueuse.

5° *Eczéma*. — On distinguera l'eczéma à sa surface uniforme, sans saillie, suintante et recouverte de croûtes ou de squames.

6° *Fissure simple*. — On pourrait prendre pour une fissure simple, une forme particulière de plaque muqueuse anale, qu'on appelle *rhagade*, et qui se distingue par ses bords arrondis et soulevés.

7° *Hémorrhoïdes*. — L'aspect, surtout la forme pédiculée, l'écoulement sanguin, les commémoratifs, permettront toujours de ne pas prendre une hémorrhoïde pour une plaque muqueuse.

8° *Angines*. — On a pris pour des plaques muqueuses des angines herpétiques, diphtéritiques et mercurielles. Dans les deux premières il y a un état aigu accompagné de fièvre, et il y a un exsudat différent du produit de sécrétion des plaques muqueuses. — L'angine mercurielle s'accompagne de stomatite: d'un état des gencives qui ne saurait tromper un observateur exercé ; sans compter qu'en interrogeant le malade on apprend qu'il suit un traitement mercuriel, ou qu'il exerce une profession l'exposant à l'intoxication hydrargirique.

9° *Aphthes*. — Une observation superficielle pourrait seule ici expliquer une confusion : les caractères objectifs, la durée, les accidents concomitants, les commémoratifs, tout concourt à éclairer le diagnostic.

10° *Diagnostic de la plaque muqueuse résultant de la trans-*

formation in situ *d'un chancre induré*. — On a cité bien des traits distinctifs : mais ils sont trop inconstants ou trop peu précis pour que nous y insistions. Nous nous contenterons de signaler l'induration spéciale que la plaque muqueuse, dans ce cas, présente à sa base, ainsi que l'adénopathie correspondante.

Pronostic. — Par elles-mêmes les plaques muqueuses ne constituent pas un accident bien inquiétant ; mais elles tirent une sérieuse gravité de ce fait qu'elles sont une irrécusable signature de la syphilis.

Le malade ne doit jamais oublier non plus qu'elles sont éminemment contagieuses.

Enfin on a tiré des plaques muqueuses des éléments de pronostic au point de vue de la marche ultérieure de la diathèse dont elles sont la manifestation : apparaissant après un accident initial bénin, les plaques muqueuses, surtout confluentes, permettraient d'annoncer une syphilis bénigne, exempte d'accidents ultérieurs graves. « Suivant Bassereau dont je partage absolument la manière de voir, la papule humide est presque une garantie contre des accidents syphilitiques ultérieurs de nature grave. Si elle a été précédée d'un chancre bénin, et si elle est la seule éruption existante, elle indique une faible disposition de l'économie à la production des accidents syphilitiques, puisque l'éruption ne se manifeste que sur les points de la peau les plus prédisposés. » (Lancereaux.) Nous tenons pour vraie cette opinion, mais nous croyons qu'en pratique il est bon de toujours réserver le pronostic.

Traitement. — Il doit être à la fois général et local. Nous ne dirons rien ici du traitement général, nous réservant d'en parler à propos du chancre syphilitique.

Quant au traitement local, le médecin recommandera avant tout la propreté la plus méticuleuse. On fera des lotions avec de l'eau blanche, ou avec du sublimé, des lotions chlorurées ; on conseillera des applications de poudre de tannin, de calomel, etc. ; on pratiquera des cautérisations légères avec le crayon de nitrate d'argent. A. Després conseille la cautérisation avec une solution saturée de chlorure de zinc, ou bien l'application *loco dolenti* pendant une heure, d'un linge imbibé d'une solution de ce même sel au cinquième ou au dixième.

Nous allons donner en outre ci-dessous quelques-unes des formules dont l'indication surgit le plus souvent :

1° Chlorure d'oxyde de sodium, 1 partie. — Eau, 4 parties. — Laver deux fois ou trois fois par jour les plaques avec cette solution. Saupoudrer ensuite la région avec :

2° Poudre de calomel, 1 gr. — Sucre, 2 gr. Isoler les surfaces.

3° Onctions avec la pommade suivante : — Calomel à la vapeur, 50 centigr. — Axonge, 15 gr.

4° Précipité blanc, 50 centigr. — Cérat opiacé, 12 gr.

5° Tartrate ferrico-potassique, 100 gr. — Eau, 500 gr. Imbiber de cette solution de la charpie, avec laquelle on pansera deux fois par jour les ulcérations.

6° On pourra encore cautériser les plaques muqueuses des organes génitaux avec une solution de perchlorure de fer au 30ᵉ : une fois par jour.

7° A l'hôpital du Midi on a longtemps préconisé la lotion suivante qui trouve fréquemment aussi son indication : Sublimé, 20 centigr. — Eau distillée, 500 gr. — Alcool, 15 gr.

8° Pour les plaques muqueuses de la cavité buccale, outre les cautérisations au crayon de nitrate d'argent, on recommandera l'usage des pastilles suivantes préconisées par Créquy : —. Chlorate de potasse, 4 gr. — Protoiodure d'hydrargyre, 1 gr. — Essence de menthe, q. s. — Diviser en 20 pastilles. Une ou deux pastilles par jour.

§ VIII. — CHANCRES SYPHILITIQUES.

Synonymie. — Chancre infectant, chancre spécifique, chancre induré.

Définition. — On désigne ainsi l'accident initial de la syphilis.

Considérations préliminaires. — La syphilis est une maladie spécifique ; — elle est chronique : constitutionnelle ou diathésique, suivant le sens qu'on attache à ces mots ; — elle peut être acquise ou héréditaire ; — ses manifestations, dont certaines sont contagieuses, se déroulent dans un ordre assez régulier pour qu'on puisse assigner à son évolution un stade d'incubation et quatre périodes successives.

Incubation. — Du moment que la contamination a eu lieu, du moment que s'est effectuée l'absorption par l'économie du virus syphilitique, la maladie est contractée, elle existe dès lors chez l'individu contaminé. Entre ce moment et celui où s'effectue la première manifestation de la diathèse, il s'écoule un espace de temps pendant lequel l'état du syphilitique ne paraît différer en rien de l'état de santé : c'est le stade d'*incubation*. Celui-ci présente une durée variable. On a dit que cette durée n'était pas la même pour la syphilis contractée et pour la syphilis inoculée expérimentalement. Mais nous croyons avec Rollet que ces prétendues différences disparaissent devant une critique sévère, une interprétation rigoureuse des faits : en tenant compte des causes d'erreur si faciles à se produire dans l'observation clinique, — qu'elle soit inoculée expérimentalement ou contractée accidentellement, la syphilis présente dans son incubation une durée égale, et qui est en moyenne de 25 à 27 jours. — On a dit encore que cette durée variait suivant la nature de l'accident contagionnant ; ainsi Diday a avancé qu'elle était plus courte dans le cas de contagion par l'accident primitif que dans le cas de contagion par l'accident secondaire. Diday ajoute même que la syphilis est moins grave dans le second cas que dans le premier. Si cela était avéré, on pourrait, ainsi que le fait observer Lancèreaux, tirer un précieux élément de pronostic de la durée même de l'incubation : la gravité des accidents ultérieurs de la syphilis serait en raison inverse de la durée de l'incubation.C'est là certes une question dont l'importance ne saurait échapper à personne ; mais elle n'est point jugée encore ; et, jusqu'à nouvel ordre, toute conclusion à ce sujet serait prématurée.

1re *période : période de l'accident primitif.* — Au bout d'un temps qui peut varier dans les limites que nous venons de dire, il se produit au niveau du point où a été la porte d'entrée du virus, une lésion : c'est le chancre, l'accident initial, première manifestation de la maladie, et dont la durée varie entre trois ou quatre septénaires et un ou plusieurs mois.

2e *période : période des accidents secondaires.* — Après le chancre, ou même avant sa disparition, surviennent les accidents secondaires. Leur apparition aurait lieu 67 jours après le début du chancre (Leudet), ou 40 à 50 jours après cette même époque (Mac-Carthy) ; dans certains cas en revanche on les a vus ne se produire qu'au bout de plusieurs mois.

Cette période débute par des prodromes qui nous ont paru personnellement moins constants et moins prononcés chez l'homme que chez la femme : fièvre, céphalée, courbature, affaiblissement, pâleur, ictère.

Puis surviennent les accidents de la syphilis secondaire confirmée, dont les formes et les localisations sont éminemment variables, mais restent encore superficielles. Ce sont :

1° Des affections de la peau (roséole, syphilide papulo-tuberculeuse, syphilide pustuleuse, syphilide vésiculeuse, syphilide squameuse, syphilide maculeuse, auxquelles il faut joindre l'alopécie secondaire et l'onyxis secondaire).

2° Des affections des muqueuses. (Plaques muqueuses, syphilides érythémateuses, et syphilides ulcéreuses superficielles.)

3° Enfin des affections portant sur les organes génito-urinaires, le foie, les glandes lymphatiques, le système musculaire ou fibreux, le système nerveux, auxquelles il convient de joindre les manifestations sur les yeux : iritis, choroïdite, rétinite syphilitique.

3e période : période des accidents tertiaires. — Elle débute d'ordinaire au plus tôt six mois après l'apparition du chancre; souvent cependant la marche des accidents se précipite ; mais il est exceptionnel de voir surgir un accident tertiaire pendant que subsistent encore les manifestations secondaires. Nous ne ferons que citer les principales affections tertiaires : — 1° Affections des os (périostites, périostoses, exostoses éburnées, hypérostoses, caries, mais surtout nécroses, particulièrement des os de la face). — 2° Affections du tissu cellulaire. Gommes profondes. — 3° Affections des ganglions lymphatiques. Adénites. — 4° Affections du système musculaire. — 5° Affections du système fibreux, des tendons et des aponévroses. — 6° Enfin à l'exemple de Lancereaux, nous rapporterons à cette troisième période les affections profondes de l'appareil tégumentaire, telles que le rupia, l'echthyma profond, etc., que la plupart des auteurs rattachent à la deuxième période : « la coexistence de ces affections avec les lésions osseuses ou viscérales, est, en effet, trop fréquente pour qu'il soit possible de séparer leur étude de celle de ces dernières, et de les placer, ainsi qu'on le fait ordinairement, dans le cadre des manifestations secondaires. L'époque habituelle de leur apparition, ainsi que leur modalité anatomique, indiquent du reste suffisamment qu'elles ont ici leur véritable place. » (Lancereaux.)

4° période : période des accidents quaternaires, syphilis viscérale. — Avant l'apparition de cette période, Bazin reconnaît une *époque de transition* dans laquelle il place les gommes de la langue, les gommes du testicule et la phthisie laryngée.

Il étudie particulièrement sous le nom de syphilis viscérale : les encéphalopathies syphilitiques, la phthisie syphilitique, et la syphilis abdominale.

A. — « L'encéphale mérite d'occuper le premier rang parmi les manifestations viscérales de la syphilis », dit l'auteur que nous venons de nommer. C'est là une chose que ne doit jamais oublier un médecin consciencieux. En pareil cas, on le comprend, le diagnostic change complétement et le traitement et le pronostic, aussi bien au point de vue du malade même qu'au point de vue de ces questions d'hérédité si graves, si complexes, et si légèrement tranchées dans la plupart des cas. L'encéphalopathie syphilitique revêt des formes cliniques qu'avec Bazin nous ramènerons à cinq.

1° Paraplégie syphilitique, — 2° Hémiplégie, — 3° Paralysie générale, — 4° Epilepsie syphilitique, — 5° Folie syphilitique.

B. — Phthisie syphilitique et Pneumonie syphilitique.

C. — La syphilis abdominale comprend les affections syphilitiques quaternaires du foie, de la rate, des reins, de la muqueuse digestive.

Ces périodes successives se déroulent dans l'ordre général que nous venons de voir, et mettent à effectuer leur évolution le temps plus ou moins variable d'ailleurs que nous avons indiqué. Tantôt la période suivante ne commence son évolution qu'un temps plus ou moins long après que la période précédente a épuisé son cours ; tantôt elle lui succède immédiatement. Dans certains cas même la marche de la maladie se précipite, et l'on voit apparaître déjà des accidents tertiaires par exemple, tandis qu'on peut encore constater l'existence d'accidents secondaires : de vraies *périodes subintrantes,* si je puis ainsi parler.

La syphilis peut aller jusqu'au bout de son évolution, comme on peut voir aussi des cas dans lesquels après les accidents tertiaires ou secondaires il ne se produit plus de manifestations. Dans ces cas, le cours de la maladie est-il arrêté définitivement, et le malade est-il guéri ? ou bien n'est-ce qu'une halte, et la maladie persistant toujours à l'état latent, le malade ne reste-t-il pas encore sous la menace d'accidents qui peuvent survenir d'un moment à l'autre ? Quel moyen de distinguer une syphilis guérie d'une syphilis latente ? Disons tout de suite qu'il n'y a aucun moyen assuré de trancher cette question pourtant si importante et nous pouvons malheureusement dire encore avec Hufeland : « C'est un des malheurs attachés à la vérole, qu'il n'y a pas même de signes annonçant qu'on a été débarrassé d'elle. »

Symptômes du chancre syphilitique. — Les caractères du chancre syphilitique varient suivant la période de son évolution, suivant sa forme, suivant les complications qui peuvent survenir ; mais ces caractères ne sont pas en revanche modifiés par l'origine de la syphilis : ils sont les mêmes, que celle-ci ait été naturellement contractée, ou qu'elle ait été inoculée expérimentalement.

Le premier phénomène que l'on observe est une *tache rouge*, érythémateuse, au niveau de laquelle se forme bientôt une élevure *papulo-tuberculeuse*. En même temps, et même parfois comme premier phénomène apparaît l'*induration*, dont Babington avait très-légitimement affirmé la précocité. Cette période de début est rarement observée dans la pratique ; car, outre qu'elle ne dure pas plus de cinq jours, elle n'est guère faite pour attirer l'attention des malades ; et l'on sait de plus que ceux-ci, même quand ils l'ont constatée, ne se résolvent guère instantanément à consulter un médecin.

La papule ne tarde pas à se couvrir de squames, puis elle s'excorie et se présente sous l'aspect d'une *ulcération*.

Cette ulcération est presque toujours *unique ;* mais il ne faut pas oublier qu'il y a des chancres syphilitiques *multiples*, et même, quoique bien plus rarement, des chancres *successifs*.

L'ulcération présente toujours une *configuration* arrondie : l'aspect d'un cercle ou d'une ellipse. Sans parler de diverses complications qui peuvent lui faire perdre plus ou moins sa physionomie, cet aspect de la lésion, tout en existant réellement, peut être masqué par certaines conditions de nombre, de topographie, de structure des tissus, etc. Ainsi, deux ou trois chancres voisins peuvent se réunir et ne former qu'une ulcération unique : il n'en est pas moins possible, dans la plupart des cas, de déterminer assez nettement les deux ou les

trois segments de cercle. — De même pour les chancres qui
siégent dans le sillon balano-préputial chez l'homme, dans le
sillon qui sépare l'une des petites lèvres de la grande lèvre
correspondante, chez la femme, dans un repli de la muqueuse
anale : écartez l'un de l'autre les deux replis muqueux, vous
constatez un état de la muqueuse qui pourrait faire croire,
au premier abord, à l'existence de deux ulcérations semblables
accolées l'une à l'autre ; mais un déplissement plus complet,
un examen plus attentif font reconnaitre une ulcération unique
arrondie, dont la surface est appliquée à elle-même.

Les *dimensions* sont le plus souvent celles d'une pièce de
cinquante centimes ou d'une pièce de un franc ; mais il n'est
pas rare de voir des chancres présentant une surface beaucoup
plus restreinte, ou surtout au contraire un champ plus vaste.

Tout ce qu'on a dit de la prétendue *profondeur* du chancre
syphilitique est absolument faux, et s'applique précisément au
chancre simple : celui qui nous occupe présente plutôt, ainsi
que Bassereau l'a très-bien fait voir, les caractères d'une
érosion superficielle que ceux d'une ulcération profonde.

Nous en dirons autant de ce qui a été avancé au sujet de sa
forme, de ses bords, de sa surface. C'est le chancre simple,
dont les bords sont taillés à pic et décollés ; le chancre spécifique ne présente jamais ces caractères, comme l'a très-bien
dit Ricord. Ils sont au contraire disposés en une pente douce
graduellement ménagée : ce qui a fait dire de l'ulcération
qu'elle était *taillée comme à l'évidoir*, disposée *en godet* profond au centre, superficiel à son pourtour. Au delà de la
ligne circonférentielle qui limite l'ulcération, le tégument est
intact dans son épiderme ; mais il est le siége d'un état éry-
thémateux qui constitue au chancre une auréole rouge.

La *coloration* véritable du chancre est très-souvent masquée
par son produit de secrétion, qui se concrète à sa surface.
Cette coloration le plus souvent est rougeàtre, irisée ; le fond
de l'ulcération est lisse, irisé, parfois grisàtre ou lardacé ; le
pourtour est généralement d'une teinte plus claire et en même

temps plus uniforme, tandis que le centre est plus foncé et présente un piqueté brunâtre, d'où le nom d'*œil-de-perdrix* qu'on a quelquefois donné à cette lésion. Cette teinte rouge qui forme la dominante offre une nuance particulière qui a été très-bien vue par un grand nombre d'observateurs, et que chacun a cherché à rendre par une expression ou par une comparaison dont plusieurs ne laissent pas que d'être fort heureuses : c'est ainsi qu'on l'a comparée à la teinte du cuivre (Swediaur), de la chair de jambon (Fallope), à la teinte livide, sombre, du tan (Carmichaël) : elle a été qualifiée de livide, foncée (Ruyter), fauve, couleur de faon (H. Lee). Elle peut d'ailleurs présenter de très-grandes variétés de coloration, affectant parfois la teinte blanche nacrée du cartilage. Sans parler des chancres qui se montrent parfois avec une teinte irisée, polychrome, un aspect de cocarde tricolore très-bien décrits par Rollet : « au centre de l'ulcération, la couleur est d'un rouge violet allant parfois jusqu'à la nuance lie de vin, et paraissant due à une injection vasculaire très-prononcé, ou à une sorte d'ecchymose interstitielle ; à la circonférence, la nuance est plus claire, plus pâle, et plutôt jaune que rouge, rappelant assez bien la couleur d'acajou ou de laiton. Enfin autour de l'ulcération, le tégument est rouge vif, rouge sombre, et forme au chancre une auréole moins foncée que le point central, mais moins pâle que la zone intermédiaire, en sorte que le chancre est polychrome, et présente alors un aspect tricolore très-singulier qui lui donne l'aspect d'une cocarde. »

Le chancre syphilitique, caractère distinctif fort important, *suppure peu*. Il ne sécrète qu'en petite quantité une humeur séreuse, séro-purulente ou séro-sanguinolente suivant les cas. Ce produit ne présente donc pas le caractère phlegmoneux du chancre simple, et n'est pas comme lui la source d'un écoulement plus ou moins considérable ; il se dépose au contraire à la surface de l'ulcération, et lui adhère, affectant l'aspect d'une pellicule plus ou moins mince, ou plus ou moins épaisse, unie ou gaufrée.

Au lieu de cette mince pellicule, on constate parfois des squames stratifiées ou de véritables croûtes ; c'est surtout dans ces derniers cas que l'on voit le chancre saigner au moindre contact, et présenter une suppuration séro-sanguinolente, toujours peu considérable d'ailleurs.

Le chancre syphilitique est à peu près *indolore* ; ce qui, joint à son aspect le plus souvent relativement inoffensif, explique pourquoi cette lésion peut parfois passer inaperçue.

Lorsqu'on saisit entre ses doigts la base de l'ulcération chancreuse, en la pressant, la froissant doucement suivant son diamètre, on éprouve une sensation tactile spéciale, différente de celle que fournit un tissu œdématié, enflammé ou cicatriciel ; tout en restant spéciale, cette sensation ne laisse pas que de présenter quelques variétés que l'on englobe dans la dénomination commune d'*induration*.

Ce n'est pas la dureté de la cicatrice, on ne sent pas la partie céder sous la pulpe du doigt comme dans l'œdème, ce n'est pas non plus la rigidité particulière à une région enflammée ; c'est la sensation d'un tissu élastique et résistant. Elle est perceptible et garde ses caractères dans toutes les régions ; chez la femme cependant, aux organes génitaux elle est plus obscure. L'induration occupe généralement la base de l'ulcère ; mais elle peut être plus ou moins prononcée, et présenter des caractères différents sur tel point ou sur tel autre ; elle peut même manquer sur une certaine partie du cercle ulcéré. Souvent elle est discoïde et mince, et fournit la sensation que l'on éprouve en froissant une feuille de parchemin (*induration parcheminée* de Ricord) ; plus épaisse et plus dure d'autres fois elle donne à la base du chancre la sensation du fibro-cartilage ou du cartilage (*induration chondroïde ou cartilagineuse*). Au lieu d'une feuille mince et superficielle, d'autres fois, c'est une demi-sphère (*moitié de pois* de Bell) qui occupe la base et s'enfonce plus ou moins dans les tissus. Elle peut, avons-nous dit, faire défaut sur certains points, et elle peut dans quelques cas manquer précisément au centre :

elle affecte alors la forme d'un anneau n'occupant qu'à la périphérie la base du chancre qu'elle enveloppe en circonscrit (*syphilis annulaire* de Wallace). L'induration peut manquer, mais cela est tout à fait exceptionnel : parmi les prétendus cas d'absence d'induration il faut faire la part de ceux où elle a été méconnue et de ceux où elle avait disparu.

Contrairement à Babington, Ricord a soutenu que l'induration est toujours consécutive à l'ulcération ; mais il est reconnu aujourd'hui qu'elle est un phénomène très-précoce qui se développe en même temps que l'ulcération ou même avant. Elle persiste d'ordinaire après le chancre, et peut durer deux, quatre, six mois, un an et plus. Elle perd graduellement de sa résistance, et se ramollit en même temps dans toute son épaisseur (*transformation gélatiniforme* de Ricord) ; elle disparaît enfin laissant une tache foncée qui s'efface à son tour.

L'induration occupe la peau ou la muqueuse et le tissu cellulaire sous-jacent. Elle est constituée par du tissu fibroplastique et des cytoblastions.

Le *retentissement ganglionnaire* (*bubon syphilitique*, *Pléiade ganglionnaire, adénopathie syphilitique*) est constant. Il est constitué par une adénopathie multiple, dure, indolente et sans réaction inflammatoire : *ne suppurant pas*. Elle siége dans les ganglions qui correspondent au chancre ; pour le chancre des organes génitaux, l'ulcération, qui est inguinale, est ordinairement double, mais plus prédominante cependant du côté où siége l'ulcération. Elle apparaît généralement en même temps que l'induration. Les ganglions sont augmentés de volume ; ils forment des tumeurs ovoïdes multiples, indépendantes les unes des autres et n'adhérant pas à l'atmosphère de tissu cellulaire dans laquelle elles sont plongées ; elles roulent sous les doigts. Du côté correspondant à celui où siége le chancre on en distingue un (*ganglion anatomique de* RICORD) plus volumineux que ceux qui l'entourent. C'est à l'ensemble de ces tumeurs qu'on a donné le nom de *Pléiade ganglionnaire* (RICORD). Dans quelques cas assez rares on sent sous la forme de cordon durs les vaisseaux lymphatiques reliant ces ganglions à la région occupée par la lésion spécifique. Ce qui distingue entre autres caractères, cette adénopathie de celle qui accompagne le chancre simple, la blennorrhagie, ou une érosion non spécifique, c'est que le bubon syphilitique ne suppure pas.

A la suite cependant de fatigues, de coups, etc., surtout chez les sujets strumeux ou même simplement anémiés, il peut devenir le siége d'une phlegmasie ; mais le pus de ce phlegmon n'est pas inoculable au sujet qui le porte.

Autant son apparition est précoce, autant sa disparition est tardive : il survit à l'ulcération et même à l'induration.

Variétés. — Le chancre syphilitique peut d'ailleurs présenter diverses variétés suivant l'aspect, le siége, les complications.

Tantôt il se présente sous l'aspect d'une simple érosion ou excoriation intéressant seulement l'épiderme ; tantôt l'ulcération est plus profonde, c'est une ulcération véritable plus ou moins creusée ; d'autres fois l'induration forme une saillie dont le sommet est occupé par l'ulcération.

Enfin il peut survenir comme complication, un état *pha-gédénique, gangréneux, pultacé, ou serpigineux.* Nous n'insisterons pas sur ces états, nous réservant d'y revenir à propos du chancre simple qu'ils viennent compliquer bien plus fréquemment.

Variétés de siége. — Le chancre syphilitique a été trouvé sur les points les plus divers, et présente quelques particularités suivant les régions qu'il occupe. Ses siéges les plus fréquents sont les organes génitaux, l'anus, la bouche, les mamelles. Aux organes génitaux chez l'homme on peut le trouver sur le scrotum, le fourreau de la verge, le frein, la face cutanée du prépuce, ou sa face muqueuse, le sillon balano-préputial, le méat, enfin l'uréthre. — Quand il occupe le canal de l'urèthre, le chancre syphilitique siége ordinairement à l'entrée, jamais bien profondément. Il occupe l'une des lèvres du méat ou l'une des commissures, parfois il forme un anneau incomplet ou complet ; il a l'aspect d'une érosion superficielle de couleur rouge. Il suppure peu, n'est que peu ou pas douloureux. S'il siége à l'orifice urinaire l'induration est très-marquée. Il s'accompagne d'adénopathie inguinale. Le chancre qui occupe la rainure balano-préputiale ne présente quelques caractères spéciaux que s'il s'accompagne de phimosis. Il est alors caché dans la cavité balano-préputiale, et se complique de balano-posthite ; de là un écoulement plus grand que pour le chancre occupant d'autres régions. Le pus n'est pas inoculable au malade lui-même : aussi ne voit-on pas ici comme pour le chancre simple de la même cavité survenir de nouveaux chancres rangés en couronne autour de l'orifice préputial. Le prépuce est le siége d'un œdème et d'un état inflammatoire sub-aigu qui donnent à l'organe l'aspect dit de *battant de cloche*. Il peut survenir une lymphite et une adénite, et le fourreau de la verge peut s'œdématier à son tour.

Marche, terminaisons, durée. — Après avoir conservé pendant un temps variable les caractères que nous avons décrits, le chancre passe à la période de déclin. — L'ulcération perd sa coloration pour prendre celle d'une plaie ordinaire ; les humeurs sécrétées à sa surface perdent leur physionomie spéciale pour devenir franchement purulentes. Cette suppuration toutefois, hâtons-nous de le dire, quelques modifications qu'elle puisse présenter, ne cesse jamais d'être contagieuse. La cicatrisation s'effectue généralement de la circonférence au centre : l'ulcère se rétrécit et disparaît, et à sa place reste une macule d'une persistance généralement assez longue. — Quant à l'induration, nous avons vu plus haut le mécanisme de sa disparition.

Au lieu d'une cicatrisation on peut parfois observer une transformation *in situ* du chancre en plaque muqueuse (Ricord, Deville et Davasse).

Nous ne reviendrons pas sur la durée du chancre syphi-

litique : elle est très-variable, subordonnée qu'elle est à
diverses circonstances telles que l'état de santé au moment
du début, la constitution scrofuleuse, le traitement institué.

Diagnostic. — Le chancre syphilitique peut être confondu
avec une *plaque muqueuse,* un *furoncle,* un *herpès,* un *épithélioma* ulcéré, une *ulcération arsénicale,* une petite *tumeur
gommeuse* isolée et ulcérée ; il importe enfin surtout de préciser
nettement les caractères distinctifs du chancre syphilitique et
du *chancre simple.*

Nous ne reviendrons pas sur le diagnostic différentiel du
chancre et de la *plaque muqueuse,* qui a déjà été fait (voir
Plaques muqueuses, **Diagnostic**).

Nous ne nous appesantirons pas sur le *furoncle :* la marche
et la durée de cette affection, ses caractères, notamment la
présence du bourbillon, l'état de tension inflammatoire bien
différent de l'induration chancreuse, l'absence de pléiade ganglionnaire, permettront toujours à un observateur attentif de
ne point laisser se produire ou durer une erreur ; surtout s'il
s'agit, comme cela arrive fréquemment, de furoncles multiples
ou à répétition, à plus forte raison s'il y avait glycosurie
concomitante.

La distinction ne laisse pas que de devenir parfois moins
facile s'il s'agit d'un *herpès.* Dès le début les caractères des
deux éruptions diffèrent : la lésion élémentaire est une vésicule dans l'herpès, il y a une pustule au début du chancre.
Ajoutons que la pustule chancreuse est presque toujours
unique, tandis qu'il y a presque toujours plusieurs vésicules
dans l'herpès. — Pour l'herpès comme pour le chancre cette
période est de courte durée : comme la pustule du chancre,
la vésicule herpétique est bientôt remplacée par une ulcération. Celle-ci se distingue de l'ulcération spécifique par les
caractères suivants : coloration rosée uniforme, multiplicité
et groupement, absence d'induration à la base, absence de retentissement ganglionnaire, durée courte, réparation rapide,
éruptions antérieures, non-inoculabilité de l'herpès.

6.

L'Épithélioma, quand il est ulcéré, peut, surtout à la verge, présenter de sérieuses difficultés de diagnostic. Comme dans le chancre syphilitique on constate une induration de la base et une adénopathie dont le siége est en rapport avec celui de l'ulcère. En revanche on sera bientôt mis sur la voie par la considération des autres caractères. Le cancroïde ulcéré présente un bourrelet circonférentiel dur et saillant qu'on ne trouve jamais dans le chancre ; la marche de la lésion locale est beaucoup plus lente dans l'épithélioma. On ne trouve jamais enfin dans ce cas les manifestations syphilitiques secondaires qui apparaitraient déjà s'il s'agissait d'un de ces chancres qui tardent à disparaître. Ajoutons enfin que l'examen microscopique décèle, on le sait, dans l'épithélioma des altérations différentes de celles que présente le chancre.

L'ulcère arsénical est une affection cutanée provoquée par l'action locale de l'arsénite de cuivre ; elle peut avoir pour siége les mains et les diverses parties du corps, notamment les organes génitaux. « Leur forme est arrondie, et souvent d'une régularité parfaite, leurs bords sont taillés à pic, non décollés, et mesurent parfois plus d'un centimètre de hauteur ; le fond est grisatre ou rougeâtre, légèrement humide. Ces ulcères ne provoquent autour d'eux aucune réaction inflammatoire et semblent comme taillés à l'emporte-pièce au milieu de tissus parfaitement sains. Parfois ils se distinguent à peine par leur consistance des parties qui les environnent ; mais dans d'autres cas ils s'indurent dans leurs bords et dans leur fond, et donnent aux doigts qui les saisissent la sensation d'un disque interposé. C'est alors surtout qu'on les a comparés au chancre spécifique. » (Bazin.) — On les rencontre de préférence sur les parties découvertes, et particulièrement aux mains ; on peut cependant les rencontrer, ainsi que nous l'avons dit, aux organes génitaux. Les antécédents professionnels et l'existence concomitante, sur diverses parties du corps, d'éruptions érythémateuses et pustuleuses mettront vite sur la voie. On ne laissera pas que de puiser d'utiles indications dans les caractères mêmes de l'ulcération qui, le plus souvent, rappellerait plutôt le chancre simple que le chancre syphilitique. Enfin on trouve à la surface de l'ulcération arsénicale une matière verdâtre caractéristique, signalée par Follin.

Des *tumeurs gommeuses* de petit volume, isolées et ulcérées, ont pu dans certains cas en imposer pour des chancres. L'erreur ne saurait être de longue durée cependant : l'absence de pléiade ganglionnaire, l'évolution particulière de l'altération gommeuse, et même ses caractères physiques ne sauraient tromper un observateur expérimenté.

Mais c'est surtout le *chancre simple* qu'on s'est attaché à distinguer soigneusement du chancre syphilitique. Nous résumons dans le tableau suivant les principaux caractères différentiels.

Chancre syphilitique.	**Chancre simple.**
Ordinairement solitaire.	Ordinairement multiple.
Creusé en godet, comme à l'évidoir.	Bords taillés à pic, décollés, renversés.
Induration spécifique.	Base molle, ou dureté inflammatoire, jamais l'induration spécifique.
Incubation d'une durée moyenne de 27 jours.	Incubation nulle, ou d'une durée seulement de quelques jours.
Peu de sécrétion.	Sécrétion abondante.
Pus inoculable à un sujet vierge de syphilis, mais non inoculable à un sujet syphilitique ou au sujet lui-même.	Pus inoculable indistinctement à un sujet porteur ou non déjà d'un autre chancre simple, vierge de syphilis ou déjà syphilitique.
Pléiade ganglionnaire constante. Bubon non suppurant. Quand il y a exceptionnellement suppuration, le pus du bubon n'est pas inoculable au malade lui-même.	Adénopathie aiguë, non constante. Suppuration du bubon. Pus inoculable au malade lui-même.
Durée : de 4 à 6 septénaires.	Durée : de 5 à 8 septénaires.

Tels sont les signes à l'aide desquels il est toujours possible d'établir le diagnostic différentiel du chancre syphilitique et du chancre mou. Vu cependant l'importance capitale de ce diagnostic dans la pratique, nous croyons devoir établir un parallèle complet entre ces deux affections, et nous ne saurions mieux faire que de reproduire ici le tableau dans lequel ce parallèle a été très-bien résumé par Rollet.

Chancre syphilitique.   Chancre simple.

Origine.

Originaire de la syphilis acquise ou héréditaire, primitive ou secondaire, ou du sang syphilitique, produit par contagion, et suivant les modes de contagion les plus variés.

Originaire du chancre simple, d'un abcès ou d'un bubon chancreux, produit par contagion, mais presque toujours par contagion vénérienne.

Incubation.

Apparaissant après une incubation de 25 à 26 jours en moyenne.

Apparaissant d'emblée, sans incubation.

Début.

Débutant par une papule ou un tubercule qui s'ulcère ultérieurement.

Débutant sous forme de pustule ou d'ulcération chancreuse.

Nombre.

Souvent solitaire, plus rarement multiple, et, dans ce dernier cas, apparaissant partout en même temps et ne se montrant que très-exceptionnellement sous forme d'indurations ou d'ulcérations successives.

Rarement solitaire, plus souvent multiple, et, dans ce dernier cas, se développant très-fréquemment par séries successives.

Siége.

Siégeant plus particulièrement aux organes génitaux et à l'anus, mais très-fréquent aussi à la bouche dans les deux sexes et aux seins chez les nourrices.

Siégeant presqu'exclusivement aux organes génitaux et à l'anus, n'affectant d'autres organes que par exception.

Configuration.

Habituellement arrondi ou ovalaire, remarquable par sa régularité et sa forme symétrique.

D'abord régulièrement arrondi ; plus tard anguleux, festonné, de forme irrégulière.

Couleur.

Rouge, rouge cuivré, avec des zones de diverses nuances, polychrome, irisé.

Blanchâtre, grisâtre, pultacé.

Sécrétion.

Suppurant peu, à surface quelquefois nue, d'autres fois recouverte de fausses membranes, de croûtes ou de squames.

Fournissant abondamment une suppuration quelquefois louable plus souvent sanieuse et sanguinolente.

Sensibilité.

Peu douloureux.

Douloureux.

Ulcérations.

Constitué par une ulcération presque toujours superficielle, plate ou saillante, plus rarement creuse, cupuliforme ou infundibuliforme, plus rarement encore profonde ou phagédénique ; ulcération à bords inclinés et se continuant en pente douce avec le fond.

Constitué par une ulcération profonde, anfractueuse, très-disposée au phagédénisme ; ulcération à bords taillés à pic, déchiquetés, décollés, et sinueux.

Induration.

Présentant l'induration caractéristique.

Presque toujours souple, quelquefois dur à sa base ou à son pourtour, mais d'une dureté inflammatoire mate, sans élasticité.

Lésions concomitantes.

Généralement accompagné d'adénite ou même de lymphite indurées ; amenant souvent un certain degré de chloro-anémie avec névropathies, douleurs rhumatoïdes.

Accidentellement compliqué d'adénite ou de lymphite chancreuses.

Lésions consécutives.

Toujours suivi, lorsqu'il est abandonné à lui-même, d'accidents syphilitiques secondaires, lesquels se montrent quelquefois même avant la disparition de l'accident primitif.

Sans action générale sur l'économie.

Inoculation. Réinoculation.

Essentiellement contagieux, mais inapte à être réinoculé ou transmis de nouveau au même individu, soit dans le cours de son évolution, soit plus ou moins longtemps après ; inapte au même degré à être inoculé à tout autre individu ayant déjà, ou ayant eu la syphilis.

Non-seulement contagieux, mais en outre indéfiniment réinoculable au même individu et transmissible à toute autre personne, à toutes les époques, sauf de très-rares exceptions.

Transmission aux animaux.

Particulier à l'espèce humaine.

Transmissible à diverses espèces animales.

Pronostic. — Considéré en lui-même le chancre induré n'est point à proprement parler une lésion grave ; il ne tarde pas à céder à un traitement approprié, il guérit même spontanément. Le pronostic de cette affection tire toute sa gravité de l'infection syphilitique dont elle est la première manifestation.

Quel pronostic comporte au juste la diathèse syphilitique elle-même ? — Y a-t-il un moyen certain de savoir quand on en est débarrassé ? — Peut-on, des caractères, de l'époque d'apparition et de la marche de l'accident initial, induire le degré de gravité ultérieure de la maladie constitutionnelle ? Questions graves, difficiles, encore pendantes : nous les avons soulevées en montrant qu'on ne pourrait aujourd'hui les trancher, nous n'y reviendrons pas.

Traitement. — Le chancre syphilitique exige un traitement à la fois local et général.

I. — Traitement local. — Nous ne parlerons de la *méthode abortive* que pour la repousser. A l'époque où l'on considérait avec Ricord le chancre comme une lésion purement locale, point de départ de l'infection générale, on comprend que l'idée soit venue de supprimer le foyer d'où va partir l'infection, pour prévenir celle-ci ; la confusion qui existait alors entre le chancre simple et le chancre syphilitique vient en outre expliquer les prétendus succès de la méthode abortive :

on soumettait à cette dernière indistinctement ulcères diathésiques et ulcères non diathésiques, tout chancre non suivi
d'accidents constitutionnels était après cela considéré comme
avorté. Il ne peut plus être aujourd'hui question de faire
avorter un chancre infectant : son apparition n'avertit pas de
l'invasion imminente d'une syphilis dont il va jeter les
germes dans le torrent circulatoire, il en trahit l'installation
effectuée déjà dans l'économie. Il s'agit simplement de guérir
ou pallier cette manifestation de la diathèse comme on aura
à pallier ou guérir bientôt les manifestations ultérieures qui
pourront survenir.

Dans les cas ordinaires on devra se contenter des moyens
simples : pansements au vin aromatique, au tartrate ferrico-
potassique, à une solution étendue d'acide phénique, d'acide
salicylique, etc. Si l'ulcère est douloureux, compliqué d'inflammation, si la cicatrisation est lente à se faire, s'il se forme
des bourgeons charnus exubérants, s'il survient du phagédénisme, de nouvelles indications surgissent. Pour les remplir
on a eu recours à des moyens très variés. Nous allons indiquer ceux que nous croyons mériter le plus de confiance.

Mais une chose qu'on ne doit pas perdre de vue, c'est la
grande importance de la propreté la plus absolue : des lavages
et particulièrement à l'aide de solutions antiseptiques seront
faits plusieurs fois le jour, notamment chaque fois qu'on
renouvellera le pansement.

A. — *Chancres ordinaires :*

**

Pansements avec charpie imbibée de vin aromatique.

Acide phénique...................... 50 centigr. à 1 gr.
Eau distilée........................ 1.000 gr.

Pour lotions.

Acide salicylique . . . .   1 à 2 gr.
Eau distillée . . . .   1000 gr.

Pour lotions et pansements.
Ou mieux :

Salicylate de chaux . . . .   1 à 5 gr.
Eau distillée . . . .   1000 gr.

Notre expérience personnelle nous a amené à préférer cette
solution à celle de l'acide phénique et de l'acide salicylique
pour les lotions et pour le pansement des ulcères vénériens.
— Dans certains cas, après avoir lotionné avec la solution,
nous faisons un pansement avec la même substance incor-
porée à la glycérine. — Plus soluble que l'acide salicylique, le
salicylate de chaux agit comme antiseptique, modificateur
local, analgésique, — et n'est point toxique.

Acide thymique . . . .   2 gr.
Alcool . . . .   100 gr.
Eau . . . .   1000 gr.

Employée par Giraldés pour le pansement des plaies ordinaires, cette solution antiseptique et modificatrice peut rendre
des services en lotions.

Tartrate de potasse et de fer . . . .   5 à 10 gr.
Eau distillée . . . .   100 gr.

F. diss.
Pansement avec charpie imbibée de cette solution.

Prototartrate de fer et de potasse (Boule de
    Nancy) . . . .   1 gr.
Eau . . . .   1000 gr.

Pour lotions.

Calomel .... 5 gr.
Eau de guimauve .... 150 gr.

Agiter fortement le mélange, imbiber des plumasseaux, à placer sur la région malade. (Velpeau.)

Précipité blanc.................................... 1 gr.
Cérat opiacé .... 15 gr.

Panser deux fois par jour.

Poudre de *précipité blanc*..................... 9 gr.

Dont on soupoudrera l'ulcère deux fois ou trois fois par jour.

Au lieu de la poudre de précipité blanc, on peut employer la poudre d'*iodoforme*, ou la poudre de *salicylate de chaux*. Cette dernière nous a maintes fois donné d'excellents résultats : on applique une couche de la poudre sur l'ulcère, on l'y maintient avec une compresse ou une bande, après avoir préalablement lavé la région avec la solution de salicylate calcique.

On a enfin recommandé de toucher l'ulcère avec un pinceau trempé dans du *chloroforme* ou du *chloral*, on panse, après, avec de la charpie sèche.

B. — *Chancres douloureux et enflammés.*

Onguent mercuriel............................... 30 gr.
Cérat.. 30 gr.
Laudanum de Sydenham....................... 1 gr. 50

(GIBERT.)

7

*****

Cérat de Galien..........................	90 g.
Laudanum de Sydenham.................	10 g.

On pansera les chancres douloureux avec environ 1 gr. de cette mixture.

*****

Extrait d'opium........................	1 g.

Dissolvez dans :

Eau.................................	1 g.

Incorporez :

Cérat de Galien.....................	98 g.

(LAGNEAU.)

*****

Vin aromatique.....................	250 g.
Extrait d'opium....................	2 g.

(RICORD.)

*****

Acide hydrocyanique médicinal.............	1 g.
Cérat...............................	60 g.

(BIETT.)

*****

Feuilles récentes de laurier cerise.............	120 g.

Faites infuser deux heures dans :

Eau bouillante	1.000 g.

Passez et ajoutez :

Miel blanc.........................	120 g.

En lotions. (*Teinture de Chiston.*)

*****

Cyanure de mercure.......................	10 centi.
Axonge.................................	15 g.

(BIETT.)

S'il y a phimosis, on injectera dans la cavité balano-préputiale l'un des liquides mentionnés ci-dessus ; si l'inflammation est considérable, on donnera la préférence à la formule suivante de Ricord :

Eau .... 250 gr.
Opium brut .... 30 gr.

On pourra encore dans ces cas faire des injections sous-préputiales avec l'acide phénique ou le salicylate de calcium en solution plus ou moins concentrée suivant le degré de la phlegmasie.

Si le chancre a son siége dans le canal, on fera des injections uréthrales :

Pommade mercurielle double .... 5 gr.
Huile d'olives .... 40 gr.
(LAGNEAU.)

Mêlez et agitez chaque fois.

Liqueur de Van Swieten .... 50 gr.
Vin d'opium composé .... 1 gr. 50
Eau distillée .... 500 gr.

On peut encore faire des injections avec d'autres substances, notamment avec l'acide phénique ou le salicylate de calcium incorporés à la glycérine.

C. — *S'il survient des bourgeons charnus*, on les réprimera par des cautérisations avec le crayon de nitrate d'argent.

D. — On aura recours à l'un des moyens suivants pour combattre l'*atonie* des *chancres indolents* et *stationnaires* qui ont besoin d'une excitation dont le degré devra varier selon les cas.

***

Eau distillée.. 200 gr.
Teinture d'iode............................... 4 gr. et au-dessus.
Iodure de potassium................. .... 1 gr.
(RICORD.)

Faites dissoudre.

On en imbibe de la charpie, avec laquelle on panse le chancre, et on renforce progressivement la dose de teinture d'iode.

***

Acide chlorhydrique.............................. ⎫
Acide citrique.................................... ⎬ aâ 4 gr.
Perchlorure de fer............................... ⎭
Eau distillée.................................... 32 gr.
(ROLLET.)

Badigeonner plusieurs fois l'ulcération avec un pinceau chargé de ce liquide.

***

Quinquina gris................................... ⎫ p. é.
Charbon pulvérisé............................... ⎭

Saupoudrer.

***

Poudre de ratanhia........... .... 100 gr.

Saupoudrer.

***

Chlore liquide................................... 100 gr.
Eau... 500 gr.
(ALIBERT.)

Applications à l'aide d'un plumasseau de charpie.

***

Onguent mercuriel............................... ⎫ aâ 10 gr.
Cérat opiacé.................................... ⎭

*
* *

Deutochlorure de mercure................................... 40 centigr.

Faites dissoudre dans :

Eau.. 12 gr.

Ajoutez :

Eau de chaux... 125 gr.

Pour lotions. — Agiter chaque fois.

*
* *

Sulfate d'alumine.. 10 gr.
Eau.. 20 gr.

Hydrate d'alumine en gelée................................. 9 gr.
Benjoin pulvérisé.. 1 gr.
(Soluté alumineux benziné de MENTEL.)

Faites dissoudre le sulfate d'alumine dans l'eau ; saturez par
un excès d'hydrate d'alumine ; ajoutez le benjoin ; faites di-
gérer pendant six heures à $+80°$; agitez de temps en temps ;
laissez refroidir ; filtrez.

Pour les pansements des chancres, on étend ce soluté de
1 à 10 p. 100 dans l'eau distillée.

*
* *

Argent... 1 gr.
Acide nitrique à 35°....................................... 10 gr.

Faites dissoudre. — Appliquer avec un pinceau.
(CROQ.)

*
* *

Onguent mercuriel.. } aâ p. é.
Digestif simple.. }

*
* *

Onguent mercuriel.. } aâ 10 gr.
Cérat de Galien.. }

*
* *

Orpiment.. 15 gr.
Verdet... 10 gr.
Myrrhe.. } aâ 10 gr.
Aloès..

Triturez toutes ces substances dans :

Eau de roses... } aâ 190 gr.
Eau de plantain...
Vin blanc.. 1.000 gr.

Agitez chaque fois. — Avec un pinceau imbibé de cette préparation toucher l'ulcère chancreux, puis le recouvrir de charpie sèche.

*
* *

Onguent basilicum....................................... 100 gr.
Précipité rouge... 6 gr.

M. — Stimulant, légèrement cathérétique.

*
* *

Cérat.. 100 gr.
Extrait de saturne...................................... 10 gr.
Camphre... 1 gr.

(BAUMÈS.)

*
* *

Eau... 18 gr.
Chlorure de zinc.. 50 gr.

F. dissoudre en agitant.   (CLOUET.)
Toucher les ulcérations. — Caustique.

*
* *

Mercure... 16 gr.
Oléo-résine de térébenthine............................. 8 gr.
Axonge.. 50 gr.
Onguent d'Arcœus.. 70 gr.
Calomel à la vapeur..................................... 2 gr.

Éteignez le mercure dans la térébenthine, ajoutez par trituration les autres substances. (Baume mercuriel de Plenck.)

⁎

11

Proto-iodure d'hydrargyre...................... 50 centigr
Axonge.. 10 gr.

M. sur un porphyre.

⁎

Deuto-iodure d'hydrargyre..................... 25 centigr.
Axonge.. 12 gr.

M. dans un mortier de verre.

On se méfiera des propriétés éminemment toxiques du deuto-iodure, et l'on aura soin de ne l'employer qu'à très-petites doses, en surveillant les effets.

E. — *Chancres phagédéniques, serpigineux, gangréneux.* — La cautérisation au fer rouge est encore, dans la plupart des cas, le meilleur remède, le plus inoffensif, et celui dont il est le plus facile de limiter l'action. Nous croyons toutefois devoir signaler quelques autres moyens.

⁎

Tartrate ferrico-potassique...................... 100 gr.
Eau... 500 gr.

M. — Panser deux fois par jour avec de la charpie imbibée de cette solution. — Ricord fait préparer ce liquide à la dose de 30 grammes de tartrate ferrico-potassique pour 200 grammes d'eau distillée ; il l'emploie intus et extra : trois cuillerées à bouche par jour de la liqueur.

⁎

Dans les cas de phimosis compliqués d'une inflammation considérable, et quand il soupçonne un chancre phagédénique, Ricord conseille de pratiquer dans la cavité balano-préputiale des injections avec le liquide suivant :

Opium brut.................................... 30 gr.
Eau ordinaire................................. 250 gr.

Solution aqueuse d'azotate de fer à 0, 05 de fer...   8 gr
Extrait d'aloès pulv...........................   q. s.

F. une masse de consistance onguentaire.

Ricord et Cullerier ont employé, dans quelques cas, pour détruire les chancres phagédéniques, le *caustique sulfo-carbonique* (charbon de bois pulvérisé, et acide sulfurique D. I, 84, — 66° B.).

Chlorate de potasse pulv.....................   1 gr.
Axonge.....................................   15 gr.
(Puche.)

Oléo-stéarate ferrique.......................   100 gr.
Axonge benzinée ....   100 gr.
Essence de thym ....   1 gr.

Pansement des ulcères atoniques et des chancres phagédéniques   (Jeannel.)

II. — **Traitement général.** — Traiter ici complétement la médication anti-syphilitique, serait sortir des bornes de notre sujet. Le chancre spécifique cependant exigeant en même temps que l'application de topiques locaux, un traitement général, nous ne saurions nous dispenser de signaler dans une revue rapide les moyens le plus communément et le plus utilement mis en pratique.

Le traitement général doit être à la fois hygiénique et pharmaceutique.

Le malade atteint de syphilis doit s'interdire toute espèce d'excès, et suivre une hygiène sévère, afin de se maintenir le plus possible dans un état satisfaisant de santé générale ; on surveillera les fonctions digestives, dont l'intégrité sera maintenue à l'aide des moyens employés communément dans ce but. Les ferrugineux, les arséniates, le quinquina, les toniques divers seront préconisés ; on aura enfin recours à l'hydrothérapie et aux eaux minérales.

Pour ce qui est du traitement antisyphilitique proprement dit, il comprend le *mercure* et l'*iodure de potassium*, auxquels il faut joindre quelques autres substances qui ont été employées aussi avec des succès divers.

Le *mercure* s'emploie surtout avec succès contre les accidents secondaires ; on réserve généralement pour les accidents tertiaires et pour les quaternaires, l'*iodure de potassium* ; dans un grand nombre de cas enfin on associe l'usage des deux médicaments.

A. — *Mercuriaux.*

On administre le mercure, dans la syphilis, sous forme de mercure métallique, de deutochlorure de mercure sublimé (deutochlorure de mercure, bichlorure de mercure, sublimé corrosif), d'albuminate de mercure, de protoiodure de mercure, et de biiodure ioduré de mercure.

Nous allons indiquer les formules le plus fréquemment employées :

Mercure métallique..........................	} aà 5 centigr.
Aloès	
Rhubarbe...................................	} aà 2 centigr.
Scammonée	
Poivre noir.	1 centigr.

Pour une pilule. — 2 par jour (*Pilules de Belloste.*)

Mercure métallique........................	5 centigr.
Conserve de roses	} aà 10 centigr.
Poudre de réglisse	

Pour une pilule. — de 1 à 5 par jour. (*Pilules bleues.*)

7.

Onguent mercuriel double................ 10 contigr.
Savon médicinal........................ ⎫
Poudre de guimauve..................... ⎭ aâ 10 centigr.

Pour une pilule. — **2** ou **3** par jour. (*Pilules de Sédillot.*)

Pommade mercurielle double................. **4** gr.
Poudre de guimauve........................ **3** gr.

Faire **144** pilules. — **3** par jour. (*Lagneau.*)

Mercure .... ⎫ aâ **5** gr.
Extrait de ciguë.................... ⎭
Miel .... ⎫ aâ **10** gr.
Poudre de réglisse.................. ⎭

Mélangez jusqu'à extinction du mercure et faites des pilules
de **10** centigrammes. — De **1** à **5** pilules par jour. (*Pilules de
Plenck.*)

Onguent mercuriel......................... **2** gr. **50**
Extrait de ciguë.......................... **1** gr. **50**
Extrait d'opium........................... **1** gr.

M. — F. **50** pilules. — Chaque pilule renferme **5** centigrammes d'ongent mercuriel. — De **2** à **5** pilules par jour.
(*Pilules napolitaines*, Martin Solon.)

Mercure gommeux de Plenck : de **20** centigrammes à **1** gramme
en pilules ou en potions.

Tablettes mercurielles Sacch. de Lagneau. Il sera donné **1**
ou **2** par jour de ces tablettes de **60** centigrammes.

Pastilles mercurielles, de Corbet-Lagneau : de **2** à **6** par
jour de ces pastilles.

Deuto-chlorure de mercure........................... 1 gr.
Eau pure... 900 gr.
Alcool à 80°.. 100 gr.

(Liqueur de Van Swieten.)

Dissolvez le sublimé dans l'alcool, et ajoutez l'eau distillée. Cette liqueur contient 1/1000ᵉ de son poids de bichlorure sublimé, soit 1 centigramme pour 10 grammes.

On prescrit par jour de 10 à 30 grammes de la liqueur en deux fois ; mais, pour éviter l'action irritante sur l'estomac, on la fait prendre dans un verre d'eau sucrée ou de lait.

Deuto-chlorure de mercure........................... 80 centigr.
Eau-de-vie de grains................................. 1000 gr.

Une cuillerée à bouche matin et soir.   (Lancereaux.)

Sublimé.. 1 gr,
Chlorhydrate d'ammoniaque........................... 5 gr.
Blanc d'œuf.. n° 2.
Eau .... q. s.

(Mialhe.)

Pour 1,000 grammes de liquide, — de 1 à 3 cuillerées ; chaque cuillerée contient 0,015 milligrammes de sublimé. Cette formule de la liqueur de Van Swieten, modifiée par Mialhe, est mieux tolérée par l'estomac.

Sublimé .... 2 grains
Œuf... n° 1
Eau distillée.. 6 onces.
Hydro-chlorate d'ammoniaque......................... 1 gros

Une cuillerée toutes les deux heures : le malade prend ainsi la valeur de 1 grain de sublimé par jour.   (Barensprung.)

* *

Deuto-chlorure de mercure porphyrisé............. 0,012
Extrait d'opium.................................. 0,020
Extrait de gaïac................................ 0,050

(Pilules de Dupuytren.)

Pour une pilule. — De 1 à 2 pilules par jour.

* *

Deuto-chlorure de mercure..................... 1 gr.
Farine de froment............................. 15 gr.
Gomme pulvérisée.............................. 2 gr.
Eau distillée................................. q. s.

(CULLERIER.)

F. des pilules de 15 centigrammes. — De 1 à 2 matin et soir.

* *

Sublimé corrosif.............................. 50 centigr.
Gluten frais.................................. 7 gr. 50
Poudre de gomme............................... 2 gr.
Poudre de guimauve............................ 4 gr.

F. S. A. — 80 pilules ; chacune contient environ 6 milligrammes de sublimé. — 1 à 2 par jour.

* *

Protoiodure de mercure........................ 0, 50
Thridace...................................... 1, 50

Pour 20 pilules.— De 2 à 4 dans les 24 heures. (Cazenave.)

* *

Protoiodure d'hydrargyre......................}
Thridace......................................} 3 gr.
Extrait thébaïque............................. 1 gr.
Conserve de roses............................. 6 gr.

(RICORD.)

Pour 60 pilules. — 1, 2, 3 par jour.

* *

Iodhydrargyrate de potassium.................. 1 gr.
Iode.. 1 gr.

Iodure de potassium................................ 20 gr.
Sirop de coquelicot............................... 478 gr.

(PUCHE.)

De 25 à 100 grammes par jour dans une tisane appropriée.

*
* *

Prendre par jour une cuillerée à soupe de *Sirop de Gibert*. Chaque cuillerée à soupe, c'est-à-dire 25 grammes environ, de ce sirop représente :

Biiodure de mercure.................... ..... 1 centigr.
Iodure de potassium............................ 50 centigr.

*
* *

Biiodure de mercure............................. 20 centigr.
Iodure de potassium............................ 10 gr.
Sirop de saponaire............. .... 500 gr.

(BAZIN.)

On commence par deux cuillerées par jour puis on arrive à 4.

*
* *

Biiodure de mercure................... .... 10 centigr.
Iodure de potassium............................ 5 gr.
Gomme arabique pulv........................... 50 centigr.
Miel... q. s.

(GIBERT.)

Pour une masse bien homogène que l'on divisera en 20 pilules. — 2 de ces pilules représentent la même dose médicamenteuse que 1 cuillerée à soupe, ou 25 grammes de sirop de Gibert.

B. — *Iodiques*.

Iodure de potassium........................... 20 gr.
Eau distillée.................................. 300 gr.

Chaque cuillerée de cette solution représente à peu près

exactement 1 gramme d'iodure. On débutera par une demi-cuillerée, et l'on en donnera suivant les indications : 1, 2, 3, et jusqu'à 5 et 6 cuillerées par jour. Chaque cuillerée sera prise dans un demi-verre d'eau sucrée ou de tisane.

On peut encore prescrire l'iodure de potassium dans le sirop d'écorces d'oranges amères.

Iodure de potassium........................ 15 gr.
Sirop d'écorces d'oranges amères.............. 300 gr.

*
* *

Dans le cas d'intolérance de l'iodure de potassium, il y aura lieu de lui substituer l'*Iodure de sodium* qui est mieux toléré, et dont il peut être ingéré de plus fortes doses.

*
* *

L'*Iodure de fer* rend fréquemment aussi de grands services. Il est prescrit en sirop ou en dragées aux doses habituellement prescrites.

*
* *

Teinture d'iode au 10°...................... 5 gr.
Eau...................................... 1000 gr.
(GUILLEMIN.)

Deux ou trois cuillerées de cette solution avant chacun des deux principaux repas.

C. — *Arsenicaux.*

Les préparations arsenicales peuvent être prescrites dans la syphilis sous les formes et aux doses ordinaires : *acide arsénieux, arséniate de soude, arsénite de potasse, arséniate de fer.* On peut associer l'iode à l'arsenic :

*
* *

Iodure d'arsenic.......................... 5 milligr.
Extrait de ciguë.......................... q. s.
(THOMPSON.)

F. une pilule. — De 1 à 3 par jour.

On peut enfin associer l'*arsenic* à la fois à l'*iode* et au *mercure*. (Liqueur de Donavan-Ferrari.)

D. — *Bichromate de potasse.*

Bichromate de potasse............... .... } àa 1 centigr.
Extrait d'opium.............................. }

(VICENTE.)

Pour une pilule. — Une pilule matin et soir, trois ou quatre heures après le repas. Arriver progressivement à la dose de 6 pilules. — Avantages sur le mercure : pas d'action sialagogue, ni d'action hyposthénisante.

E. — *Or, argent, antimoine, platine.*

L'or peut être employé sous la forme d'or *métallique*, d'*oxyde d'or*, de *cyanure d'or*, de *chorure d'or* et de *sodium* : ce médicament a été jusqu'ici et restera sans doute très-peu employé en thérapeutique syphiligraphique.

Chlorure d'or et de sodium................... 2 milligr.
Amidon .... }
Gomme pulv................................. } àa q. s.
Eau distillée.... .. .. }

(CHRESTIEN.)

Pour 1 pilule. — De 1 à 3 par jour.

Nous en dirons autant des sels d'argent, d'antimoine et de platine.

Iodure d'argent........... .... 30 centigr.

F. S. A. — 30 pilules. — 1 pilule par jour.

*
* *

Le *nitrate d'argent* a été ordonné en potion et en pilules à la dose de 1 à 5 centigrammes par jour. Il ne paraît pas avoir amené le moindre résultat satisfaisant.

L'*antimoine* pourrait être donné sous la forme d'arsénite d'antimoine en granules de 1 ou 2 milligrammes, et à la dose de 1 à 10 milligrammes ; son action dans la syphilis est loin d'être déterminée.

*
* *

Le *platine* a été donné par Hœfer sous la forme de *perchlorure de platine* à la dose quotidienne de plusieurs centigrammes, et sous la forme de *chloro-platinate de sodium*. Nous n'y insisterons pas.

F. — *Sudorifiques (gaïac, salsepareille, squine, sassafras, hydrocotyle, jaborandi.)*

Ils ont été administrés en sirops et en tisanes.

*
* *

Nous ne nous étendrons pas sur la *syphilisation curative* (Boeck, Spérino, Melchior-Robert, H. Guérault), la considérant, jusqu'à plus ample informé, comme une médication dangereuse et fort incertaine.

*
* *

Pour ce qui est de la *syphilisation préventive* (Auzias-Turenne), nous n'y saurions voir qu'un moyen plus chaste, mais plus sûr de prendre la vérole.

§ IX. — CHANCRE SIMPLE.

Synonymie. — Chancre mou, chancre non induré, chancre non syphilitique, chancre non infectant, Ulcère contagieux des organes génitaux, Chancre vénérien (Lancereaux), Chancroïde (Clerc), Chancrelle (Diday).

Définition. — Le chancre simple est une maladie virulente, locale, constituée par un ulcère spécifique, contagieux et auto-inoculable ; — il reste toujours une lésion locale, et sa présence ne trahit ni ne provoque des manifestations constitutionnelles ; — il n'a rien à voir avec la syphilis.

Etiologie et Pathogénie. — Le chancre simple ne naît pas spontanément, il naît par contagion ; et cette contagion ne s'effectue que d'une seule manière : le dépôt et l'absorption du pus virulent au niveau d'un point quelconque de la surface tégumentaire cutanée ou muqueuse. L'absorption pour avoir lieu suppose nécessairement une porte d'entrée : une solution de continuité de l'enveloppe protectrice ; ce qui a fait dire à Ricord que le virus chancreux n'entrait dans l'économie « que par effraction ». Une déchirure, une éraillure, une érosion si superficielles ou si minces qu'elles soient peuvent servir de porte d'entrée.

Quant au mécanisme par lequel se fait le transport en ce point du pus chancreux, on comprend *a priori*, et l'observation démontre qu'il peut être extrêmement variable. La fréquence et la nature des rapports sexuels, la structure et la disposition des muqueuses dans les organes génitaux, les éraillures et les érosions dont elles sont si souvent le siége, expliquent de reste et le siége de prédilection de cette maladie, et son origine communément vénérienne. Mais, comme le dit très-justement A. Fournier, « tous les contacts possibles, tous les attouchements imaginables qui peuvent transporter le virus sur un point du corps, peuvent par là même développer un chancre en ce point. »

La quantité du virus importe peu, c'est sa qualité qui fait tout : par le fait seul qu'il y a eu du virus absorbé, la maladie se trouve transmise.

Les propriétés virulentes du pus chancreux peuvent être détruites par certaines substances. (Acide acétique, acide chlorhydrique, acide nitrique, acide phénique, acide salicylique, acide thymique, ammoniaque, chaux, chlorures, potasse, soude, alcool, vin, etc.). Mais il est susceptible d'une très-longue conservation.

Le chancre est virulent et transmissible depuis le premier jour de son apparition jusqu'au dernier jour de son existence.

La transmission de la maladie peut être vénérienne ou non vénérienne, accidentelle ou provoquée volontairement dans un but expérimental ; la maladie peut être transmise de l'homme à l'animal, et le pus pris sur l'animal est encore inoculable à l'homme ; la contagion peut s'effectuer chez un sujet porteur déjà d'un ou plusieurs chancres simples, aussi bien que chez un sujet vierge de la maladie, chez tout individu, syphilitique ou non syphilitique. Que le pus ait été pris sur le malade lui-même, sur un autre malade, sur un chancre de n'importe quelle région du corps, sur un chancre ou bien sur un bubon ou une lymphite d'origine chancreuse, — le résultat est le même.

La contagion accidentelle est, comme nous l'avons vu, vénérienne dans le plus grand nombre de cas (99 fois sur 100). Mais elle peut aussi s'effectuer en dehors du commerce sexuel : ainsi des malades en touchant leurs ulcéres, presque toujours en les soignant, se sont inoculé des chancres aux mains ; des chirurgiens, des sages-femmes ont gagné la même affection en exposant leurs doigts dans des explorations ou des accouchements. La contagion peut être moins immédiate : on a pu voir des malades, après qu'ils venaient de pratiquer leur pansement, porter imprudemment leur doigt mouillé de pus sur un point quelconque de leur corps, et inoculer ainsi en ce point un nouveau chancre simple ; on a vu la maladie se développer sur des points indemnes ou sur des individus non contaminés à la suite de l'application en ces points, ou sur ces individus de pièces de pansement souillées de pus chancreux ; des lancettes, des sondes, divers instruments de chirurgie ont pu transporter d'un point à un autre ou d'un sujet à un autre la matière inoculable ; ces véhicules peuvent être, on le comprend, variables à l'infini.

Les inoculations expérimentales ont été faites en transportant avec la pointe de la lancette du pus chancreux sous l'épiderme de n'importe quel point du corps. Ces inoculations ont été faites sur des sujets porteurs déjà d'un ou de plusieurs chancres simples, car ceux-ci sont à peu près indéfiniment réinoculables. Ainsi, Lindmann s'est inoculé plus de 2,200 chancres; et Sperino, de Turin, a inoculé un grand nombre de fois plusieurs centaines de chancres sur le même individu. Ces expériences ont été pratiquées également sur des individus vierges de la maladie. On a opéré, tantôt avec du pus provenant du malade lui-même, tantôt avec du pus pris sur un autre sujet. L'expérience a réussi chez les sujets syphilitiques absolument comme chez les autres. (Ricord, Melchior-Robert, Auzias-Turenne, Boeck de Christiania, Sperino de Turin, Rollet, etc.)

On est parvenu à inoculer des chancres simples sur des singes, des chats, des chiens, des lapins. (Auzias-Turenne.)

Le pus de ces chancres inoculés aux animaux a pu, à son tour, provoquer des chancres chez l'homme. Ainsi, après avoir préalablement provoqué chez un singe et un chat des chancres simples, Robert de Weltz en recueillit du pus qu'il s'inocula au bras, et il survint quatre chancres. L'année suivante, « M. Diday s'inocula sur la verge le pus d'un chancre qu'il avait fait développer artificiellement sur l'oreille d'un chat. L'inoculation fut suivie d'un chancre que j'ai vu et que j'ai cautérisé. La cautérisation ne fut pas faite selon les règles que j'ai prescrites depuis; à la chute de l'eschare, le chancre était encore virulent, et il prit les caractères du chancre phagédénique. Il se développa ainsi à l'aine un bubon qui fut ouvert ; malgré toutes ces complications, notre courageux et si dévoué collègue guérit sans accidents ultérieurs. » (Rollet.)

Pour en finir avec la pathogénie du chancre simple, disons un mot de cette question souvent posée : une femme peut-elle, tout en restant saine, transmettre à un second individu le virus chancreux déposé dans ses organes génitaux par un premier individu porteur d'un chancre simple ? Cullerier a déposé de ce virus dans le vagin de deux femmes, et ce virus recueilli une demi-heure et une heure après, a pu être inoculé la femme restant saine, grâce à des injections qui ont débarrassé ses organes du virus avant qu'il ait été absorbé. Il n'est donc pas *impossible* qu'une femme, dans deux rapports très-rapprochés, reçoive et transmette du virus chancreux sans l'absorber elle-même ; seulement il est à peine besoin d'insister sur la réserve extrême avec laquelle il convient d'accueillir, dans la pratique, de tels faits déjà bien difficiles à réaliser expérimentalement.

Nombre. — Contrairement au chancre infectant qui est presque toujours unique, le chancre simple est presque toujours *multiple*. Dans la pratique, c'est le plus ordinairement trois, quatre, cinq ulcérations que l'on rencontre chez les malades venant demander les soins du médecin. Ce chiffre est souvent plus élevé : c'est ainsi qu'on a compté vingt-huit chancres mous sur un malade de l'Antiquaille (Horand), soixante-quinze sur une malade de Lourcine (Labarthe), etc. Leur nombre peut devenir en quelque sorte indéfini quand il s'agit d'inoculations expérimentales : Lindman s'en était inoculé plus de 2,200.

Le chancre peut être *multiple d'emblée*, c'est-à-dire que les ulcérations peuvent être contemporaines : apparaissant simultanément comme résultat d'une même inoculation faite simultanément sur divers points du corps. Plus souvent, surtout quand ils sont nombreux, ils sont *successifs* : résultant d'inoculations effectuées successivement ; qu'il s'agisse d'une inoculation de voisinage, d'une inoculation par transport du pus virulent du point contaminé sur un autre point du corps, ou bien enfin d'une nouvelle contamination.

Fréquence. — On ne saurait fixer par des chiffres la fréquence absolue du chancre simple, nous ne possédons à ce sujet que des approximations ; tout ce qu'on peut dire, c'est qu'on doit le considérer comme une maladie fréquente : ainsi Fournier a vu dans un trimestre se présenter à la consultation de l'hôpital du Midi deux cent quinze malades affectés de chancres simples.

Cette affection est infiniment plus fréquente que la blennorrhagie uréthrale.

En revanche, la plupart des statistiques tendent à montrer le chancre simple comme beaucoup plus fréquent que le chancre syphilitique.

Sur 946 cas de chancres observés par Rollet à l'Antiquaille, il y avait :

> Cas de chancre syphilitique........................... 320
> Cas de chancre simple................................. 626

Pendant une année d'internat chez Ricord, Fournier a observé :

> Chancres indurés 126
> Chancres simples...................................... 213

La statistique de Puche montre même une différence plus grande encore : sur 10,000 chancres qu'il a observés de 1840 à 1852, il a trouvé :

> Chancres indurés 1,955
> Chancres mous... 8,045

En revanche cependant, d'autres observateurs (Belhomme, etc.) ont présenté le chancre simple comme moins fréquent que le chancre syphilitique.

Ces écarts, choquants à première vue, sont cependant naturels quand on y regarde de plus près : certains auteurs ont pris pour base de leurs statistiques le chiffre des malades, d'autres le chiffre des ulcères : or la multiplicité plus fréquente et plus grande du chancre simple comparée à celle du chancre syphilitique, doit forcément amener un grand écart dans ces deux conditions différentes. Ce n'est pas tout : les

résultats doivent encore forcément varier, cela se comprend,
suivant les conditions diverses de milieu, de moment, etc.
Ainsi, pour n'en citer qu'une seule, on doit aujourd'hui,
croyons-nous, considérer comme établi que le chancre simple
est plus fréquemment observé à l'hôpital que dans la clientèle
civile, dans les basses classes que dans les classes élevées.
Fournier donne à ce dernier point de vue, pour la clientèle
de la ville, les chiffres comparatifs suivants :

Malades affectés de chancre simple 82
Malades affectés de chancre syphilitique 252

Siége. — Tout point quelconque du tégument muqueux ou
cutané au niveau duquel est déposé du virus chancreux peut
devenir le siége d'un chancre simple. Mais en somme, dans la
pratique, de même et précisément pour cette raison que les
rapports sexuels en sont l'occasion presqu'exclusive, les régions génitales et péri-génitales en sont on peut dire presque
exclusivement le siége. Si les chancres simples extra-génitaux,
les chancres céphaliques en particulier, sont si rares compa-
rativement aux chancres indurés des mêmes régions, cela n'a
rien qui doive surprendre outre mesure : le chancre syphilitique ne se gagne pas seulement par l'absorption du virus
sécrété par le chancre syphilitique ; la contamination par un
accident secondaire, par des plaques muqueuses buccales notamment, provoque l'éclosion, au point contaminé, d'un
chancre induré. Le chancre simple au contraire ne se gagne
que par le contact avec un chancre simple. Que le commerce
vénérien presque toujours soit l'occasion de cette maladie,
que la région génitale en soit presqu'exclusivement le siége,
cela n'a donc rien, il nous semble, que de très-naturel, et
nous acceptons quant à nous cette explication de Rollet comme
satisfaisante ; sans repousser d'ailleurs ce fait d'observation
résultant des inoculations expérimentales, à savoir que les
diverses régions du corps présentent des terrains plus ou
moins favorables à l'évolution de l'ulcère chancreux.

Les points des organes génitaux les plus fréquemment atteints sont : chez l'homme, le frein, le gland, le prépuce ; et,
chez la femme, la fourchette et la face interne des grandes et
des petites lèvres.

Les deux statistiques suivantes donneront une idée de la
distribution du chancre simple chez l'homme au point de vue
du siége :

1° Tableau ne comprenant que les chancres ayant fourni la
pustule caractéristique, après les inoculations pratiquées par
Ricord dans le service des hommes de 1831 à 1837 :

Verge	547
Anus	9
Lèvres	3
Gorge	1
Siéges divers	8
Larvés	21

2° Statistique de A. Fournier (445 cas : hommes).

Malades affectés de chancres du gland ou du prépuce	347
— — — du fourreau de la verge	21
— — — multiples de la verge, c'est-à-dire occupant à la fois le prépuce et le fourreau, le fourreau et le gland, etc.	24
— — — de la verge (sans désignation plus précise)	25
— — — du méat urinaire	11
— — — intra-uréthraux	5
— — — du scrotum	3
— — — du pubis	3
— — — des doigts	2
— — — de la face interne et supérieure de la cuisse	2
— — — de l'anus	1
— — — de la région thoracique antérieure	1

Aux deux tableaux statistiques précédents nous ajoutons les
suivants qui permettront de comparer avec ce qui s'observe
chez la femme.

1° Tableau ne comprenant que les chancres ayant fourni la

pustule caractéristique, après les inoculations pratiquées par Ricord dans le service des femmes, de 1831 à 1837 :

Vulve... 139
Vagin... 2
Lèvres.. 4
Gorge.. 2
Siéges divers...................................... 6
Larvés... 6
Col utérin.. 12
Anus... 28

2º Statistique des chancres simples observés par Debauge à l'Antiquaille dans le service des femmes (206 cas) :

Malades affectées de chancres simples de la fourchette ou de la fosse naviculaire. 78
— — — des grandes lèvres.... 19
— — — des petites lèvres..... 16
— — — du méat urinaire (19 se prolongeaient dans le canal)............ 21
— — — du voisinage du méat. 2
— — — du vestibule......... 4
— — — du clitoris.......... 1
— — — de l'entrée du vagin.. 17
— — — du vagin en arrière des caroncules........ 7
— — — du col utérin........ 1
— — — de la marge de l'anus.. 23
— — — du sillon interfessiter.. 5
— — — du périnée.......... 5
— — — de la face interne des cuisses........... 5
— — — de l'hypogastre....... 2

Symptômes. — *Période de début.* Qu'il soit inoculé expérimentalement ou contracté par contagion, le chancre simple présente un mode de début, une marche et des caractères, les mêmes dans les deux cas.

Aussitôt après l'absorption l'affection se développe : dès les premières vingt-quatre heures, le point piqué (s'il s'agit d'une inoculation expérimentale), devient rouge et s'entoure d'une auréole inflammatoire. — Le second jour il survient une tuméfaction légère, une saillie *papuleuse* ; l'auréole inflammatoire qui occupe le pourtour de la papule s'enflamme davantage. — Vers le troisième jour apparait au sommet de la papule un léger soulèvement de l'épiderme, puis une *vésico-pustule*, et enfin une *pustule* analogue à celle de l'echthyma ; cette dernière est jaunâtre et contient une sérosité louche. — Quand elle se rompt, ou si on la déchire, il reste à sa place une *ulcération* caractéristique du chancre simple.

La lésion se développe, avons-nous dit, immédiatement après l'absorption du virus : contrairement à l'accident initial de la syphilis, le chancre simple ne présente *pas d'incubation*.

C'est ce qu'ont surabondamment démontré les inoculations expérimentales, après lesquelles il était facile de surprendre le premier début de l'accident. Dans la pratique, dans les cas de chancres contractés par contagion, il ne semble pas à première vue en être de même : les malades ne constatent le chancre que quelques jours après les rapports contagieux, parfois après huit, quinze, et même vingt jours. Mais cette contradiction n'est qu'apparente : c'est seulement après que l'ulcération s'est effectuée, qu'elle frappe l'attention des malades, et encore n'est-ce pas au moment même de la formation de l'ulcère. Sans parler des malades négligents, s'observant peu, qui s'aperçoivent de leur état plus tard encore, ou qui ne s'en inquiètent pas : beaucoup alors, surtout parmi les femmes, vont tardivement trouver le médecin, auquel on présente comme une ulcération plus ou moins récente, une ulcération déjà ancienne. — Il peut même enfin y avoir des cas dans lesquels le début vrai du chancre s'est trouvé retardé, sans qu'on puisse cependant voir dans ce fait une incubation véritable : « Lorsque, dit Ricord, le pus virulent est déposé sur un tégument sain, il ne se développe pas une inoculation immédiate ; il lui faut au préalable se faire la voie, s'ouvrir la tranchée en corrodant, en détruisant l'épiderme, après quoi seulement il exerce son action spécifique. Or ce travail préparatoire demande évidemment un certain temps pour s'accomplir, et retarde d'autant l'éclosion du chancre. De là, comme conséquence, une *incubation apparente*, laquelle n'est en réalité qu'un stade d'élaboration insensible et de silence actif de la maladie. » Cette prétendue période d'incubation n'est donc, selon la juste expression de Ricord, qu'une période d'inobservation.

Période d'augment. — L'ulcération chancreuse prend dès les premiers jours ses caractères spéciaux qui vont s'accentuant de plus en plus pendant cette seconde période.

Elle se présente ordinairement sous une *forme* arrondie. Cette forme peut être circulaire, ou bien elliptique, plus ou moins allongée alors suivant le grand axe, ou même fissuraire ; les bords peuvent être unis, ou bien dentelés, ou même anfractueux ; et ces dispositions diverses sont commandées par diverses conditions : agglomération de plusieurs chancres en une ulcération unique, disposition de la région, contexture des tissus, tractions exercées par suite du fonctionnement normal de l'organe, etc. — Tout en gardant sa forme arrondie, l'ulcération tend à envahir les tissus environnants.

L'*étendue*, les *dimensions* de l'ulcération varient suivant l'époque à laquelle on la considère, et aussi suivant les cas, abstraction faite souvent de toute cause appréciable. Présentant parfois le diamètre d'une lentille ou d'un pois au début, elle atteint bientôt celui d'une pièce de vingt centimes ou même de cinquante centimes. Elle présente assez fréquemment l'étendue d'une pièce de un franc, rarement celle d'une pièce de cent sous, dimensions qu'elle dépasse en revanche dans certains cas, rares d'ailleurs, et liés alors au phagédénisme.

Contrairement au chancre syphilitique qui se présente sous la forme d'une érosion superficielle, le chancre simple est toujours plus ou moins *profond* : occupant en épaisseur une portion plus ou moins considérable, ou même la totalité de la peau ou de la muqueuse.

Ses *bords* sont nettement tranchés : taillés à pic, comme à l'emporte-pièce ; souvent un peu renversés en dehors, ou même décollés dans une petite étendue. Au lieu d'être unis ils sont fréquemment dentelés ou même déchiquetés.

Le *fond* est inégal, irrégulier, parfois aréolaire ; ordinairement grisâtre, ou parfois jaunâtre. Cet aspect est dû à une sorte de fausse membrane pultacée qui tapisse toute la surface de l'ulcération à laquelle elle adhère fortement; cette pseudo-membrane est constituée, ainsi que le démontre l'examen microscopique, par les débris des tissus normaux désagrégés par l'ulcération, et infiltrés de globules de pus.

La *suppuration* qui s'effectue à la surface du chancre est *abondante*. Ce produit, qui présente les caractères du pus ordinaire, est ordinairement mêlé, en quantité variable, de détritus organiques et de sang : il ne présente aucune particularité physique à laquelle on puisse rattacher ses *propriétés virulentes*. Ces dernières apparaissent avec l'ulcération et ne s'éteignent qu'avec elle : jusqu'à sa complète cicatrisation le pus qu'elle sécrète peut reproduire un chancre soit chez le malade lui-même soit chez un autre individu.

Ordinairement molle, la *base* du chancre simple donne aux doigts qui la pressent la sensation d'un tissu normal. Mais s'il devient le siége d'une inflammation, ou bien d'une irritation provoquée notamment par des topiques caustiques ou trop astringents, sa base acquiert une dureté inflammatoire qu'il faudrait bien se garder de prendre pour l'induration spécifique du chancre infectant. Il suffira d'être prévenu, presque toujours, pour éviter une erreur aussi grave, pour ne pas confondre avec l'induration spécifique la sensation d'empâtement ou de dureté que fournit souvent la base du chancre simple enflammé ou irrité ; il est des cas cependant où la distinction ne laisse pas que d'être fort délicate.

Le chancre mou n'est pas sans doute à proprement parler une affection *douloureuse* ; mais il s'en faut qu'il soit aussi fréquemment indolore qu'on a bien voulu le dire, — contrairement au chancre diathésique. A peu près sans exception le malade éprouve une sensation de malaise, de prurit, ou plutôt d'astriction accompagnée de chaleur mordicante, qui devient une sensation de brûlure au moment où l'on renouvelle les pansements : par suite du contact de l'air, et surtout de l'eau froide. Ces sensations douloureuses sont augmentées par la chaleur du lit, par les érections, par les pansements, les marches, les fatigues, les excès alcooliques, etc.

La douleur devient véritablement vive, et parfois intense quand l'ulcère s'étend, quand il devient le siége d'une inflammation, ou d'une gangrène.

Période d'état. — Après avoir acquis les caractères que nous venons d'étudier, le chancre les conserve parfois pendant un temps variable, mais ordinairement assez court. D'autres fois, au contraire, à la période d'augment succède d'emblée la période de réparation.

Période de réparation. — C'est à la périphérie que se montrent les premiers indices de réparation : les bords perdent insensiblement de leur rougeur et de leur tuméfaction. En même temps que les bords s'affaissent, le fond s'exhausse ; il change de couleur, bourgeonne, et élimine la fausse membrane adhérente à sa surface. L'ensemble de l'ulcère prend une couleur rosée et l'aspect général d'une plaie simple. La suppuration devient plus louable, moins sanieuse, moins chargée de détritus organiques et de globules sanguins. Puis une zone circonférentielle de cicatrice s'établit à la périphérie pour s'étendre ensuite progressivement vers le centre. — A la place de cette zone circonférentielle on peut observer des îlots cicatriciels qui, grandissant, finissent par se confondre. — Au lieu de se faire sur tout l'ulcère à la fois, la réparation peut ne s'effectuer d'abord que sur un point, le reste du chancre conservant pendant plus ou moins de temps encore ses caractères spécifiques.

Quel que soit le procédé de réparation, en tout cas, et quelle que soit l'époque, tant que le chancre n'est pas encore complétement cicatrisé, on doit le considérer encore comme conservant, quoi qu'on en ait dit, son caractère d'ulcère contagieux : la virulence du pus qu'il sécrète peut avoir perdu de son intensité, mais son inoculation peut encore reproduire un chancre.

Cet ulcère laisse toujours après lui une cicatrice plus ou moins profonde suivant le tissu qu'il occupait, et suivant la profondeur qu'il avait lui-même, mais qui, particulièrement à la peau reste toujours marquée.

En revanche, il ne laisse après lui aucun accident constitutionnel : l'ulcère guéri, la maladie n'existe plus.

Marche. — Le chancre progresse rapidement d'abord ; au bout de huit ou quinze jours il s'accroît encore, mais plus lentement ; et cet accroissement lent, puis insensible, se poursuit pendant toute la première période dite d'augment ou de progrès. Il se produit alors quelquefois un état stationnaire, très-court d'ailleurs, après lequel s'effectue la réparation suivant le mécanisme que nous avons indiqué. — La marche de la maladie présente des variétés très-nombreuses subordonnées, sans parler des complications, à l'étendue et au nombre des ulcères, et surtout à l'état général et au tempérament du malade.

Durée. — Très-variable, la durée du chancre simple oscille entre cinq semaines et deux mois. Il est rare qu'elle soit moindre ; mais on la voit parfois plus longue : diverses circonstances peuvent y contribuer ; tels sont : le manque de soins ; un traitement intempestif, mal entendu ; fatigues ; excès alcooliques ; conditions de tempérament et d'état général ; complications diverses (inflammation, œdème de la région, chancres successifs, phagédénisme, etc.) ; état de phimosis ; siége du chancre sur des points où il est exposé à des irritations de divers ordres (fourchette, méat, anus) ; étendue de l'ulcère, exigeant, quand elle est plus considérable, plus de temps pour la cicatrisation complète.

Terminaison. — Abstraction faite des complications, la cicatrisation est la seule terminaison du chancre simple.

Variétés. — Les chancres présentent des variétés très-nombreuses, tenant surtout aux particularités suivantes : étendue en surface ; profondeur ; forme générale ; disposition de leurs bords ; mode d'apparition, contemporaine ou successive ; siége ; état couvert, ou découvert du gland ; marche ; durée ; complications ; etc.

Complications. — Quand il siége sur le gland ou le prépuce, le chancre, par l'irritation qu'il provoque entour de lui, peut amener un *paraphimosis*. Si le gland est recouvert, il y a presque toujours *balano-posthite* concomittante. D'autres fois, au contraire, c'est par suite de cette dernière inflammation que survient le *phimosis*. Dans les cas de phimosis avec balano-posthite il peut survenir une *gangrène*, ou bien des *adhérences* entre le gland et le prépuce.

Ayant étudié déjà ces états pathologiques, nous n'y reviendrons pas.

L'ulcère chancreux peut devenir le siége d'une *inflammation* plus ou moins vive. Celle-ci survient parfois sans cause appréciable ; elle est le plus souvent provoquée ou entretenue par la malpropreté, par le contact répété de matières irritantes (dans les cas de phimosis, de chancres de la fourchette et de l'anus), par des pansements irritants, par la marche, par des fatigues de toutes sortes, par les excès alcooliques, par l'état général du malade, etc. — Le plus souvent cette inflammation reste bénigne, outre qu'elle cède facilement et rapidement à un traitement approprié ; mais il est des cas plus graves, dans lesquels elle s'accompagne de *décollements*, de *fusées, d'abcès chancreux*.

Le chancre simple peut provoquer, par le mécanisme de l'irritation, une *lymphite* commune. Mais presque toujours, quand survient cette complication, il faut y voir une affection spécifique, un véritable chancre des vaisseaux lymphatiques. La lymphangite est plus rare que le bubon, qui existe le plus souvent sans elle ; celle-ci cependant s'y ajoute dans un certain nombre de cas. On observe d'autre part des angioleucites sans bubon.

Bubon. — Dans quelques cas le chancre agit au même titre qu'une plaie ordinaire, et provoque une inflammation ganglionnaire qui présente les symptômes et la marche de l'adénite commune : pouvant se résoudre, ou suppurer, et ne présentant pas d'ailleurs en général de gravité. — Le plus souvent il en est tout autrement : le chancre simple constitue alors, suivant l'expression de Ricord, « une source de virulence spécifique » pour la glande. Ici, « c'est un bubon d'un tout autre genre, virulent par excellence, non susceptible de résolution ; c'est un bubon chancreux, un véritable *chancre ganglionnaire* ». Ce bubon chancreux est exclusivement propre au chancre simple ; il diffère essentiellement de l'adénopathie syphilique, ainsi que des adénites provoquées par la blennorrhagie ou bien par une inflammation simple ou un traumatisme.

Contrairement à ce qui se voit pour la lymphite et l'adénite sympathiques, on ne saurait assigner à la lymphite chancreuse et au bubon chancreux aucune *cause* prédisposante ou déterminante vraiment saisissable. Et cela se conçoit : il ne s'agit plus ici d'un état d'imminence morbide susceptible de se transformer en état pathologique déterminé sous l'influence de conditions diverses. Il y a transport en nature de la substance virulente aux vaisseaux lymphatiques et à la glande. Ce n'est pas par *absorption*, comme on l'a dit, mais par *effraction* que se fait ce transport : érodés par l'ulcération, les vaisseaux lymphatiques laissent à un moment donné le pus s'engager dans leur lumière. Est-il arrêté par les valvules, par la tuméfaction inflammatoire, ou d'autres conditions, il y a lymphite, ou mieux chancre des vaisseaux lymphatiques. Passe-t-il sans obstacles, ainsi qu'il arrive le plus fréquemment, le pus parvient jusqu'au réseau glandulaire, où il séjourne : il corrode la trame glandulaire et y produit le bubon chancreux.

Tandis que l'adénopathie est le cortége constant, obligé du chancre syphilitique, le bubon, malgré sa *fréquence* relative

(1 cas de bubon à peu près pour 3 ou 4 cas de chancres simples), n'accompagne l'ulcère non diathésique qu'à titre de complication.

Si l'on considère que les régions génitale et péri-génitale constituent le siége presqu'exclusif du chancre simple, on comprendra sans peine que le pli de l'aine soit le *siége* presqu'exclusif des bubons chancreux. C'est presque toujours un des ganglions inguinaux superficiels qui est affecté, ordinairement au devant des vaisseaux cruraux, au-dessous du ligament de Fallope. Le bubon est dans la plupart des cas unilatéral, occupant le pli de l'aine du côté correspondant à celui où siége l'ulcération. Il peut être bilatéral, ce qui s'explique, pour les chancres de la verge, par les anastomoses des vaisseaux lymphatiques des deux côtés. On a vu enfin, pour le chancre affectant l'un des côtés de la verge, le bubon se développant sur l'aine du côté opposé, ce qui s'explique d'ailleurs par des raisons anatomiques tout aussi simples. — Enfin, détail important signalé par Hunter, et sur lequel Ricord a depuis insisté : le bubon « se borne toujours au *premier groupe* des glandes où viennent se rendre les lymphatiques de la partie malade ».

Quand il se produit, le bubon ne suit pas immédiatement l'apparition du chancre. C'est *en général dans les premières semaines* qu'il survient ; tant que l'ulcère existe cependant, il peut toujours présenter à un moment donné cette complication.

Les *symptômes* du bubon chancreux ne diffèrent pas au début de ceux de l'adénite simple : il se trahit d'abord par un mouvement de gêne, de tension, de douleur sourde, surtout pendant les mouvements ; bientôt s'établit une véritable douleur : douleur spontanée, et qu'exaspère le moindre effort. La sensibilité est très-vive à la pression. On constate une tuméfaction, au niveau de laquelle la peau ne tarde pas à rougir. L'inflammation reste localisée à l'un des ganglions de la région ; et celui-ci subit la fonte purulente, la suppuration est *fatale*. Comme conséquence, il survient une inflammation et une suppuration de l'atmosphère celluleuse dans laquelle est plongée la glande. Seul, le pus ganglionnaire est virulent et susceptible de reproduire par inoculation un chancre mou : le pus provenant de la péri-adénite est purement inflammatoire et non réinoculable. Cette distinction toutefois cesse quand, la coque ganglionnaire étant détruite, le mélange des deux pus s'établit. — Au bout d'un temps variable la fluctuation est perceptible, et, si l'on n'ouvre pas l'abcès avec le bistouri, la peau s'amincit et s'ulcère, laissant s'écouler le pus au dehors par une ou plusieurs ouvertures plus ou moins régulières, ou plus ou moins anfractueuses. L'orifice ne présente pas l'aspect d'une ouverture ordinaire de phlegmon : c'est un *véritable chancre* : présentant l'aspect, les caractères, la virulence, la marche, les formes, les complications de tout chancre simple.

Il est impossible au début d'établir d'une façon certaine le *diagnostic* entre le bubon chancreux et l'adénite simple consécutive parfois à cet ulcère. En général, la marche du bubon chancreux est plus rapide, et les phénomènes présentent une plus grande acuité ; c'est tout ce qu'on en peut dire. Après l'ouverture, en revanche, la distinction ne tarde pas à se trancher : les lèvres de la plaie affectant les caractères d'un chancre simple.

Le *pronostic* doit toujours être réservé : car, outre qu'il est en général plus grave que pour l'adénite simple et que pour l'adénopathie syphilitique, il ne faut jamais perdre de vue les complications qui peuvent survenir, notamment le phagédénisme dont ce nouveau chancre peut être le siège aussi bien que l'ulcère point de départ du bubon.

Phagédénisme. — Le phagédénisme est cette manière d'être du chancre mou (comme d'ailleurs du chancre syphilitique, des scrofulides, etc.), lorsqu'il vient à s'étendre considérablement soit en profondeur, soit surtout en surface.

Cette complication présente des caractères variables suivant qu'elle se montre à l'état *aigu* ou à l'état *chronique*, suivant qu'elle affecte la forme *gangréneuse*, la forme *pultacée* ou la forme *térébrante*.

La forme *gangréneuse* semble déterminée le plus souvent par l'âge avancé du malade, par l'alcoolisme, par des maladies aiguës intercurrentes, notamment les fièvres d'accès, par l'étranglement dans le cas de paraphimosis.

La gangrène se manifeste d'ordinaire dans les premiers jours de l'existence du chancre. — L'ulcère devient douloureux, violacé ; il se montre à sa surface des points grisâtres ; une auréole rouge entoure l'ulcère ; la suppuration devient ichoreuse ; il se forme enfin une eschare noirâtre. Celle-ci se détache bientôt et tombe ; la gangrène ordinairement reste limitée, et la chute de l'eschare laisse une plaie simple non virulente qui, le plus souvent, se répare assez vite, mais qui laisse toujours après elle une cicatrice plus ou moins prononcée suivant que la gangrène est plus ou moins étendue en surface ou en profondeur. On peut voir cependant, s'il s'agit de la verge, le corps caverneux plus ou moins intéressé.

Quant à l'état *diphtéritique* et *pultacé*, « il se présente sous deux formes : la forme pultacée et la forme pseudo-membraneuse, toutes deux procédant d'une même cause, et pouvant se grouper sur la même plaie. Celle-ci, dans la première de ses formes, présente une analogie frappante avec la pourriture d'hôpital, et par le fait les chancres pultacés diffèrent peu des plaies compliquées de cette pourriture. Le fond de l'ulcération est jaunâtre, tomenteuse, recouvert d'une matière pulpeuse mêlée de stries sanguines. Ses bords irréguliers, frangés, ont une teinte violacée ; les tissus voisins sont œdémateux ; en même temps le malade ressent des douleurs, il perd l'appétit et éprouve une fièvre souvent intense. — Dans la forme pseudo-membraneuse l'ulcère est tapissé d'une fausse membrane qui lui adhère plus ou moins intimement. Il a un aspect jaunâtre, et ne sécrète qu'une petite quantité de matière séreuse. Épaissie, desséchée dans certains cas, la matière morbide adhère fortement au fond de la plaie, qui peut rester stationnaire pendant très-longtemps sans s'étendre ni se rapetisser. Les alcalis attaquent ce produit de sécrétion, qui ne subit en général, sous l'influence des acides, qu'un simple racornissement. — La présence des productions membraneuses ou pultacées à la surface d'un chancre rend très-souvent ce dernier insensible aux agents extérieurs et même à la cautérisation. » (Melchior-Robert.)

Le chancre phagédénique est dit *serpigineux* lorsqu'il s'étend en surface, et *térébrant* quand il creuse plus particulièrement en profondeur. Le plus souvent il détruit les tissus à la fois en profondeur et en surface. Il présente alors un aspect et une gravité très-variables suivant le degré d'acuité, l'étendue de la destruction, le siège, la durée, l'état général du malade, etc. Quelle que soit la variété qu'elle présente, cette complication est très-grave, et ordinairement fort rebelle.

Diagnostic. — Le chancre simple peut plus particulièrement être confondu avec un *chancre syphilitique*, une *plaque muqueuse*, une *syphilide ulcéreuse* ou une *gomme ulcérée*, un *herpès præputialis*, un *eczéma*, une pustule d'*impétigo* ou d'*echthyma*, un *épithélioma ulcéré*, une pustule *stibiée*, un *ulcère arsenical*, une *éruption* provoquée par la préparation de la canne de Provence.

Nous ne reviendrons pas, nous en étant déjà occupés ailleurs, sur les caractères qui permettent de distinguer le chancre simple du *chancre induré* et de la *plaque muqueuse*].

Des *syphilitiques ulcéreuses*, des *gommes ulcérées* du gland et du prépuce pourraient, dans quelques cas, en imposer pour un chancre simple. Mais, outre qu'un examen attentif fait voir qu'elles ne présentent pas tout-à-fait les caractères de l'ulcération chancreuse, on pourra toujours établir le diagnostic en tenant compte des accidents diathésiques concomitants s'il s'agit d'une lésion syphilitique, et en s'aidant des commémoratifs. Au besoin l'auto-inoculation lèverait les derniers doutes.

L'herpès præputialis est constitué par une tache rouge sur laquelle apparaissent des vésicules ; celles-ci, se déchirant, laissent à nu de petites ulcérations recouvertes de croûtes et disposées en groupes ; elles sont le siège d'un prurit plus ou moins vif, mais jamais d'une véritable douleur, si ce n'est dans une forme particulière de cette affection, *l'herpès douloureux* (Mauriac) ; l'herpès enfin est une affection essentiellement récidivante, et non réinoculable au sujet lui-même. Les caractères actuels et les commémoratifs rendront par conséquent presque toujours la distinction facile ou tout au moins possible.

L'eczema sera toujours reconnu à sa surface uniforme, non creusée, recouverte de croûtes ou de squames ; sans parler des commémoratifs.

Ce n'est que tardivement que la pustule de *l'impétigo* et de *l'echthyma* prend un aspect susceptible de rappeler le chancre simple ; ce dernier, au contraire, présente au bout de très-peu de temps son aspect caractéristique. Le pus de la pustule impétigineuse ou echthymateuse n'est pas réinoculable.

L'épithélioma ulcéré de la verge se distinguera surtout par les caractères suivants : marche lente, adénopathie dont le siège est en rapport avec celui de l'ulcère, induration de la base, bourrelet circonférentiel dur et saillant, âge du malade.

L'ulcère arsenical affecte plus particulièrement les régions découvertes, et spécialement les mains, tandis que le chancre simple a pour siège à peu près exclusif les organes génitaux. Les antécédents professionnels et l'existence concomitante sur diverses parties du corps d'éruptions érythémateuses et pustuleuse mettront vite sur la voie.

« A la teinte d'un vert jaunâtre de presque toute la peau, et surtout de la face palmaire des mains, à la croûte verdâtre qui remplit la cavité sous-unguéale, se joint la coloration jaune des ongles due à l'acide picrique ; ajoutez un érythème vaguement disséminé, puis une série de points noirs et de pustules enflammées, quelquefois un panaris, etc. » (Vernois.)

L'ulcération arsenicale, enfin, présente à sa surface une substance verdâtre caractéristique signalée par Follin.

*L'éruption propre aux ouvriers qui préparent la canne de
Provence* affecte les organes génitaux ; c'est vers le deuxième
jour qu'elle se localise plus spécialement sur les bourses qui
sont tuméfiées, rutilantes, dépouillées d'épiderme : leur surface exulcérée baigne dans un liquide séro-sanguin ou séro-
purulent ; quelques jours plus tard les ulcérations se recouvrent d'une croûte unique, brune et crispée ». (Maurin.)
Les éruptions concomitantes et les phénomènes généraux,
ainsi que les antécédents professionnels ne doivent jamais
permettre la confusion entre le chancre simple et cette éruption artificielle.

Le diagnostic du chancre simple pourra présenter en outre
des difficultés très-variables tenant aux complications telles
que : phimosis, inflammation, phagédénisme, etc ; ou tenant
à une affection concomitante comme un chancre syphilitique,
un herpès, une blennorrhagie.

Pronostic. — S'il reste exempt de complication, le chancre
simple n'est pas à proprement parler une affection grave :
la blennorhagie, et surtout la syphilis sont des maladies plus
sérieuses. Ce qui atténue surtout son pronostic, c'est qu'il est
une lésion exclusivement locale et n'entraînant pas d'accidents constitutionnels. Il ne faut pas perdre de vue toutefois
qu'il provoque fréquemment l'existence du bubon chancreux,
et surtout qu'il est susceptible de présenter une complication
excessivement grave : le phagédénisme.

Traitement. — Affection purement locale, le chancre
simple ne comporte pas de traitement antidiathésique : il n'y
a pas lieu en effet de combattre ou de prévenir une maladie
constitutionnelle qui n'existe pas. Non-seulement d'ailleurs
ce traitement serait inutile, mais il serait nuisible : il est aujourd'hui reconnu que l'administration notamment du mercure intus et extra n'est pas, dans ce cas, sans danger. « Je
puis assurer que l'administration du mercure pendant la durée

d'un chancre simple, est une des conditions les plus aptes à favoriser le développement du phagédénisme.... La plupart de ces horribles ulcères rongeurs qui nous arrivent à cet hôpital après avoir détruit une partie de la verge, sont des chancres simples auxquels on a prodigué le mercure sous toutes ses formes. Jugez de l'utilité et de l'opportunité d'un traitement qui risque de vous enlever une partie de la verge pour vous guérir de la vérole que vous n'avez pas. » (Ricord.)

En revanche, ici comme dans toute affection, si exclusivement locale qu'elle puisse être, le médecin ne doit pas perdre de vue l'état général du malade : celui-ci guérirait d'autant plus lentement et plus péniblement que ses fonctions générales languiraient davantage. Le lymphatisme, l'anémie, la misère, la fatigue, les excès de toutes sortes aggraveraient naturellement la maladie ; toute cause de débilité générale sera donc soigneusement écartée, et cette débilité sera combattue si elle existe. On prescrira le fer, les arsenicaux, le quinquina, le quassia, le colombo, la strychnine à petites doses, etc. On devra supprimer s'il existe l'état suburral des voies digestives à l'aide de légers purgatifs salins, on maintiendra l'intégrité de l'appétit. L'exercice modéré, et, au besoin, l'air de la campagne et l'hydrothérapie seront conseillés.

Mais le vrai traitement du chancre simple, est le *traitement local*. Toutes les méthodes, tous les procédés ne sont que l'application de ce principe : transformer la plaie virulente en une plaie simple.

Mis en pratique déjà bien avant lui, ce principe a été pour la première fois nettement formulé par Hunter : « La méthode la plus simple de traiter un chancre, dit-il, consiste à le détruire ou à l'extirper. De cette manière on le réduit à l'état d'ulcère ou de plaie simple, et il se cicatrise comme tout ulcère ou plaie de cette nature. »

Pour arriver à ce but, le moyen le plus simple et le premier qui se présente à l'esprit, c'est évidemment l'*excision*. Mais outre que c'est une opération douloureuse, c'est encore un moyen dangereux ; un seul de ses inconvénients suffirait à le faire rejeter : qu'une goutte du pus de la surface chancreuse qu'on enlève tombe sur la surface de section, et celle-ci devient un nouveau véritable chancre simple, plus étendu que le précédent.

La *cautérisation* reste donc la seule méthode applicable à la destruction sur place de la maladie. C'est la vraie méthode « *ad interficiendum tarolos virgæ* », suivant l'expression de Vigo ; car « du jour au lendemain, comme le dit fort justement Ricord, c'en est fait du chancre et de sa spécificité virulente. Le chancre se trouve tué sur place. »

La cautérisation a été surtout pratiquée avec la pâte de canquoin, la pâte carbo-sulfurique, la pâte de Vienne, le fer rouge, la nitrate d'argent ; — on a employé aussi l'acide nitrique mono-hydraté, l'acide sulfurique, la potasse, la poudre de Rousselot, etc.

C'est surtout à l'hôpital de l'Antiquaille qu'a été employée la *pâte de canquoin* (chlorure de zinc 50 gr. — farine de froment 50 gr. — F. dissoudre le sel dans quantité suffisante d'eau distillée, en triturant dans un mortier de porcelaine ; ajoutez la farine, et faites une pâte serrée que vous étendrez en plaque). « Au moment de l'appliquer sur les chancres, on absterge la plaie ; après l'avoir abstergée et séchée, on la recouvre d'une rondelle de pâte taillée sur le patron du chancre, de même forme et de même dimension que lui. On fixe la pâte avec des bandelettes de diachylon ou avec une bande de toile, et on la laisse en place pendant une demi-heure, une heure, ou même deux heures, suivant l'étendue ou la profondeur du chancre. — Après avoir enlevé le caustique, on recouvre la partie cautérisée d'un bourdonnet de charpie sèche ou imbibée d'eau froide ou d'eau blanche. On continue le même pansement jusqu'à la chute de l'eschare ; plus tard on emploie le vin aromatique. L'eschare tombe toujours au bout de trois ou quatre jours. La place présente alors l'aspect général d'une plaie simple, mais elle est recouverte d'un enduit pseudo-membraneux dont il n'y a pas à se préoccuper, car il ne tarde pas à être éliminé, et à mettre à découvert une surface rosée avec des bourgeons charnus de bonne nature.

Cette plaie entre bien vite en réparation ; dans quelques cas la cicatrisation est complète au huitième ou au dixième jour après la chute de l'eschare ; ordinairement, il faut attendre douze à quinze jours, rarement davantage. (Rollet.)

Le caustique *carbo-sulfurique* a été surtout préconisé par Ricord qui l'a beaucoup employé à l'hôpital du *Midi*. C'est de l'acide sulfurique uni à la poudre de charbon dans des proportions nécessaires à la constitution d'une pâte demi-solide. « Son mode d'emploi est fort simple : on applique avec une spatule cette pâte carbo-sulfurique sur toute l'étendue de l'ulcération ; on la nivelle, puis on la recouvre d'une couche d'ouate pour protéger les parties voisines. La pâte ne tarde pas à se dessécher, et forme une croûte noire, laquelle reste adhérente aux tissus, fait corps avec eux, pour ainsi dire, et ne se détache que plusieurs jours après son application. Lorsque cette croûte tombe, la plaie qu'elle laisse à découvert n'est plus qu'une *plaie simple*, exempte de toute virulence, analogue à l'ulcération qui suit la chute d'une eschare, analogue à celle que vous auriez produite en appliquant la pâte sur une portion de peau saine. Cette plaie n'ayant pas de cause d'entretien, ne tarde pas à entrer en réparation, et il suffit de quelques soins (pansement au cérat, au vin aromatique, ou même à la charpie sèche) pour en accélérer le travail cicatriciel. Parfois même il arrive que la cicatrisation s'accomplisse sous la croûte et soit achevée quand celle-ci se détache.—C'est merveille de voir le résultat produit par une telle cautérisation.... Le chancre, passez-moi le mot, se trouve *tué sur place* ; c'est fait de lui en un instant, et ce qui lui succède, c'est une plaie simple qui, n'ayant plus de raison d'être, se cicatrise en quelques jours sans accident...... Et non seulement le chancre est détruit en tant que chancre, mais encore il est anéanti en tant qu'origine de complications spécifiques. Lymphangites virulentes, abcès chancreux, bubons chancreux, aucun de ces accidents n'est plus à craindre, une fois le chancre éteint..... Ajoutez encore à cela, au point de vue social, c'est que le foyer de contagion est éteint et que ce chancre anéanti est une graine morte qui n'aura pas de rejetons. Sans doute, le caustique carbo-sulfurique est d'une application douloureuse ; ce ne saurait être là néanmoins une contre-indication à son emploi, en présence du résultat à obtenir. D'ailleurs la douleur qu'il provoque est de beaucoup inférieure à celle que produit l'acide azotique ou le fer rouge ; elle est subite, intense, mais peu persistante ; elle est moins prolongée notamment que celle dont s'accompagnent les applications de pâte de Vienne. Ce caustique de plus a l'avantage d'être facilement maniable et malléable. Il peut s'adapter exactement aux irrégularités, aux anfractuosités de l'ulcération chancreuse. Enfin c'est un caustique énergique, *profond*, qui modifie au loin les tissus, et qui, comme le chancre, a pour ainsi dire son rayonnement périphérique d'action destructive. A ces divers titres il me semble le meilleur agent connu pour détruire le chancre. » (Ricord).

La *pâte de Vienne* est d'une application plus douloureuse que celle des deux caustiques précédents ; l'eschare qu'elle laisse est plus molle, et plus lente à se détacher. Nous la croyons donc inférieure à la pâte de Canquoin et au caustique carbo-sulfurique.

La cautérisation au *fer rouge* présente, nous le savons, divers inconvénients : ne fût-ce que la répugnance que son application inspire aux malades, nous reconnaissons que ce procédé ne peut être employé d'une manière générale. Nous pensons cependant qu'il est des cas, les cas de phagédénisme serpigineux notamment, où la préférence doit être donnée au fer rouge. Certaines règles et certaines précautions qui doivent présider à son emploi, ont été soigneusement exposées par Rollet : « Je n'ai pas besoin de dire que, dans ces cas graves, où la cautérisation est toujours longue, minutieuse, le malade doit être endormi. On prépare et on chauffe au rouge blanc des cautères de différentes formes et de différents volumes. Le chancre est lavé avec une éponge, puis soigneusement abstergé et séché avec de la charpie. — On promène le fer rouge sur toute la surface chancreuse. Il faut surtout avoir l'œil sur les bords sinueux et décollés de l'ulcère; c'est là que le cautère doit être porté avec le plus d'attention, afin qu'aucun diverticule ne soit épargné. La peau décollée doit être cautérisée, non-seulement en dessous, à revers, mais même au dessus, de manière qu'elle soit entièrement modifiée ou détruite. Il faut partout laisser le fer rouge assez longtemps pour que la cautérisation dépasse les limites profondes du chancre, mais sur les bords encore plus qu'ailleurs. Il faut aussi parcourir la surface malade dans toute son étendue, et faire en sorte que rien, absolument rien de chancreux n'échappe à la cautérisation. C'est même la possibilité de remplir ces indications qui fait la grande supériorité du cautère actuel dans les cas difficiles : car c'est le chirurgien qui conduit le fer rouge depuis le commencement jusqu'à la fin de l'action cautérisante ; il sait ce qu'il fait, et il fait tout ce qui est nécessaire. — L'opération terminée, la plaie est pansée à l'eau froide. Le malade se réveille et ne souffre pas beaucoup plus de la cautérisation qu'il ne souffrait auparavant de son chancre. Les pansements ultérieurs se font pendant quelques jours avec de l'eau ordinaire ou de l'eau blanche et ensuite avec le vin aromatique » (Rollet.)

Quant à la cautérisation avec le *nitrate d'argent*, elle se fait en promenant soigneusement le crayon sur toute la surface du chancre, surtout vers les bords, et sous les bords décollés, en ayant soin de ne laisser échapper aucun point de l'ulcère.

Pas plus qu'aucune autre maladie, le chancre simple n'est exclusivement justifiable d'une méthode unique de traitement, et il est des cas auxquels n'est pas applicable la cautérisation destructive. Certains de ces ulcères sont susceptibles d'être modifiés lentement jusqu'à suppression de leur caractère virulent. Divers agents ont été employés dans ce but.

1° *Nitrate d'argent.* — C'est, dans les cas de cette espèce, le meilleur des topiques. Voici comment s'exprime à ce sujet Rollet qui l'a surtout préconisé : « J'ai l'habitude de l'employer en solution au 30ᵉ dans l'eau distillée. Cette solution n'est pas d'une application bien douloureuse ; les malades ne tardent pas à s'y habituer ; mais pour ceux qui ne s'y habitueraient pas, on pourrait la dédoubler. La charpie imbibée de ce liquide et renouvelée trois ou quatre fois par jour, constitue un pansement au moyen duquel le nitrate d'argent exerce une action substitutive énergique sur le chancre, dont la surface est chaque jour plus profondément modifiée, et qui ne tarde pas à perdre peu à peu sa virulence et à passer de la période de progrès à celle de réparation. Cette solution exerce aussi une action salutaire sur le pourtour du chancre. Les tissus qui l'avoisinent devenant plus durs, d'une consistance plus ferme, opposent par cela même plus de résistance à l'envahissement du chancre de proche en proche, plus de résistance aussi aux réinoculations accidentelles. — En même temps que le topique est ainsi maintenu en permanence sur le chancre, on peut de temps en temps faire des cautérisations légères, soit avec une solution plus concentrée que celle qui est employée en pansements, soit avec le nitrate d'argent en crayon. — Toutefois, dès que le chancre entre en réparation, il n'est pas nécessaire d'employer des topiques aussi actifs ; il y aurait même à craindre que le nitrate d'argent ne réprimât trop les bourgeons charnus dont le développement est nécessaire à la cicatrisation régulière de la plaie. Il y a donc un moment où il faut recourir purement et simplement au vin aromatique. Ce moment n'est pas encore venu tant que le chancre est en voie de progrès ; mais quand la surface du chancre est devenue rouge, et que l'état des bords du chancre, comme celui du fond montre qu'une transformation est en train de s'opérer, et que la réparation commence, il est temps de modifier le pansement dans le sens que nous venons d'indiquer. »

2° *Tartrate ferrico potassique* :

Tartrate de potasse et de fer.   .   .   .   5 à 10 gr.
Eau distillée.   100   gr.

On en lave le chancre et on en imbibe de la charpie que l'on
maintient appliquée. —3ⁿ *Sulfate de zinc* et *chlorure de zinc*
en solution étendue dont on imbibera de la charpie.—4° *Tcin-
ture d'iode* étendue. — 5° Solution *iodo-tannique* étendue d'eau.
— 6° *Sublimé*. — 7° *Nitrate acide de mercure*. — 8° *Perchlorure de fer*. — 9° *Hydrate de chloral*. — 10° *Nitrate acide de
mercure*. — 11° Acides *citrique, chlorydrique, nitrique, phénique, thymique, salycilique*, etc., également étendus d'eau. —
12° *Alcoolé de guaco*. — 13° Décoction de *tan*. — Faible solution de *potasse*. — 15° *Tannin, quinquina, ratanhia*. — 16°
Poudre d'*iodoforme*, etc.

Règle très-importante qu'il ne faut jamais oublier: *les
pommades en général, les pommades mercurielles en particulier
sont extrêmement nuisibles au chancre simple.*

C'est donc en solutions et en poudre que doivent être appliqués les topiques. — Si le chancre siége dans la cavité balano-préputiale, et qu'il y ait complication de phimosis : on
pratiquera dans cette cavité plusieurs fois par jour des injections avec l'une des solutions indiquées ci-dessus; on aura
soin de porter l'extrémité antérieure de la seringue le plus en
avant possible, jusque dans la rainure balano-préputiale.

Pour ce qui est du choix à faire dans la méthode ou dans le
procédé pour le traitement du chancre simple, il sera com-
mandé par des conditions très-variables que peut présenter
l'ulcère, au point de vue de l'ancienneté, de l'étendue, du
nombre, du siége de la réinfection possible par un chancre
voisin de la plaie simple qu'on aura effectuée par la cautérisation. On ne peut rien dire d'absolu à ce sujet : c'est au tact
du médecin qu'il appartient de saisir l'indication qui surgit
du cas particulier. D'une manière générale cependant on peut
dire que le plus grand nombre des chancres simples sont justi-

ciables de la cautérisation, et en particulier de la cautérisation par la *pâte de canquoin* ou par le caustique *carbo-sulfu-rique*.

S'il y a phagédémisme, on préférera la cautérisation au *fer rouge*. On rejettera enfin l'emploi des caustiques, et, le plus souvent, on donnera la préférence au *nitrate d'argent* en solution au 30ᵉ dans le cas où le traitement radical ne pourrait être appliqué : chancres sous-préputiaux, chancres uréthraux, chancres menacés de réinoculation, chancres trop nombreux ou bien siégeant sur des points où la cautérisation pourrait provoquer des conséquences nuisibles (délabrements, rétractions consécutives, etc.). Si enfin l'ulcère entre déjà dans la période de réparation, on devra se contenter d'applications astringentes et cathérétiques.

§ X. — Herpès Génital.

Synonymie. — Herpès prœputialis, herpès préputial, herpès vulvaire.

Définition et nature. — C'est une éruption vésiculeuse, non parasitaire, indépendante de la syphilis, ni vénérienne, ni contagieuse, et de nature inflammatoire. — Pour Bazin c'est une affection *arthritique*, tandis que Hardy rattache à l'*eczéma* la plupart des éruptions du prépuce et du gland décrites sous le nom d'*herpès*.

Étiologie et Pathogénie. — La diathèse *arthritique* serait pour Bazin une cause prédisposante de cette affection. D'autre part Hardy qui rattache à l'*eczéma* l'herpès génital fait observer qu'on rencontre bien souvent ce dernier « chez des gens qui ne présentent aucun des signes assignés par Bazin à la maladie qu'il appelle Arthritis. Ce que j'ai observé bien plus souvent, dit-il, c'est le développement de l'herpès préputial et vulvaire chez des individus qui présentaient en même temps, ou qui avaient présenté plus ou moins longtemps auparavant

9.

des éruptions eczémateuses. » — Cette affection est plus commune chez l'homme que chez la femme, chez les jeunes sujets que chez les adultes. — La malpropreté et le contact de liquides irritants exercent une grande influence sur sa production, ce qui explique son apparition consécutivement au coït avec une femme présentant soit un flux menstruel, soit un écoulement leucorrhéique ou vénérien, ainsi que sa coïncidence avec une affection syphilitique, un chancre mou, une blennorrhagie. Cette dernière origine, ainsi que son siège expliquent pourquoi l'on a, bien à tort, considéré longtemps l'herpès génital comme une affection vénérienne ou même syphilitique. — Les excès de table, les fatigues de diverses natures, particulièrement le coït avec une femme nouvelle, sont des causes occasionnelles efficaces. — L'herpès n'est point une affection contagieuse.

Siége. — Le plus souvent l'herpès se développe sur la face interne du prépuce et sur le gland, plus particulièrement dans la rainure balano-préputiale ; il occupe assez souvent le frein ; il peut affecter aussi le feuillet cutané du prépuce et le fourreau de la verge.

Symptômes. — Le malade éprouve un sentiment de chaleur ou de cuisson dans la région affectée. Cette sensation pénible peut affecter les caractères d'une véritable douleur dans une forme particulière de cette affection (Mauriac). L'examen local permet de constater une ou plusieurs plaques rouges légèrement surélevées. Au centre de cette *papule* se forme bien vite une *vésicule* transparente du volume d'une lentille, et remplie d'un liquide ordinairement clair, mais parfois légèrement trouble, citrin ou grisâtre. La vésicule, en se rompant, laisse à découvert une ulcération qui sécrète du pus ; celui-ci se concrète en une petite plaque pultacée ou en une croute. Quand il y a plusieurs ulcères, comme il arrive d'ordinaire, ceux-ci restent le plus souvent isolés ; mais ils se réunissent dans certains cas, de manière à constituer une ulcération unique pouvant simuler un chancre.

Marche, durée, terminaisons. — La marche de l'affection est ordinairement aiguë, et sa durée oscille entre huit et vingt jours ; mais elle peut se prolonger plus longtemps. Ce qu'on observe, plus fréquemment qu'une longue durée de l'éruption, ce sont des éruptions successives pendant un temps variable. Car cette affection est d'ailleurs essentiellement sujette aux récidives. En tout cas elle se termine toujours par résolution ; elle ne présente aucune complication, pas même l'engorgement des ganglions lymphatiques correspondant à la région affectée. Elle ne laisse après elle ni cicatrice, ni macule, ni surtout bien entendu d'accidents diathésiques.

Diagnostic. — L'herpès génital est très-difficile à distinguer de l'*eczéma* dont Hardy le regarde d'ailleurs comme une variété.

Le *chancre syphilitique* se distinguera par son mode d'évolution. De plus, il est constitué à son début, non par une vésicule comme l'herpès, mais par une pustule. Il est unique, induré à sa base, et s'accompagne de l'adénopathie satellite caractéristique.

Le *chancre mou* pourrait quelquefois être confondu plus facilement avec l'affection qui nous occupe. Le chancre est plus profond, ses bords sont taillés à pic ; au lieu d'être rosé, son fond est grisâtre ; il est le siège d'un suintement abondant ; il s'accompagne fréquemment de l'inflammation suppurative de l'un des ganglions correspondants.—Dans certaines circonstances, surtout quand c'est le frein qui est le siège de l'affection, ou quand il y a concurremment phimosis et balano-posthite, le diagnostic peut présenter de sérieuses difficultés, et il est bon de le réserver. — Dans les cas de balano-posthite avec exulcération, il sera toujours bon d'examiner les urines et d'y chercher le sucre : car il serait très-regrettable, prenant pour un herpès une balanite glycosurique, de laisser échapper un cas de diabète.

Le **Pronostic** de l'herpès génital ne présente aucune gravité. Seulement ,dans certains cas, sa tenacité ou la fréquence de ses récidives en font une affection très-gênante pour le malade qui en est affecté.

Traitement. — Le plus souvent des mesures de propreté, des bains simples généraux et locaux, joints à l'isolement des surfaces, suffisent pour triompher de l'affection. Au besoin on applique de la charpie imbibée de l'une des solutions suivantes : *alun, extrait de saturne, borax.* — Il y a des formes rebelles qui demandent qu'on insiste sur ces moyens, ou qu'on leur substitue des topiques astringents plus actifs : décoction de ratanhia, solution de tannin, solution faible de nitrate d'argent, vin aromatique, liqueur de matico, lotions d'eau blanche répétées trois ou quatre fois par jour. — En outre, bien entendu, le malade devra éviter les causes qui provoquent habituellement l'éruption. « Je ne saurais surtout trop conseiller aux hommes la fidélité conjugale, qui me paraît le meilleur préservatif de l'herpès récidivant des parties génitales. » (Hardy.)

§ XI. — CANCER DU PÉNIS.

Dénifition et nature. — Sous le nom de cancer de la verge on englobe deux affections organiques distinctes au point de vue de leur structure histologique, de leur siège et de leur point de départ, aussi bien qu'au point de vue de leur phénoménalité clinique et de leur gravité : le *cancer* proprement dit (*encéphaloïde* et *squirrhe*), et le *cancroïde* ou *épithélioma.*

Étiologie et Pathogénie. — Pas plus pour le pénis que pour les autres organes on n'est parvenu à déterminer les véritables causes du cancer. Tout au plus a-t-on pu surprendre, dans certains cas, les conditions qui avaient favorisé ou provoqué l'explosion de la dégénérescence. Toutes ces causes paraissent avoir agi par le mécanisme de l'irritation locale persistante. Aussi s'explique-t-on facilement le rôle prépondérant que joue ici l'état de phimosis (Roux, Hey, Travers, Ricord,

Demarquay, etc.). — Marx rapporte le cas d'un homme infibulé par une femme ; ayant porté pendant quatre ou cinq ans deux petits cadenas d'or passés à travers le prépuce, cet individu vit survenir un état tuméfié, dur et ulcéré de ce repli. Dupuytren considéra cette lésion comme cancéreuse et en pratiqua l'ablation.

On a rapporté comme ayant présidé dans certains cas à l'apparition du cancer pénien, quelques autres causes telles que : contusion, déchirure du prépuce, malpropreté, fistule urinaire. — Quant à la contagion qui aurait eu lieu consécutivement à la cohabitation avec une femme affectée de cancer utérin, on ne doit voir là qu'une coïncidence purement fortuite. — Pour ce qui est de la syphilis, on ne saurait établir aucune relation entre elle et la maladie cancéreuse ; mais on conçoit que certaines ulcérations syphilitiques rebelles puissent, abstraction faite d'ailleurs de leur nature, et par le seul mécanisme de l'irritation permanente, favoriser l'éclosion du cancer. — C'est en général de quarante à soixante-dix ans, et plus spécialement de cinquante à soixante qu'on observe cette affection.

Fréquence. — Les affections cancéreuses du pénis ne sont pas excessivement rares ; mais c'est le cancer véritable qui s'observe de beaucoup le moins fréquemment sur cet organe : on aurait affaire à des épithéliomas dans les deux tiers des cas d'après Lebert, et presque dans les cinq sixièmes d'après Demarquay.

Siéges. — Le véritable *cancer* affecte de préférence le gland et le corps de la verge ; le *cancroïde* occupe presque toujours les téguments : prépuce et fourreau.

Histologie pathologique. — 1º *Cancroïde.* — Les papilles du derme présentent une hypertrophie notable, ainsi qu'un épaississement de leur couche superficielle. Ces papilles ainsi altérées garnissent le fond de l'ulcère quand l'épithélioma est ulcéré ; elles sont recouvertes alors immédiatement par un déliquium de cellules épidermiques. Le liquide qui baigne la surface contient un assez grand nombre de ces cellules épidermiques ; il renferme également une grande quantité de globules de pus. Le derme en outre présente une infiltration épidermique constituée par des cellules à diverses périodes de leur développement ainsi qu'une infiltration graisseuse. On y rencontre en outre, sans parler des « globes épidermiques » décrits par Lebert, des éléments fibreux et fibro-plastiques.

2° *Cancer*. — Sa structure varie sensiblement suivant qu'il s'agit d'un *squirrhe* ou d'un *encéphaloïde* : la trame fibreuse est plus abondante et plus dense dans le premier cas ; dans le second les éléments fibreux sont moins abondants, tandis qu'on voit prédominer le suc cancéreux et les éléments ovoïdes qu'on décrivait autrefois sous le nom de cellule cancéreuse. La structure d'ailleurs du cancer ne présente en somme rien de spécial à la verge.

Symptômes.— L'affection cancéreuse diffère essentiellement dans sa nature, ses symptômes, sa marche, son pronostic, et surtout ses indications opératoires, suivant qu'elle a pour siége les téguments, ou qu'elle intéresse le corps lui-même de la verge. De là deux variétés cliniques bien distinctes qui doivent être étudiées séparément.

1° *Cancer des téguments de la verge*. — C'est presque toujours par le prépuce que l'affection débute : ce repli cutané, dans certains cas, offre un endurcissement général qui se présente sous l'aspect d'une hypertrophie. D'autres fois il se développe un ou plusieurs noyaux durs, dans l'épaisseur du prépuce ; à leur niveau la peau s'érode et s'ulcère ; ces ulcérations se réunissent en une seule qui s'étend et envahit le fourreau de la verge, formant une gangue dans laquelle sont ensevelis les corps caverneux. C'est dans les cas pareils qu'il faut porter une grande attention au diagnostic et au choix de la conduite à tenir ; il semble alors que les corps caverneux soient intéressés et doivent être sacrifiés : on risquerait alors de commettre une faute grave, en pratiquant, sans qu'elle fût indispensable, l'amputation de la verge, qu'il aurait suffi d'écorcer. — Indolente au début, l'affection provoque des douleurs, des élancements particulièrement, qui présentent une intensité et une fréquence qui augmentent avec les progrès de la maladie.

2° *Cancer du corps du pénis.* — C'est par le gland qu'il débute presque toujours, et le plus souvent à la base. Il apparaît d'abord un petit tubercule, un poireau qui grandit peu-à-peu, et aux environs duquel les tissus s'indurent. Ce tubercule s'ulcère ensuite, et verse un suc ichoreux. Dans quelques cas c'est une ulcération qui apparaît d'emblée, envahissant progressivement les tissus engorgés et indurés autour d'elle. D'autres fois enfin il se forme avant tout un endurcissement comme hypertrophique des tissus, et c'est secondairement que, sur un point quelconque de cette masse indurée, s'effectue l'ulcération. La douleur ne tarde pas à se montrer : c'est d'abord pendant le coït qu'elle se produit ; mais elle s'installe bientôt définitivement, surtout à la période d'ulcération : car aux élancements du cancer viennent se joindre les vives démangeaisons provoquées par le contact des produits ichoreux, des sécrétions inflammatoires, et de l'urine.

Marche. — Qu'elle ait débuté par les téguments ou par le gland, l'affection présente une marche essentiellement envahissante. Remarque importante cependant, le cancer des téguments respecte le corps de la verge. Quand il porte sur le tissu érectile, le cancer, quoique présentant toujours une marche essentiellement chronique, détruit assez rapidement le gland puis attaque les corps caverneux, qu'il envahit d'avant en arrière. L'urèthre est généralement respecté ; mais il est souvent comprimé par la tumeur.

Durée. — Elle est plus longue pour le cancroïde que pour le véritable cancer.

Complications. — 1° *Ganglions.* — Le véritable cancer se propage toujours aux ganglions inguinaux, et provoque même le développement de tumeurs cancéreuses dans les viscères abdominaux et thoraciques. — Le cancroïde s'accompagne d'engorgement des ganglions inguinaux, mais il ne se propage pas aux viscères.

2° *Rétention d'urine*, consécutive à la compression exercée par la tumeur.

3° *Fistules urinaires* provoquées à la fois par la marche envahissante de l'ulcération et aussi par la compression exercée en avant de l'urèthre.

4° *Suppuration de l'adénopathie.*

5° *Envahissement des téguments du tronc* par l'ulcération.

6° *Cachexie*, dépérissement de plus en plus profond.

Diagnostic. — Le cancer de la verge peut être confondu, surtout à son début, avec des *végétations*, avec un *chancre mou*, un chancre *syphilitique*, un *ulcère arsénical*, des *tumeurs dures des corps caverneux.*

Les tubercules ou les poireaux qui constituent le cancer à son début simulent dans certains cas des *végétations*. On aura égard à ce fait qu'il n'y a pas d'induration à la base des excroissances en question, tandis que la base du cancer présente une induration qui envahit même plus ou moins le gland. Ce caractère, joint à l'absence de douleur, permettra encore d'établir le diagnostic lorsque les végétations forment une tumeur fougueuse ulcérée et sécrétante. Dans l'état de phimosis la distinction devient plus difficile. On ne saurait en tout cas apporter trop d'attention dans de pareilles circonstances, car il y a des cas où le diagnostic du cancer de la verge est extrêmement délicat.

Le *chancre mou* se reconnaîtra à sa marche et à sa durée, sans parler des considérations tirées du nombre, des caractères, de la marche aiguë de l'adénite quand elle survient, ainsi que de la physionomie, dans ce cas, du bubon chancreux.

Le *chancre syphilitique* sera reconnu à l'induration spéciale de sa base, à sa surface taillée en godet, suppurant peu. Au lieu de l'induration spécifique, c'est un endurcissement tout différent, que présente le cancer ulcéré ; celui-ci en outre présente un bourrelet circonférentiel dur et saillant, qu'on ne trouve jamais dans le chancre ; la marche de la lésion locale est ici beaucoup plus lente. On ne trouve point enfin dans ce cas les manifestations syphilitiques qui apparaîtraient déjà s'il s'agissait d'un de ces chancres dont la durée se prolonge anormalement.

L'ulcère arsénical se trahira par les antécédents professionnels et l'existance concomitante sur divers points du corps, d'éruptions érythémateuses et pustuleuses. On trouve enfin à la surface de l'ulcération arsénicale une matière verdâtre caractéristique.

Les corps caverneux peuvent être le siège de *tumeurs dures* et arrondies uniques ou multiples. On les distinguera toujours du cancer parce que celui-ci ne débute jamais par les corps caverneux, mais toujours par le gland ou le prépuce. En outre, ces tumeurs sont indolores et restent stationnaires.

Pronostic. — Il est toujours très-grave : le cancer du pénis ne guérit jamais spontanément, et toute médication le trouve absolument réfractaire. — Le cancer des téguments est moins grave que celui du corps même de la verge parce qu'il exige une opération moins radicale.

Traitement. — **Amputation du Pénis.** — L'extirpation du néoplasme est le seul moyen efficace. L'ablation peut être bornée aux téguments, ou porter sur le corps lui-même de la verge : dans le premier cas, c'est l'*amputation partielle* de la verge ; l'amputation est dite *totale* dans le second, sans qu'il soit besoin pour cela d'ailleurs d'enlever absolument tout le corps du pénis.

A. — AMPUTATION PARTIELLE DU PÉNIS.

Toutes les fois que l'affection a débuté par les téguments, on doit se bien garder de procéder d'emblée à l'amputation totale : on ne perdra jamais de vue, en pareil cas, ce qu'a dit Lesfranc des *cancers superficiels qu'on croyait profonds* : sur la face dorsale de la verge et suivant son axe on incise la production carcinomateuse d'avant en arrière et d'une extrémité à l'autre ; on incise à petits coups jnsqu'à l'enveloppe des corps caverneux. S'ils sont dégénérés on procède à l'amputation de la verge, mais s'ils sont sains on les conserve : on renverse les deux côtés de la tumeur que l'on dissèque de manière à l'enlever complétement. — Après cette opération, on pourrait, au besoin, pratiquer une anaplastie, et, comme comme l'a fait Marchettini, restituer à la verge son fourreau aux dépens de la peau des bourses. — Si le gland seul était intéressé, on n'enlèverait que lui : quoique portant sur le tissu érectile, cette ablation n'abolit pas les fonctions génitales.

B. — AMPUTATION TOTALE DU PÉNIS.

C'est la section transversale complète de la verge au niveau d'un point quelconque de son axe. Elle peut être pratiquée à l'aide de l'*instrument tranchant*, par la *ligature*, par l'*écraseur linéaire*, par la *galvanocaustie*, par le *cautère actuel*.

1° *Amputation par l'instrument tranchant.* — A part les objets qu'il doit avoir à portée pour toute opération, le chirurgien se munira d'un bistouri droit à lame *assez longue*, d'une sonde en gomme élastique, et de liens pour la fixer, enfin d'un bandage en T double. On fera bien, avant de procéder à l'opération, de raser le pénis. — Conserver exactement la quantité de peau nécessaire est une chose importante. Si l'on repousse trop en arrière le fourreau de la verge, il restera un cylindre de peau dépassant la surface de section des corps caverneux ; si au contraire on attire trop en avant les téguments, l'inconvénient est plus grave ; car il ne reste plus assez de peau pour recouvrir les corps caverneux, dont alors l'extémité dénudée dépasse en avant la section cutanée. Pour éviter ces deux inconvénients l'opérateur saisit de la main gauche la verge dont il attire légèrement en avant le fourreau, tandis qu'un aide attire cette enveloppe vers le pubis. La peau étant convenablement disposée, et le tranchant du couteau étant placé sur la face dorsale du pénis, on tranche celui-ci perpendiculairement à son axe, et d'un seul coup. On lie aussitôt les deux artères dorsales et les deux caverneuses. Quant à l'hémorrhagie fournie par le tissu érectile, la seule compression la supprimera presque toujours : au besoin on pourrait appliquer des poudres astringentes ou bien du perchlorure de fer ; exceptionnellement on aura besoin de recourir à la cautérisation, qui constitue d'ailleurs un assez infidèle hémostatique. — Pour prévenir l'oblitération du nouvel orifice uréthral, on introduit alors la sonde en gomme dans l'urèthre, et on la fixe au bandage : linge fenêtré taillé en croix de Malte et imbibé de glycérine ; compresses étroites et longues ; le tout maintenu par un bandage en T. Le traitement ultérieur est celui d'une plaie ordinaire. On n'enlèvera la sonde qu'après complète cicatrisation.

La difficulté qu'on a eue dans certains cas à retrouver le bout de l'urèthre, a fait conseiller l'introduction d'une sonde en gomme préalablement à l'opération (Barthélemy) : on coupe du même coup la verge et la sonde ; l'extrémité sectionnée de cette dernière ressort, on la saisit et on la fixe. Adopté par quelques chirurgiens, ce procédé est rejeté par d'autres en considération de la rareté des cas où il est impossible de trouver le bout uréthral, et du danger qu'il y a de voir la sonde glisser dans la vessie.

Un grand nombre de modifications ont été proposées au procédé ordinaire, qui est celui que nous venons de décrire : ils ont été suggérés par des difficultés diverses qui s'étaient présentées. Utilement applicables, croyons-nous, seulement dans des cas tout à fait spéciaux, ces procédés ne nous arrêteront pas.

2° *Amputation par la ligature.* — On introduit une sonde d'argent dans l'urèthre, et la section lente de la verge est pratiquée à l'aide d'un fil passé autour de l'organe en arrière de la tumeur. Dans les observations publiées, la section a été complète, suivant les cas, au bout de un, deux, trois et quatre jours. — Cette méthode a été instituée pour éviter l'hémorrhagie.

3° *Amputation par l'écraseur linéaire.* — On introduit dans l'urèthre une sonde en gomme à parois minces. Avec une aiguille en forme de lance, solide et acérée, au-dessous du point où doit porter la section, on traverse le pénis et la sonde qui se trouve ainsi fixée. Au-devant de l'aiguille, avec un fil solide on étreint fortement la verge. C'est au niveau de ce pédicule qu'on applique la chaîne de l'écraseur, et qu'on sectionne. On saisit avec des pinces le bout de la sonde, on retire l'aiguille, on fixe la sonde. Cette méthode présenterait, d'après Chassaignac, plusieurs avantages, mais surtout les suivants : prévenir l'hémorrhagie ; prévenir la rétraction des téguments ; amoindrir les chances de phlébite et de suppuration prolongée ; maintenir enfin la perméabilité de l'urèthre par l'introduction préalable de la sonde.

4° *Amputation par la Galvanocaustie.* — Dans ces derniers temps on a appliqué cette méthode opératoire à l'amputation du pénis (Zielewicz, Bryant, Amussat, etc.). Le principal avantage qu'elle semble présenter, c'est la suppression de l'hémorrhagie.

5° *Amputation par le cautère actuel.* — Cette méthode n'est point usitée. Elle a été pratiquée quelquefois cependant, notamment par Bonnet (de Lyon).

Accidents et conséquences de l'amputation du pénis. — Les principaux accidents plus ou moins immédiats sont : l'hémorrhagie, l'infiltration urineuse et la gangrène, la phlébite et l'infection purulente, le rétrécissement momentané de l'urèthre, l'érysipèle, le tétanos.

Les principales conséquences ultérieures sont : la récidive de la maladie, l'engorgement des ganglions inguinaux, la rétraction de l'orifice uréthral, la rétraction du moignon ; enfin

et surtout l'état moral que crée chez la plupart des malades
la perte de l'organe viril et qui les mène aisément au suicide.

§ XII. — ELEPHANTIASIS DE LA VERGE.

Définition et nature. — L'*éléphantiasis des Arabes* « paraît
avoir pour caractère essentiel une intumescence plus ou moins
volumineuse et plus ou moins dure de la peau et des tissus
lamineux et adipeux sous-jacents, intumescence résultant d'inflammations partielles et réitérées du derme et des vaisseaux
et ganglions lymphatiques » (Littré et Robin). — C'est une
difformité constituée par un engorgement hypertrophique et
indéfiniment stationnaire des tissus qui en sont affectés. —
Les différents points du corps peuvent en être le siège, mais
cette affection attaque particulièrement les membres inférieurs
et les organes génitaux des deux sexes. — Chez l'homme
l'éléphantiasis occupe assez souvent à la fois le scrotum et le
pénis, plus rarement ce dernier seul. Dans ce cas l'affection
débute par le prépuce, qui devient tuméfié et dur ; ce n'est
alors que tardivement d'ordinaire que le fourreau de la verge
est à son tour envahi.

Symptômes. — Le pénis augmente de volume à mesure
que la maladie fait des progrès, et il peut acquérir des dimensions énormes. — Bergeron rapporte dans sa thèse inaugurale
le fait de Ketwig qui avait un éléphantiasis occupant les
membres inférieurs et les organes génitaux ; le scrotum des-
cendait jusqu'aux genoux, et le pénis allongé, tuméfié et dur,
augmentant peu-à-peu de volume, finit par dépasser en bas le
scrotum. — Goyrand d'Aix a extirpé chez un malade une masse
pesant 5,600 grammes. — Wadd a vu un nègre d'Afrique dont
le pénis mesurait 14 pouces de long et 12 pouces 1/2 de circonférence. — Gibert a observé en 1834 à l'hôpital Saint-Louis
un malade dont le pénis tuméfié avait le volume de celui d'un

mulet, la peau était rugueuse et hérissée de granulation ainsi que le gland, d'ailleurs confondu avec le prépuce. Le sujet n'éprouvait aucune douleur, il urinait librement, avait des érections avec rigidité de la verge, mais sans accroissement de ses dimensions. — Rigal de Gaillac a observé en 1845 un jeune homme dont le pénis avait 65 centimètres de long, et pesait cinq livres. — Tripier en a vu un autre dont la verge mesurait 9 pouces de long sur 7 de circonférence. — Ces exemples, qu'on pourrait multiplier, font voir que cette affection est susceptible, par ses progrès, de faire subir à la verge des dimensions parfois énormes.

La tumeur gêne par son volume et par son poids ; mais elle n'est point douloureuse ; quoique l'orifice préputial paraisse étroit relativement, l'urine s'écoule en général avec facilité.

Si l'éléphantiasis se déclare chez un individu mâle avant l'époque de la puberté, elle ne provoque jamais le besoin de rapprochements sexuels, et si elle apparaît à une époque plus avancée de la vie, elle détruit peu-à-peu les facultés génitales (Adams). — Il peut même survenir une atrophie des organes de la génération, ainsi que Lawrence l'a vu sur un malade de l'hôpital Saint-Barthélemy : non-seulement l'évolution des parties génitales s'était arrêtée lorsque la maladie avait paru, mais ensuite ces organes avaient subi de la diminution et de la décroissance. Le scrotum ridé semblait vide ; les testicules, à peine perceptibles, étaient mous et avaient tout au plus la grosseur de petites fèves.

Diagnostic. — Cette maladie ne saurait être confondue avec une autre. Tout au plus, au début, quand c'est le prépuce qui est d'abord affecté, pourrait-on songer à un œdème ou à une affection cancéreuse à son début ; mais les commémoratifs et la marche de l'affection ne peuvent manquer d'éclairer le diagnostic.

Pronostic. — L'éléphantiasis reste sans action sur la santé générale ; mais il finit par prendre un tel développement que

la gêne qu'il occasionne décide les malades à s'en faire débarrasser par une opération.

Traitement. — On a remarqué que le changement de climat
ne laissait pas que d'avoir une influence heureuse très-réelle
sur la maladie ; mais cette influence n'est pas considérable ;
en outre, aucune médication n'est efficace. Il faut donc recourir en somme à l'opération. Celle-ci consiste dans l'ablation
de tous les téguments affectés. On réunit ensuite les tissus
sains de façon à reconstituer à la verge une enveloppe. La
conduite du chirurgien sera toujours subordonnée au cas particulier : cette conduite est donc éminemment variable, et
l'on ne saurait formuler des règles précises.

§ XIII. — TUMEURS VASCULAIRES DU PÉNIS.

1° *Anévrysmes.* — On peut voir à la verge les diverses variétés d'anévrysmes, mais cette affection est loin d'être fréquente ; en pareil cas même c'est plutôt un épanchement sanguin qu'un anévrysme réel ; l'anévrysme de l'artère dorsale
de la verge est excessivement rare.

Étiologie. — C'est à peu près uniquement le traumatisme,
une contusion presque toujours qui provoque ici l'apparition
des tumeurs sanguines.

Symptômes. — Les tumeurs sanguines superficielles sont
diffuses par suite de la composition du tissu cellulaire sous-
cutané. — Les tumeurs sanguines profondes sont plus ou
moins localisées. Elles sont consécutives à une rupture des
corps caverneux : la verge prend un accroissement de volume
considérable ; les téguments sont livides ; — et, s'il y a
rupture concomitante de l'urèthre, l'urine pénétrant dans le
foyer sanguin, il survient une gangrène grave du pénis et la
mort.

Diagnostic. — L'état de l'organe et les commémoratifs permettront toujours le diagnostic.

Pronostic. — Si l'infiltration est superficielle, le pronostic n'est pas grave. Mais s'il y a rupture des corps caverneux, c'est autre chose : surtout s'il y a rupture de l'urèthre ; dans ce dernier cas les conséquences sont bien souvent mortelles.

Traitement. — Ces tumeurs commandent une grande réserve au chirurgien : il faudrait se bien garder d'ouvrir un anévrysme de la verge : Albinus cite un cas semblable, suivi de mort. On se bornera à l'emploi de topiques résolutifs et antiphlogistiques, en ayant soin de tenir la verge relevée sur le ventre ; on donnera, pour prévenir les érections, du bromure de potassium ou du bromure de camphre, du lupulin, etc. S'il y a rupture de l'urèthre, on introduira dans la vessie une sonde en gomme pour prévenir l'infiltration d'urine.

2° *Varices.* — Les varices du pénis sont encore plus rares que les anévrysmes de cet organe. Elles paraissent avoir été provoquées, dans les cas publiés, par une contusion, par un cancer, par des végétations.

3° *Dilatation des vaisseaux lymphatiques.* — La varice lymphatique est très-rare ; elle n'apporte pas en général de gêne au coït, et n'est point douloureuse. — Dans certains cas cependant l'intervention du chirurgien est réclamée. S'agit-il simplement d'inflammations légères provoquées par le coït, quelques bains suffiront. Si les vaisseaux présentent une dilatation considérable et vraiment gênante, on pourra, à l'exemple de Ricord, soulever avec une pince les vaisseaux et les exciser avec des ciseaux courbes. Une fois Huguier incisa les vaisseaux lymphatiques à leurs deux extrémités.

CHAPITRE VI

Affections fonctionnelles.

§ I. — IMPUISSANCE.

Définition, Nature. — On a restreint quelquefois le sens de ce mot à l'idée « d'impossibilité des érections ». Tous ceux qui, dans ces derniers temps, se sont occupés de ce sujet, se sont attachés avec juste raison à donner à ce mot *d'impuissance*, un sens plus étendu, plus largement physiologique : toutes les définitions proposées reviennent en somme à celle-ci : *impossibilité d'accomplir correctement l'acte physiologique du coït...*, abstraction faite, bien entendu, de l'idée de fécondation consécutive : que celle-ci en résulte ou non ; car ce serait sans cela empiéter sur l'idée de *stérilité*.

L'acte physiologique du coït suppose nécessairement le concours de deux individus de sexe différent, et comprend divers éléments :

1º Du côté de l'homme : Désirs vénériens, — érection, — introduction de l'organe mâle dans l'organe femelle, — éjaculation, — sensation voluptueuse spéciale.

2º Du côté de la femme : désirs vénériens, — réception de l'organe mâle, — sensation voluptueuse spéciale.

Pour prononcer le mot *impuissance*, il ne sera pas nécessaire que toutes ces conditions manquent à la fois ; il ne sera même pas indispensable que l'une quelconque d'entr'elles manque complétement : — que l'un seulement des éléments du coït normal, un quelconque d'entr'eux, vienne à faire défaut, ou seulement qu'il soit incorrect ; ce fait constituera pour nous un cas d'impuissance.

Contrairement aux autres fonctions de l'économie, celle de la génération ne peut s'accomplir normalement sans le concours normal de deux individus : l'homme et la femme. Que le concours de l'un d'eux vienne à être défectueux, le coït est anormal. Cette anomalie *involontaire* peut être du fait de l'homme ou du fait de la femme. De là deux ordres d'impuissance : celle de l'homme, et celle de la femme. L'*impuissance virile* nous occupera seule.

Nous avons défini l'impuissance : toute impossibilité, toute anomalie, toute altération, toute incorrection *involontaires* du coït.

Il ne s'agit ici bien entendu que des impossibilités, des anomalies, des altérations, des incorrections de l'acte du coït *pendant la durée de la vie génitale*. Avant que les fonctions génitales ne s'éveillent, après qu'elles sont éteintes, il ne saurait être question de puissance ni d'impuissance; on ne peut évidemment étudier, on ne peut songer à traiter les altérations d'une fonction qui n'existe pas encore ou qui n'existe plus : d'une fonction fantôme.

Embrouillée et compromise à la fois par des charlatans, des rhéteurs et des casuistes, la question qui nous occupe est pourtant bien simple. Le médecin doit « se tenir en garde contre les exigences lubriques d'une sensualité qui ne se rassasie pas, ou d'une concupiscence que l'âge aurait dû éteindre » (Fonssagrives). Mais d'autre part, en revanche, « la frigidité, quelle qu'en soit par ailleurs la cause, est une mutilation : elle peut entraîner à sa suite des conséquences regrettables pour l'individu, pour la société, pour la famille, et il est de strict devoir pour le médecin d'appliquer à la curation de cette maladie toutes les forces de son attention et toutes les ressources de son savoir. » (*Id.*)

Le charlatan, le casuiste ou le rhéteur ne doivent pas nous arrêter. Pour le médecin qui a conscience de sa mission, de ses droits et de ses devoirs, le rôle est simple; quel que soit l'organe lésé, quelle que soit la fonction altérée, le droit du praticien, ou plutôt son devoir le plus élémentaire, c'est de régulariser cette fonction, qu'elle s'appelle fonction digestive, circulatoire, cérébrale, urinaire, ou génératrice. — Encore une fois, bien entendu, nous ne pouvons traiter que les altérations d'une fonction réelle : avant qu'elle ne soit née, après qu'elle est morte, elle n'existe pas plus à l'état pathologique qu'à l'état normal ; et ce n'est pas certes auprès d'un médecin digne de ce nom que doivent trouver crédit les regrets ou les fureurs du vieillard érotomane.

A quelle époque commence, à quelle époque finit cette vie génitale ? Les limites peuvent varier sans doute suivant les individus, les races, les climats, etc. Mais elles ne laissent pas cependant que d'être assez fixes pour qu'on ne doive pas tenir en suspicion violente certains faits de puissance génitale vraiment par trop prématurée ou par trop persistante.

Que penser, en effet, notamment de cette histoire d'une nourrice à laquelle un tout jeune enfant, âgé de moins de dix ans, fait goûter les plaisirs de l'amour, et qui devient enceinte des œuvres de l'enfant ? Pour imposer à la conviction des faits si extraordinaires, il faudrait des garanties d'exactude autres qu'une simple affirmation, tombât-elle d'ailleurs de la bouche ou de la plume d'un Père de l'église : car l'histoire est racontée par saint Jérôme.

Les faits de puissance génitale par trop persistante provoquent chez nous des doutes plus grands encore. Thomas Parr, passé cent ans, remplissait, et très-correctement, paraît-il, ce qu'il considérait encore comme ses devoirs conjugaux. Nous avouons ne pas faire grand fond, quant à nous, sur les prétentions qu'avouent ou affichent certains vieillards, pour lesquels cependant désirer et pouvoir ont, depuis longtemps parfois, cessé d'être synonymes. — Il n'est pas jusqu'à l'exemple fameux de Lauzun qui ne nous soit suspect. Les dames de la cour mettaient un point d'honneur à se compromettre avec lui ; cela est vrai.

A quatre-vingt deux ans, il aurait même encore vu à ses

pied de grandes dames, soit ; n'oublions pas toutefois que l'amour-propre de la conquête, comme celui du conquérant, étaient intéressés à paraître le lendemain aussi satisfaits l'un que l'autre.

L'eunuque en chef du sérail du sultan ne possède-t-il pas un sérail à lui ? Il paraît même qu'il consacre journellement un temps assez considérable à ses femmes (Fauvel cité par Siredey).

Quelques-uns vont jusqu'à se targuer d'un apanage qu'ils auraient tout au plus le droit de regretter : ils se vantent de fécondité. Valère-Maxime raconte que Masinissa roi de Numidie, engendra Méthymnate à quatre-vingt-six ans. Wladislas, roi de Pologne, aurait fait deux enfants après quatre-vingt dix ans.

A Dieu ne plaise que nous revendiquions ici les immunités dont on jouit dans la maison de Molière, et nous serons plus réservés que cet impertinent de Sganarelle ; mais nous savons tous comment chez Molière on appelle crûment ces vieux maris si merveilleusement prolifiques. Un médecin dont l'esprit narquois égalait le bon sens disait un jour : « on *fait* des enfants : à vingt-cinq ans quelquefois, à cinquante souvent, à soixante-dix toujours. »

Pathogénie et symptômes. — Tel homme n'a pas de désirs vénériens (*anaphrodisie*). — Tel autre a des désirs vénériens, mais ne les peut satisfaire faute d'érections (*impuissance proprement dite de quelques auteurs*). — Un autre a des désirs vénériens, il a des érections permettant l'intromission du pénis ; mais c'est en vain que sa compagne attend la péroraison au discours qu'on lui tient : il n'y a pas d'éjaculation (*aspermatisme*). — Que de fois n'arrive-t-il pas d'entendre des gens se plaindre parce qu'ils ont bien sans doute des désirs vénériens, des érections et l'éjaculation ; mais celle-ci est trop anticipée : au seul approche de l'objet désiré, elle coupe court brusquement à l'accomplissement de la fonction génitale.

Je pourrais encore signaler bien des formes d'impuissance. J'en ai assez dit pour montrer qu'un tableau d'ensemble est

impossible : il est de toute nécessité de catégoriser les faits,
et, les groupes d'impuissance établis, de les étudier chacun à
part et successivement. Nous ne prendrons pas pour base de
notre division les formes symptômatiques de l'impuissance ;
ce principe ne saurait mener qu'à la confusion. Tel qui présentait hier telle forme, en présente telle ; autre aujourd'hui,
en présentera peut-être une nouvelle demain, la maladie
ayant avancé ou rétrocédé. Nous diviserons les diverses
formes d'impuissance au point de vue de leur pathogénie et
de leur nature.

L'impuissance peut être liée à une lésion de l'appareil génito-
urinaire ; elle peut se trouver sous la dépendance d'un état
organo-pathologique éloigné ; on la voit apparaître enfin sous
l'influence de sympathies morbides physiques ou morales, ou
bien consécutivement à des excès de diverses natures : autant
d'espèces d'impuissance *secondaire*. — Parfois on ne peut
arriver à saisir aucune des conditions pathogéniques précédentes, on se trouve en présence d'une affection qui doit être
considérée jusqu'à nouvel ordre comme essentielle : nous
engloberons ces cas dans la dénomination commune d'impuissance *idiopathique*.

1º. — Impuissance secondaire.

Deux catégories bien distinctes de faits s'offrent à l'étude
suivant que l'impuissance est liée à une affection de l'appareil
génito-urinaire, ou qu'elle existe en dehors de tout état organo-pathologique de ce dernier.

A. — IMPUISSANCE LIÉE A UNE LÉSION DE L'APPAREIL GÉNITO-URINAIRE.

1º *Vices de conformation*. Ils peuvent être *congénitaux* ou
acquis.

a. — Les *vices de conformation congénitaux* qui doivent

10.

nous occuper au point de vue de l'impuissance, sont : l'absence et le développement incomplet du pénis, le pénis double, le pénis palmé, la torsion du pénis, l'absence ou le développement incomplet du prépuce, la division congénitale du prépuce, le phimosis, le symphysis, la brièveté du frein, les anomalies de l'urèthre (épispadias et hypospadias), l'exstrophie vésicale, enfin l'hermaphrodisme.

L'absence de pénis, très rare d'ailleurs, entraîne naturellement une impuissance aussi absolue qu'incurable. S'il s'agit d'un *développement incomplet* de cet organe, le pronostic sera subordonné au degré de l'arrêt de développement ; on devra tenir surtout grand compte de l'état général du malade. Les cas de Bouteillier, de Siredey, de Roubaud, que nous avons rapportés précédemment, constituent trois cas bien différents à ce point de vue.

Son exceptionnelle rareté nous empêche de nous arrêter au *pénis double*. Dans le cas, d'ailleurs, rapporté par I. Geoffroy Saint-Hilaire, il n'y avait pas impuissance, puisque le malade n'engendra, paraît-il, que des jumeaux.

On dit que le pénis est *palmé* quand il adhère par sa face inférieure au scrotum. Le coït peut être en pareil cas considéré comme impossible ; et, même après le dégagement de la verge, la copulation n'est jamais normale par suite de la déviation de l'organe qui persiste pendant l'érection.

Suivant le degré, la forme et les complications qu'elle présente, la *torsion du pénis* constitue un obstacle plus ou moins grand à l'accomplissement de l'acte génital.

Excessivement rare d'ailleurs, *l'absence du prépuce* ne saurait constituer un cas d'impuissance ; ce serait plutôt, il semble, une anomalie favorable. Il peut se faire cependant que, dans ce cas, la muqueuse du gland présente une sensibilité obtuse amenant une anaphrodisie relative.

Dans le cas de *division congénitale du prépuce*, les deux lambeaux, tiraillés pendant le coït, peuvent rendre celui-ci difficile ou douloureux.

Le *phimosis* constitue plutôt un obstacle à la fécondation qu'un obstacle à la copulation. Assez fréquemment toutefois il gêne l'accomplissement de cette fonction : si le phimosis est incomplet, il se produit une douleur, assez vive parfois pour faire redouter à quelques sujets les approches sexuels. Si l'orifice est assez étroit pour ne laisser passer le gland dans aucun cas, il se produit un résultat tout opposé : le contact entre la muqueuse du gland et les organes de la femme restant médiat, la sensation reste obtuse, et le réflexe génital se produit difficilement ou incomplétement. — Les complications qu'entraîne le phimosis viennent à leur tour constituer de nouvelles conditions défavorables.

Le *symphysis* agit au point de vue qui nous occupe par l'état de phimosis qu'il maintient. En outre, si l'orifice préputial est assez large pour laisser s'engager plus ou moins le gland, le tiraillement qu'exercent sur ce dernier les brides balano-préputiales provoquent de la douleur ; et celle-ci peut être de nature à rendre le coït à peu près illusoire.

C'est au même point de vue, et par le même mécanisme qu'agit la *brièveté du frein*.

L'*épispadias* et l'*hypospadias* sont des causes de stérilité, mais non d'impuissance.

L'*exstrophie vésicale* présente ici une action variable suivant les lésions de l'appareil génito-urinaire qui l'accompagnent.

Quant à l'*hermaphrodisme*, son histoire se lie plutôt à celle de la stérilité, et nous nous réservons d'ailleurs de lui consacrer un chapitre spécial.

b. — Les vices de conformation *acquis* de l'appareil génito-urinaire empêchent plus ou moins l'accomplissement de la fonction génitale suivant la nature, le siège, le degré de la perte de substance ; que celle-ci soit survenue à la suite d'une maladie comme une *gangrène*, par exemple, ou d'une *opération* consistant dans l'ablation d'une partie quelconque du pénis, tout est subordonné ici au cas particulier. Une question pratique importante se pose ici cependant : après l'am-

putation d'une partie plus ou moins considérable de la verge, l'accomplissement de l'acte sexuel est-il possible ? Dès que le gland est supprimé, la sensation voluptueuse spéciale, dont il est le siège, se trouve évidemment par cela même supprimée du même coup. Mais il ne faudrait pas croire impossible cependant la provocation des excitations génésiques : pour ne citer qu'un fait entr'autres, un malade auquel Bouisson enleva le gland, put, après cela, remplir ses devoirs conjugaux et faire des enfants.

Pour ce qui est de l'état de la puissance génitale chez les *eunuques*, il est subordonné à la nature ou au degré de la mutilation, ainsi qu'à l'âge auquel ils ont été émasculés. — Il y a quatre espèces d'eunuques : 1° les *spadones* : privés d'un seul testicule, ils peuvent se livrer au coït et même engendrer. C'est à ceux-là que le mariage était permis à Rome. — 2° Les *Thadiai* ou *Thasiai* dont on atrophiait les testicules en les froissant dans les doigts (bistournage) : on a vu des eunuques de ce genre conserver la puissance génitale et la fécondité. Pithias, amie d'Aristote, était fille d'un eunuque de ce genre. De pareils faits n'ont rien qui doive surprendre outre mesure : les canaux séminifères peuvent avoir échappé à la torsion, et la sécrétion spermatique peut continuer à se faire. — 3° Les eunuques auxquels on a enlevé les testicules en respectant la verge sont stériles ; ils sont même impuissants vis-à-vis d'eux-mêmes, au point de vue de la sensation voluptueuse bien affaiblie chez eux. Mais ils peuvent procurer les mêmes jouissances aux femmes, qui trouvent auprès d'eux « de l'amour sans scandale, et du plaisir sans peur » ; et les dames romaines qui le savaient, les recherchaient beaucoup. — 4° Il en est qui sont privés à la fois des deux testicules et du pénis : à ceux-là seuls est confiée la garde des harems. — Les désirs vénériens le plus souvent ne sont pas complétement éteints ; ils sont d'autant plus conservés que la mutilation a été pratiquée plus tard.

« Godard raconte qu'un eunuque en chef, après avoir fait

longtemps et inutilement la cour à la femme d'un mécanicien, l'attira un jour dans une plantation de cannes à sucre. Lorsqu'il se crut à l'abri de tout regard il se jeta sur elle. Mais celle-ci parvint à s'échapper. »

Siredey rapporte d'après Fauvel que l'eunuque en chef du sultan possède un harem, et qu'il consacre à ses femmes une grande partie de son temps. « Mais en vérité, ajoute-t-il, je ne saurais dire à quoi il l'emploie. »

« Ces exemples prouvent, ajoute Siredey, que l'instinct génésique ne réside pas seulement dans les testicules, mais qu'il a aussi son siège dans le cerveau. »

Sans doute cela est vrai pour les individus, hommes ou animaux, émasculés de bonne heure et relativement tard. Des relations physiologiques ont eu le temps de s'établir entre l'organe et les centres nerveux. Il en est de ceux-ci comme de l'homme devenu accidentellement aveugle, ou sourd, etc. : il a eu le temps d'acquérir, et il conservera plus ou moins nettes pendant plus ou moins de temps les idées de couleurs, de sons, etc. Mais il en est des animaux et des hommes châtrés de fort bonne heure comme de ceux qui sont devenus sourds ou aveugles dès leur naissance : les uns n'ont pas plus l'instinct du coït que les autres ne sauraient avoir la notion de couleur ou de son. Ils n'ont pas de désirs vénériens : « ignoti nulla cupido. »

Le but de la mutilation ne changeant rien au résultat, ce que nous venons de dire des eunuques s'applique également aux *Skoptzy* russes, quel que soit le grade qu'ils occupent dans la confrérie, de gré d'ailleurs ou de force.

2° *Maladies de l'appareil génito-urinaires.* — La *cystocèle inguinale* ou hernie inguinale de la vessie constitue un obstacle au coït à la fois par la tumeur que forme l'organe hernié, et surtout par la rétraction de la verge attirée en arrière et en haut par la vessie déplacée.

Les maladies du *col de la vessie*, de la *prostate* et des *canaux éjaculateurs* exercent une grande influence sur la puissance génitale. Après la muqueuse du gland, la muqueuse prostatique, surtout au niveau du veru-montanum, est le principal point de départ des réflexes génitaux. Toute irritation qui aura son siége dans ces parages troublera donc qualitativement ou quantitativement ces réflexes. C'est en effet ce qui arrive, et nous voyons les maladies qui ont leur siége dans la région profonde de l'urèthre provoquer des troubles génésiques variables suivant les cas : stérilité, définitive ou passagère, priapisme, satyriasis, impuissance de divers degrés ou de diverses formes.

Les *pertes séminales* et la *spermatorrhée* présentent avec l'impuissance d'étroites relations. Nous y reviendrons en étudiant la pathologie des vésicules séminales.

Les *rétrécissements* de l'urèthre provoquent souvent un œdème et parfois une tuméfaction hypertrophique de la verge et particuliérement du prépuce, qui gênent ou peuvent empêcher le coït.

Nous ne nous appesantirons pas sur les affections aiguës du *pénis :* on comprend qu'elles empêchent presque toujours momentanément le fonctionnement de cet organe. Nous en dirons autant d'un certain nombre d'affections chroniques telles que le cancer, l'éléphantiasis, etc. Nous ne reviendrons pas sur le phimosis et la balanite chronique. Rappelons seulement qu'il peut alors exister en outre dans la cavité balano-préputiale des calculs ou des concrétions de matière sébacée, qui viennent alors constituer une mauvaise condition de plus.

Pour ce qui est des lésions des *testicules* et du *cordon,* elles ne sauraient entraîner l'impuissance que par l'intermédiaire de la *stérilité* quand elles ont amené celle-ci. Nous ne reviendrons pas sur cette question, dont nous nous sommes occupés plus haut à propos des castrats.

B. — IMPUISSANCE SANS LÉSION DE L'APPAREIL GENITO-URINAIRE.

L'impuissance peut être : *symptômatique, sympathique,* ou bien *consécutive* à des excès de diverse nature.

a. — *Impuissance symptômatique.*

1° *Intoxications.* — L'intoxication par le *sulfure de carbone* s'observe spécialement chez les ouvriers qui travaillent le caoutchouc soufflé. Delpech, qui a très-bien étudié cette intoxication professionnelle, a mis hors de doute l'action du sulfure de carbone sur les organes génitaux. Il y a à ce point de vue deux périodes dans la maladie : au début il y a, pendant un temps d'ailleurs assez court, des excitations génésiques ; bientôt l'impuissance s'établit, caractérisée à la fois par l'abolition des désirs vénériens et des érections. Ces résultats sont d'autant plus graves et persistants que les sujets ont été soumis plus jeunes à l'intoxication sulfo-carbonée.

L'*iode* a été accusé avec raison de provoquer de l'anaphrodisie ; on ajoute, avec raison encore, qu'il peut « faire fondre » les glandes testiculaires. Mais pour amener réellement ce dernier résultat, il serait indispensable d'absorber des quantités d'iode considérables qui atteindraient d'abord la santé générale. Nous admettons, quant à nous, que l'iode peut attiédir les facultés génitales passagèrement pendant que le malade suit le traitement ; mais ce dernier supprimé, cette frigidité disparaît spontanément et vite. Pour ce qui est de la fonte des testicules : comme c'est dans la syphilis le plus souvent qu'on prescrit l'iode, nous croyons qu'on a pris souvent pour une atrophie testiculaire d'origine iodique ce qui n'était que la résorption sous l'influence du médicament, des productions morbides syphilitiques.

L'*arsenic* serait un aphrodisiaque pour certains, tandis que d'autres observateurs lui prêtent les propriétés opposées. Si l'on veut bien remarquer que ceux qui le tiennent pour aphrodisiaque (Devergie, Muller, Delioux-de-Savignac, etc.) parlent de l'arsenic administré à petites doses, tandis que les autres (Rayer, Biett, Charcot) ont publié des cas d'impuissance consécutive à l'usage prolongé de l'arsenic à doses assez fortes, on devra considérer l'arsenic comme susceptible de provoquer l'impuissance. La contradiction n'est ici qu'apparente ; comme tant d'autres médicaments, l'arsenic présente ici deux effets différents suivant la période de son action, suivant la dose et la prolongation de son usage. Excitation d'abord, et consécutivement dépression de la fonction.

L'*antimoine* produirait, d'après Lohmerer, une impuissance caractérisée par « la flaccidité de la verge, le dégoût du coït, l'impuissance complète » ; il y aurait en outre « des douleurs dans les testicules et une atrophie de ces organes ainsi que du pénis ». Lohmerer attribuait ces phénomènes ainsi que les accidents concomitants à une intoxication par les vapeurs d'acide antimonieux, d'acique antimonique et de chlorure d'antimoine, qui se dégageaient dans un établissement où l'on préparait en grand du tartre stibié, du beurre d'antimoine et du verre d'antimoine et où l'on fondait de la poudre d'Algaroth. Orfila rapporte ces faits, mais il ajoute : « Il n'est pas encore démontré que les accidents dont il vient d'être fait mention ne soient dus, en partie du moins, aux vapeurs *arsenicales* que fournissent la plupart des antimoines du commerce, lorsqu'ils sont chauffés ou traités par quelques agents énergiques. » On ne doit pas moins être prévenu de l'action possible de l'antimoine au point de vue qui nous occupe, d'autant que les propriétés physiologiques et pathologiques de l'antimoine se rapprochent beaucoup de celles de l'arsenic.

L'*intoxication saturnine*, entr'autres accidents, provoque non-seulement des douleurs dans les organes génitaux, mais encore l'impuissance : « Le plus souvent la douleur occupe les deux testicules à la fois : très-rarement un seul d'entre eux se trouve affecté. Mais plusieurs fois nous avons observé que l'un était plus douloureux que l'autre. Le plus ordinairement lorsque la douleur est forte, il y a en même temps rétraction de ces organes vers l'aine au moment de ces exacerbations. Si le gauche se trouve seul endolori, il vient occuper une position plus rapprochée de l'anneau que celui du côté droit, ce qui est l'inverse de la disposition normale. La compression diminue assez souvent la douleur ; aussi plusieurs malades serrent avec les mains leurs testicules et les soutiennent ; presque toujours la suspension produit en effet le même résultat. Quelquefois aussi le scrotum se ride au moment des douleurs, et se relâche pendant la rémission. Je n'ai jamais observé de rougeur ou de tuméfaction des testicules devenus douloureux. — Dans sept cas nous avons constaté que la douleur siégeait à la base de la verge ; toute l'étendue de cet organe était malade chez vingt-quatre malades. Nous avons déjà parlé de la rétraction du pénis ; lorsqu'il se trouve retiré sur lui-même, il est comme caché dans la peau du scrotum quand celui-ci n'est pas contracté. Les *désirs vénériens paraissent anéantis,* et nous n'avons *jamais* observé d'*érection* ni d'éjaculation de sperme pendant les plus violents accès de douleur, même lorsque les testicules étaient fortement tirés vers l'anneau inguinal ». (Tanquerel des Planches).

L'*alcool,* quelle que soit la forme sous laquelle il est ingéré, produit des effets différents suivant qu'il s'agit d'une intoxication aiguë, accidentelle et passagère, ou bien d'une intoxication chronique. Dans le premier cas, dans l'*ivresse,* il y a au début une excitation des appétits génésiques, élément de l'excitation générale qui caractérise cette première période ; à celle-ci succède un affaissement portant notamment sur les fonctions génitales. — Dans l'intoxication chronique, dans l'*Alcoolisme,* il survient une impuissance caractérisée par l'attiédissement et la disparition des désirs vénériens ainsi que par l'altération et la suppression des érections. Ces résultats ont été contestés, uniquement parce qu'ils ne sont pas constants. Mais, pas plus que celui d'ancune autre maladie, le tableau clinique de l'alcoolisme ne se présente jamais au grand complet. On peut voir manquer les accidents génitaux au même titre que toute autre détermination quelconque, mais il n'en constitue pas moins incontestablement un chapitre de l'histoire de l'alcoolisme. — L'impuissance se produit soit indirectement par l'intermédiaire des altérations de la moëlle, — soit même directement par suite des altérations anatomiques provoquées dans l'appareil génital. La verge et le scrotum sont flasques, et les testicules sont frappés d'une véritable atrophie (Roesch, Larrey, Schœnlein, Lancereaux, etc.) « Nous avons pu constater, dans bon nombre de cas, chez des individus ayant de trente à cinquante ans au plus, une modification qui portait sur le contenu du tube séminifère, plutôt que sur la substance conjonctive interstitielle. Les cellules épithéliales des canaliculi, parfois plus volumineuses et granuleuses, d'autres fois déformées ou détruites, ne formaient plus qu'une masse grenue à l'intérieur du tube. Cette altération est souvent inégalement répartie dans l'organe. » (Lancereaux.)

Les vésicules séminales renfermaient un liquide sale, jaunâtre, gluant et visqueux, au sein duquel ne se rencontraient qu'un petit nombre de spermatozoïdes, ainsi que des sympexions en plus ou moins grande quantité. Cette modification, peu ou pas différente de celle que l'on observe chez les vieillards, ne doit pas moins être regardée comme un état pathologique, eu égard à la force et à l'âge des individus qui ont servi à nos observations ; d'où cette conséquence que l'action de l'alcool sur les organes génitaux de l'homme produit une sénilité prématurée. » (id.). — Ce résultat de l'alcoolisme, d'ailleurs, n'est pas particulier aux glandes testiculaires, ainsi que le fait très-justement observer Lancereaux. — L'absinthé paraît plus particulièrement apte à provoquer l'anaphrodisie.

Administré à doses fortes et prolongées, le *mercure* peut amener une fonte des glandes testiculaires et, consécutivement, l'impuissance. A la dose médicamenteuse ordinaire, nous ne croyons pas à la possibilité d'un pareil résultat. Même dans les cas où, concurremment avec le traitement hydrargyrique, il existe de l'anaphrodisie ou bien se produit une diminution du volume des testicules, il ne faudrait pas se hâter de conclure : il en est ici du mercure comme de l'iode, c'est surtout dans la syphilis qu'on administre ces médicaments.

Or l'anaphrodisie peut être liée à la syphilis, et elle guérira précisément au lieu d'empirer si l'on continue le traitement. Quant à la diminution dans le volume du testicule, il ne faudrait pas prendre pour une fonte de la glande la résorption de la tumeur syphilitique s'effectuant sous l'influence de la cure.

Les mêmes remarques et les mêmes distinctions s'appliquent à l'*argent*, à l'*or*, au *platine*, et à tous les *fondants* en général.

Les *Bromures* : *de potassium, de sodium, de camphre* ont une action anaphrodisiaque rapide et sûre.

Nous en dirons autant du *camphre*, ainsi que du *lupulin*.

Nous avons à plusieurs reprises constaté, sous l'influence du *salicylate de soude*, un état de frigidité, qui disparaît d'ailleurs spontanément quand on suspend le traitement.

Les *stupéfiants*, et notamment l'*opium*, le *hashish*, la *belladone*, la *jusquiame*, le *datura*, etc., dépriment la fonction génitale, abstraction faite d'une première période d'excitation, fugace d'ailleurs. Mais leur usage prolongé peut incontestablement installer l'impuissance. — L'usage immodéré du *tabac* affaiblit aussi les désirs vénériens ; mais il ne saurait être considéré comme susceptible d'entraîner une impuissance durable. Son action sur les fonctions génitales, comme d'ailleurs celle qu'il exerce sur toutes les autres, est fugace : le résultat ne se reproduit quotidiennement que parce que la cause se reproduit elle-même.

On a vu se produire et persister pendant plusieurs mois l'impuissance consécutivement à l'asphyxie par la *vapeur du charbon* (Fodéré) et à l'intoxication par *l'oxyde de carbone* (Tourdes).

Diverses substances encore ont été incriminées plus ou moins justement : *nitrate de potasse, nénuphar, laitue, menthe, agnus castus, vitex, chèvrefeuille, ciguë, ergot de seigle, champignons*, etc.

2° *Maladies*. — En dehors des altérations de l'appareil génito-urinaire, il est un grand nombre de maladies qui peuvent porter atteinte à la puissance génitale.

Une de celles qui produisent le plus fréquemment ce résultat, c'est sans contredit le *diabète*. Que l'impuissance dans ce cas doive être ou non considérée comme consécutive à l'altération de la sécrétion testiculaire, il y a un fait certain, c'est que le plus souvent, en même temps que l'anaphrodisie, on constate une atrophie des testicules et un état flasque et ridé des bourses. Détail très-important qu'on ne doit jamais perdre de vue : l'impuissance du diabétique n'est point liée au marasme, à la cachexie finale ; c'est au contraire un phénomène précoce, et l'impuissance peut être quelquefois le premier signe révélateur du diabète.

La *syphilis* peut entraîner l'impuissance directement, par la cachexie qu'elle entraîne ; ou bien indirectement, soit par l'intermédiaire d'une lésion syphilitique du cerveau ou de la moelle, soit encore consécutivement à la stérilité qu'entraînent certaines lésions syphilitiques du testicule.

Les *cachexies* de toutes sortes entraînent l'affaiblissement ou la perte des facultés génitales : hémorrhagies, anémies, scorbut, maladies chroniques déprimantes et prolongées.

Nous en dirons autant de la *tuberculisation pulmonaire* : l'impuissance est amenée, tantôt par l'altération profonde de la nutrition générale, tantôt par l'extension de la tuberculisation aux organes génito-urinaires.

Il faut en revenir de la prétendue puissance génésique des phthisiques, et ne pas s'en laisser imposer par des excitations plus ou moins vives suivant les cas, mais fugaces, et simples avant-coureurs de l'extinction définitive de la fonction génitale.

Certaines *affections du larynx* entraîneraient l'atrophie des testicules (Meckel), et consécutivement l'impuissance.

Une impuissance momentanée peut se produire sous l'influence d'un *trouble des fonctions digestives* (Roubaud).

L'*obésité* et la *polysarcie* peuvent, soit entraîner la diminution des désirs vénériens, soit, en respectant ces derniers, porter atteinte à l'érection.

Un assez grand nombre de *maladies du cerveau* et *de la moelle* sont susceptibles d'entraîner l'impuissance ; nous ne citerons que les suivantes : l'*apoplexie*, la *méningo-périencéphalite diffuse*, la *folie*, l'*ataxie locomotrice*. Dans la plupart de ces affections, dans l'ataxie locomotrice surtout, on observe au début une excitation de degré variable dans la fonction génitale ; mais à cette période d'excitation ne tarde pas à succéder la période de dépression, qui est définitive.

b. — Impuissance de cause morale.

L'impuissance de cause morale est celle qui se rencontre le plus fréquemment ; par son infinie variété elle échappe à toute description méthodique ; c'est enfin très-souvent la forme la plus rebelle au traitement.

Sous l'influence de l'imagination, d'une crainte, du respect, d'un souvenir, d'une antipathie, ou même au contraire d'un amour exagéré, etc., le coït un jour devient impraticable : la crainte de nouveaux échecs peut installer définitivement l'impuissance. « L'âme de l'assaillant, troublée de plusieurs diverses alarmes, se perd ayséement : et à qui l'imagination a faict une fois souffrir cette honte (et elle ne la faict souffrir qu'aux premières accointances, d'autant qu'elles sont plus ardentes et aspres, et aussi qu'en cette première cognoissance qu'on donne de soy, on craint beaucoup plus de faillir), ayant mal commencé, il entre en fiebvre et despit de cet accident, qui lui dure aux occasions suivantes. » (MONTAIGNE, *Essais*, liv. I., ch. XX.)

Il en est qui se croient atteints d'une maladie des voies urinaires, et celle-ci n'existe que dans leur imagination. Présentent-ils un suintement uréthral, qui tient souvent précisément à leur continence, ils croient avoir une spermatorrhée, une prostatorrhée, une catarrhe, une affection qu'ils affirment être de nature à empêcher l'érection : cette croyance même suffit dès lors à les faire échouer s'ils essaient.

D'autres ont eu réellement une maladie, mais elle est guérie; seulement elle leur a laissé, disent-ils, un état d'impuissance.

D'autres ne peuvent plus accomplir l'acte génital depuis un jour que l'accomplissement en a été brusquement interrompu par une circonstance quelconque, surtout s'il s'agit d'une découverte faite par eux inopinément au sujet de la femme, qui avait ses règles en ce moment, ou qui présentait une infirmité répugnante. — Une antipathie violente éprouvée pour une femme peut amener dans certains cas le même résultat.

Que de fois n'a-t-on pas vu le sentiment opposé provoquer la même défaillance : c'est la possession d'une femme longtemps désirée, c'est le respect, la crainte. Roubaud cite l'exemple d'un acteur très-épris de sa femme, qu'il avait déjà possédée avant son mariage, et qui fut impuissant la nuit de ses noces, parce qu'il se trouvait pour la première fois seul et libre avec sa femme qu'il n'avait eue jusque-là que dans des conditions spéciales : pendant le jour, au milieu de la gêne et de la contrainte imposées par les parents de la jeune fille, etc. — Cockburn rapporte le cas d'un homme très-amoureux de sa femme, et chez lequel le coït n'était pas avec elle suivi d'éjaculation. Il y avait évidemment ici un spasme des canaux éjaculateurs.

Tout le monde enfin connaît l'indifférence ou même l'antipathie qu'éprouvent presque toujours pour les individus d'un sexe différent, les pédérastes, les sodomites, les masturbateurs, les tribades, indifférence ou antipathie qui peuvent aller jusqu'à l'impossibilité d'accomplir l'acte génital.

Aussi intéressante qu'importante, cette question de l'anaphrodisie de cause morale préoccupe à la fois le médecin et le philosophe ; et l'une des pages les plus curieuses et les plus substantielles de son histoire est encore le chapitre de Montaigne : *De la force de l'imagination.* Son champ est en quelque sorte infini, comme celui de l'imagination elle-même, et sa description ne saurait être qu'une collection de faits. Il était indispensable cependant d'esquisser ce sujet aussi vaste que délicat ; le médecin est en effet, plus souvent qu'on ne pense, consulté sur cet état morbide qui peut avoir de si graves conséquences au point de vue de l'individu, de la famille et de la société.

C. — *Impuissance consécutive à des excès divers.*

1° *Excès génitaux.* —Dans l'état de santé, l'activité normale d'un organe contribue à en maintenir l'état normal ; en vertu même d'une sorte d'entrainement et à la condition de n'être point exagéré, le fonctionnement de l'organe entraîne le développement de celui-ci. Il en est des organes génitaux comme de tous les autres : on ne peut impunément ni les surmener ni leur imposer un repos absolu ; il survient alors une altération caractérisée, suivant les cas, par une abolition absolue ou relative, ou bien par une exagération ataxique de la fonction.

On a beaucoup exagéré le rôle que jouent dans la production de l'anaphrodisie, les excès de continence ou d'incontinence ; et cela parce qu'on n'a pas assez soigneusement analysé les faits.

C'est l'*incontinence* surtout qui a été incriminé. Or il en est des actes génésiques comme des actes digestifs par exemple : chez l'homme en état de santé physique et morale les appétits génésiques, tout en variant sans doute suivant les individus, ne varient en somme que dans des limites moins étendues qu'on ne veut bien le dire ; une fois satisfait suivant ses exigences légitimes, le désir s'éteint pour ne reparaitre qu'ultérieurement, lorsque, la réparation effectuée, l'économie peut de nouveau faire face à de nouvelles exigences. L'homme peut manger sans faim, boire sans soif ; mais pour le coït il faut des érections, et l'homme *en état de santé* n'est pas libre, en eût-il fait la gageure, de surmener ses organes génitaux comme il le peut faire de ses organes digestifs. Cette règle a cependant des exceptions, et nous n'entendons pas nier, il s'en faut, la possibilité des excès génitaux chez l'homme sain. En pareil cas, c'est tantôt la diminution, tantôt l'exagération de la fonction qui se produit. — Qu'on ne perde jamais de vue ceci, cependant, c'est que les gens qui se vantent d'avoir « énormément de tempérament » sont ou bien des fanfarons, ou bien des gens malades, ou placés par une excitation artificielle accidentelle sur la pente d'un état pathologique. — On sait que l'ataxie locomotrice à son début provoque un priapisme auquel ne tarde pas à succéder l'impuissance ; les malades ne manquent jamais de mettre cette dernière sur le compte des nombreux rapports sexuels qu'ils ont pu avoir à un moment donné : et ces derniers étaient simplement une manifestation de la sclérose de la moëlle dont ils étaient atteints. — La spermatorrhée, qu'elle soit liée à une lésion des organes génito-urinaires ou à la lésion d'un organe éloigné, entraine, on le sait, l'impuissance. Or avant de s'éteindre, la fonction génitale a présenté des recrudescences fugitives plus ou moins vives : le tabétique n'a garde de ne pas incriminer ces dernières qui n'en peuvent mais ; le médecin ne doit pas s'en laisser imposer, et prendre pour la cause de la maladie des phénomènes qui en étaient justement les prodromes.

Quant à l'excès de *continence*, il joue dans la production de l'anaphrodisie un rôle qu'on ne doit pas nier, mais qu'il convient de restreindre plus qu'on ne serait tenté de le faire au premier abord. Si le fonctionnement développe l'organe, le repos prolongé en revanche finit par le rendre moins exigeant, par l'assoupir. Cela est vrai d'une façon générale, et, si le fonctionnement des organes génitaux pouvait être supprimé d'une façon absolue pendant un temps assez long, ceux-ci finiraient fatalement par s'atrophier. Mais le coït ne constitue pas seul le fonctionnement de l'appareil génital : tel homme aura beau éviter les approches sexuels, il n'empêchera pas, quoiqu'il en ait, des érections de se produire, le sperme d'être sécrété par la glande testiculaire. Il existe des gens qui, ayant maîtrisé un certain nombre de fois des désirs vénériens peu impérieux d'ailleurs, ont fini par n'en plus éprouver, et par voir s'atrophier leurs organes génitaux ; mais c'étaient à peu près constamment des individus naturellement peu portés aux plaisirs de l'amour, et présentant un appareil génital peu développé. Qu'on n'oublie jamais un caractère essentiel qui différentie les fonctions génitales des autres : l'*intermittence* ; cette simple considération nous expliquerait déjà pourquoi les désirs vénériens peuvent être un plus ou moins grand nombre de fois frustrés sans cesser pour cela de revendiquer ultérieurement leurs droits. La continence prolongée peut donc chez quelques individus éteindre les désirs vénériens, entraîner l'anaphrodisie ; mais le résultat qu'on observe avec une fréquence infiniment plus grande, c'est une exacerbation des appétits génésiques et une déviation du sens génital.

2° *Excès digestifs.* — Les excès de *tempérance* ne nous arrêteront pas ; l'action qu'exercent les jeûnes et les macérations sur l'appareil génital n'est pas précisément l'anaphrodisie, mais bien un effet tout contraire : c'est dans l'étiologie du satyriasis, du priapisme et de l'hystérie que leur place est marquée.

Il en est tout autrement de l'*intempérance* ; et, si les excès de table (aliments et boissons) surexcitent parfois momentanément les désirs vénériens, la répétition de ces excès entraîne à la longue l'anaphrodisie.

3º *Excès de l'exercice musculaire*. — Si l'exercice musculaire exagéré se prolonge, il peut retentir sur l'appareil génital, mais seulement par l'intermédiaire de l'affaiblissement général qu'il entraîne.

4º *Excès intellectuels*. — Chez un homme préoccupé de travaux intellectuels, l'esprit peut être à de certaines heures momentanément détourné des idées érotiques ; mais il s'en faut que les travaux intellectuels amènent l'impuissance à quelque degré que ce soit. On a cité des écrivains, des orateurs, des philosophes, etc., atteints d'anaphrodisie ; mais les uns étaient spermatorrhéiques, les autres présentaient un arrêt de développement congénital des organes génitaux, etc. Il faut faire la part enfin des affections plus particulièrement propres aux hommes de cabinet : dyspepsies, hémorrhoïdes, gravelle, goutte, affections des voies urinaires, etc. Un examen attentif nous montre au contraire que les travaux intellectuels habituels, et plus particulièrement la culture des sciences, des lettres et des arts portent aux plaisirs de l'amour.

2º Impuissance idiopathique.

Il est des cas dans lesquels il est absolument impossible de surprendre la cause de l'impuissance : on ne saurait la relier ni à une lésion de l'appareil génito-urinaire, ni à une lésion d'un organe éloigné, ni à une maladie générale ; elle ne paraît pas tenir davantage à l'un des états psychologiques que nous avons examinés plus haut ; aucun excès d'aucune sorte ne saurait non plus être incriminé. L'impuissance semble exister par elle-même, en dehors de toute cause appréciable : elle est dite *idiopathique*, *essentielle*, ou *primitive*. Son champ très-vaste autrefois s'est rétréci de jour en jour, à mesure qu'on est arrivé à saisir des causes qu'on ne soupçonnait point jusque-là.

Elle peut être complète ou incomplète et présenter les formes les plus diverses que nous avons déjà signalées. C'est ainsi qu'il peut y avoir des désirs vénériens, mais l'érection fait défaut ; — il peut n'y avoir ni érection ni désirs vénériens ; — l'érection peut se produire, mais ne se produire que dans certaines conditions spéciales et non dans les autres ; — on peut observer l'aspermatisme, de même qu'en revanche il peut arriver qu'à la suite d'excitations de diverse nature il se produise une émission de sperme, mais sans érection préalable. — Nous retrouvons ici en un mot toutes les formes, déjà énumérées, que peut affecter l'impuissance ; ce qui distingue la classe des faits que comprend l'impuissance idiopathique, c'est qu'elle paraît être protopathique, essentielle, à l'état de *névrose* ou de *syncope génitale*, en dehors de toute cause pathogénique saisissable.

Thérapeutique. — L'impuissance est presque toujours deutéropathique ou secondaire. Le premier soin du médecin doit être par conséquent de rechercher les causes sous la dépendance desquelles se trouve l'affection qui nous occupe, pour les supprimer, les atténuer ou les suspendre. Nous ne pouvons évidemment reprendre ici une à une, pour en exposer le traitement, les causes si diverses d'anaphrodisie que nous avons examinées déjà. Qu'il nous suffise d'insister sur la nécessité *absolue* de remplir d'abord l'*indication causale*.

Quelle que soit la cause, quelle que soit la forme de l'impuissance, le médecin n'oubliera jamais surtout le rôle si important, décisif quelquefois, que joue ici l'élément moral. Il doit donc, fort de sa conviction et de son rôle, avant tout, parler avec autorité au malade, lui affirmer, lui persuader qu'il n'a point à redouter un échec : la cause de l'impuissance étant supprimée, un traitement aphrodisiaque approprié étant au besoin institué, la fonction reprend dès lors sa vie normale. Sans cela, si le médecin paraît hésiter le moins du monde, il suffit d'un simple doute dans l'esprit du malade pour réveiller chez celui-ci des appréhensions qui suffisent à provoquer une défaillance « qui lui dure aux occasions suivantes » ; à l'impuissance de cause pathologique succède une impuissance de cause morale qu'il pourra être désormais bien difficile de déraciner.

On a discuté souvent cette question : y a-t-il des *aphrodisiaques directs ?* c'est-à-dire des substances ayant sur l'appareil génital une action élective spéciale dont le résultat consiste à activer ou réveiller les désirs vénériens et l'érection? Nous n'hésitons pas à répondre quant à nous par l'affirmative, tout en reconnaissant qu'il convient de restreindre plus qu'on ne l'a fait quelquefois le nombre de ces agents. Cette question n'a pas d'ailleurs dans la pratique l'importance qu'on lui prête : il importe assez peu, croyons-nous, qu'un médicament agisse directement ou indirectement, pourvu qu'il fournisse le résultat qu'on veut obtenir.

Nous étudierons donc ici sous la rubrique commune d'*aphrodisiaques* tous les agents qui ont à des degrés divers sur l'appareil génital une action, directe ou indirecte, de nature à en activer ou réveiller les fonctions. Avec Jacob Manget nous les diviserons en trois groupes : 1° *aphrodisiaques hygiéniques ;* 2° *aphrodisiaques médicamenteux ;* 3° *aphrodisiaques extérieurs ;* auxquels nous joindrons un 4ᵉ *groupe* d'aphrodisiaques très-efficaces quand l'indication en est bien saisie : les *eaux minérales, l'hydrothérapie* et les *bains de mer.*

1" *Aphrodisiaques hygiéniques*.

Les règles d'une bonne hygiène générale ne nous arrêteront pas : il est évident que le médecin doit avant tout prescrire une nourriture substantielle, tonique et réparatrice, mais sagement modérée ; l'exercice régulier et méthodique ; les distractions, les voyages, l'éloignement de toute excitation intempestive de l'appareil génital ; l'éloignement des excès génésiques, digestifs, intellectuels ou autres, etc. Nous devons examiner seulement quelles sont parmi les condidions hygiéniques habituelles, parmi les substances alimentaires notamment, celles qui méritent à des titres et à des degrés divers d'être considérées comme susceptibles de favoriser les fonctions génitales.

Les *poissons* ont réellement la propriété d'activer la sécrétion spermatique, et cela s'explique par le phosphore qu'ils contiennent ; le sel qu'ils renferment, ou dont on les assaisonne, vient ajouter son action à celle du phosphore.

On ne saurait nier non plus absolument celle des *coquillages* et des *huitres*, quoiqu'elle ait été exagérée peut-être par Juvénal.

Nous serons plus réservé sur l'application à l'appareil génital des propriétés excitantes de l'*ambre gris*.

Sans exagérer l'action des *viandes faisandées*, on ne saurait la mettre en doute, surtout chez les gens nerveux.

L'éréthisme génésique consécutif à l'ingestion des *truffes* paraît bien établi ; mais il serait difficile de déterminer la part qui revient réellement à la truffe, abstraction faite de l'influence qu'exercent concurremment les mets de haut goût, les vins généreux et les liqueurs, qui en sont l'accompagnement obligé.

Pour ce qui est des *champignons*, regardé par les uns comme aphrodisiaques, ils sont considérés par les autres comme anaphrodisiaques ; ce qu'il y a de sûr, c'est qu'ils n'agissent bien activement ni dans un sens ni dans l'autre.

Les *condiments* exercent sur l'appétit génésique une influence excitante variable, mais bien établie d'une manière générale, et qui tient pour la plupart à l'action congestive qu'ils provoquent dans les organes pelviens. Le *poivre* cité par Dioscoride ; la *canelle* ; la *vanille* ; le *macis* ; le *piment*, surtout le piment rouge ; le *gingembre* ; la *sariette*, célébrée dans les *Priapées* ; la *roquette* qui d'après Columelle « excitat ad venerem tardos cruca maritos » ; la *muscade* ; la *moutarde* ; tels sont les principaux.

L'*ail* et l'*oignon* ne sont pas sans exercer une action évidente sur l'appareil urinaire ; il n'est donc pas impossible que cette action retentisse sur les organes génitaux, mais il y a loin de cette influence à celle que Martial attribue à ces bulbes. — Nous en dirons autant du *poireau* vanté comme prolifique par l'école de Salerne ; et surtout nous ne croyons pas qu'il faille faire grand fonds sur les *fèves* quoique Pythagore les ait interdites à ses disciples, dans la crainte, au moins exagérée, que ce légume ne les fît manquer à la chasteté qu'il leur prêchait.

A dose modérée, les *vins* généreux et les *liqueurs* exercent sur les désiré vénériens une action qui devient inverse au contraire si leur ingestion est poussée jusqu'à l'ivresse.

Pour ce qui est du *café* et du *thé*, leur action paraît être au contraire antiaphrodisiaque.

2°. *Aphrodisiaques médicamenteux.*

Le *phosphore* est de tous les aphrodisiaques celui dont l'action est la mieux démontrée et la plus énergique : il augmente à la fois les désirs vénériens et les érections. Son emploi doit être soigneusement surveillé, car il peut provoquer de graves accidents d'intoxication. On ne dépassera jamais la dose de

10 milligrammes, qu'il sera d'ailleurs le plus souvent inutile d'atteindre, et l'on suspendra de temps en temps le médicament.

On prescrira de préférence les capsules phosphorées, que Dujardin-Baumetz a fait préparer par Protiére, et qui contiennent chacune 1 milligramme de phosphore dissous dans l'huile ; on en donnera de 3 à 4 par jour.

Ou bien les pilules suivantes :

```
Phosphore.............................. 10 centigr.
Sulfure de carbone..................... 40 gouttes.
Huile d'amandes........................  8 gr.
Magnésie calcinée......................   q. s.
                        (Mandl et Gobley.)
```

F. 100 pilules gélatinisées. On donnera 1 à 5 par jour de ces pilules représentant chacune 1 milligramme de phosphore et 2/5 de goutte de sulfure de carbone.

On emploie aussi le phosphore à l'extérieur, sous forme de liniment ou de pommade (phosphore 1, pommade 100).

On a quelquefois donné avec succès l'*acide phosphorique* : 20 gouttes par jour dans un verre d'eau sucrée.

Vigier a préparé du *phosphure de zinc* qui s'administre, d'après lui, à la dose de 8 milligrammes, équivalant à 1 milligramme de phosphore. Nous avons plusieurs fois déjà constaté l'action aphrodisiaque du phosphure de zinc, que nous avions administré dans des états pathologiques d'ailleurs variés, notamment dans des paralysies et des névroses.

Ses propriétés toxiques, difficiles à surveiller, et s'opposant à l'administration de doses élevées, nous ont fait quant à nous rejeter de notre pratique le phosphore ordinaire (phosphore blanc, phosphore cristallisable), auquel nous avons substitué avec avantage le *phosphore rouge* (phosphore amorphe, *incristallisable*).

La *noix vomique* agit par la *strychnine*, la *brucine* et l'*igasurine* qu'elle contient. Toutes ces substances agissent directement sur le système musculaire dont elles sont un poison *tétanisant.* Ces alcaloïdes agissent à la fois sur tous les muscles en général ; mais l'action de la *strychnine* se localise plus spécialement sur les muscles du pharynx, tandis que la *brucine* agit surtout sur les muscles de l'appareil génital. C'est donc à la *brucine* que nous donnons quant à nous la préférence ; d'autant plus que l'action de la brucine étant beaucoup moins énergique que celle de la strychnine, elle constitue un médicament infiniment plus facile à manier. — La strychnine s'administre (ordinairement sous forme de *sulfate de strychnine*) en granules de 1/2 milligramme ou de 1 milligramme. Au sulfate de strychnine on peut substituer l'*arséniate de strychnine* préparé de la même manière.

La *brucine* s'administre aussi en granules ; mais son action toxique étant moindre que celle de la strychnine, on pourra formuler des granules de 5 milligrammes.

La *noix vomique* s'administre le plus souvent en poudre ou sous forme de pilules, à la dose de 2 à 25 centigrammes par jour.

Qu'il s'agisse de la poudre de noix vomique, de la brucine, ou de la strychnine surtout, on devra toujours surveiller les effets, les doses seront augmentées progressivement suivant le résultat produit. Enfin on ne perdra pas de vue les propriétés d'accumulation de ce médicament qui peut amener inopinément des phénomènes d'intoxications. Il sera bon par conséquent d'en suspendre l'usage de temps en temps.

La *cantharide* agit seulement par l'intermédiaire de l'inflammation qu'elle provoque dans le réservoir urinaire (*cystite cantharidienne*). C'est un très-mauvais médicament, dont il faut éviter l'emploi autant que possible, et qui ne doit être administré qu'avec les plus grandes précautions. Pour éviter l'action locale sur le tube digestif on donnera la préférence à la teinture alcoolique (de cinq à vingt gouttes en potion, à prendre par cuillerées).

L'action aphrodisiaque du *chlorure de sodium* pourra être utilisée.

C'est à doses relativement élevées et continues que l'action stupéfiante de l'*opium* atteint les organes génitaux ; à petites doses au contraire, il agit à titre d'excitant.

Nous ne ferons que citer les agents suivants, qui jouissent à des titres et à des degrés divers de la réputation de favoriser les fonctions génitales : fève de Saint-Ignace, coca du Pérou, ergot de seigle, valériane, assa-fœtida, satyrion, ginseng, avocatier, marjolaine, chervi, panicaut, vanille, safran, menthe, sauge, galanga, cananga, roseau aromatique, térébenthine, genévrier, sauge, myrthe, musc, castoreum, ambre gris, etc.

3° *Aphrodisiaques extérieurs.*

Ils consistent dans des bains locaux sinapisés, dans des liniments excitants, l'urtication, la chaleur, la faradisation locale et le massage.

4° Il convient de joindre aux trois groupes précédents d'aphrodisiaques un quatrième groupe comprenant trois ordres d'agents très-efficaces quand ils sont bien maniés : — *a.* les *eaux minérales* ; *b.* l'*hydrothérapie* locale et générale ; *o.* les *bains de mer.*

§ II. — PRIAPISME.

Définition. Nature. — Le *priapisme,* l'*érotomanie* et le *satyriasis* constituent trois déviations fonctionnelles du sens génital caractérisées : le *priapisme* par des érections sans désirs vénériens ; l'*érotomanie* par des désirs vénériens dérégles sans érections ; le *satyriasis* par des désirs immodérés de coït avec des érections continuelles. — L'érotomanie n'est pas une affection de l'appareil génital ; elle est du domaine de la pathologie mentale. Le priapisme et le satyriasis nous occuperont seuls. — Le *priapisme* est essentiellement constitué par des érections, presque toujours douloureuses ; celles ci ne s'accompagnent pas de désirs érotiques, et ne sont que rarement suivies d'éjaculations.

Éthiologie. — Les causes psychiques telles que lectures, tableaux, danses, spectacles lascifs, etc., provoquent plutôt le satyriasis que le priapisme.

Ce dernier est amené presque toujours par une affection de l'appareil génito-urinaire ou par une lésion des centres nerveux.

Les principales causes locales sont les suivantes : accumulation de smegma, et concrétions dans la cavité balano-préputiale chez les sujets atteints de phimosis ; — péno-phlébite et inflammation des corps caverneux ; — blennorrhagie ; — inflammation de la prostate ; — retrécissement uréthral ; — introduction de sondes ou de bougies ; — cystite, surtout cystite du col ; — cystite cantharidienne ; — calculs vésicaux ; — oxyures dans le rectum.

Les lésions éloignées capables d'entraîner le priapisme sont : des affections du cervelet, des affections de la moelle épinière, notamment l'ataxie locomotrice à son début qui provoque tantôt un priapisme caractérisé par une érection semi-molle, tantôt du satyriasis ; — les blessures de la moelle épinière au-dessus du centre génito-spinal, et la pendaison amènent aussi le priapisme.

La continence exagérée, ainsi que l'onanisme, jouent un très-grand rôle dans l'étiologie de l'affection qui nous occupe comme du reste dans celle du satyriasis.

Symptômes. — Le priapisme peut s'établir d'*emblée*, s'il s'agit, par exemple, d'une blessure de la moëlle épinière ou bien d'une péno-phlébite. Mais le plus souvent il apparaît *graduellement* : se montrant d'abord la nuit, puis devenant continuel avec des rémissions variables, ou même parfois sans rémissions.

L'*érection* est incomplète dans quelques cas ; d'autres fois la verge est en état de rigidité complète : le plus souvent dans la position normale, mais pouvant, au contraire, s'incurver en en arc de cercle à concavité inférieure.

La *douleur* existe presque toujours, ayant son siège dans le canal, et pouvant s'étendre à la vessie, au bas-ventre et aux reins.

Le malade se tient le corps incurvé en avant, les cuisses fléchies sur le bassin et légèrement écartées.

Si la muqueuse uréthrale vient à se rompre, il se produit une *hématurie*.

Si les accidents s'aggravent, il peut survenir de la dysurie ou de la rétention d'urine, un état d'excitation générale pouvant aller jusqu'au délire, de la fièvre et la mort, comme dans le cas rapporté par Richet.

Le priapisme n'étant qu'un symptôme, on comprend que sa **marche**, sa **durée**, ses **terminaisons**, sont éminemment variables, subordonnées qu'elles sont à la cause qui l'a provoqué.

Traitement. — On commencera par supprimer la cause quand cela sera possible : si le priapisme est sous la dépendance d'un état pathologique, on instituera le traitement de ce dernier.

Quand à l'état local, il sera combattu par des bains de siège, des boissons émollientes, un régime sévère, et l'administration à l'intérieur de bromure de potassium ou de sodium (4 grammes par jour), — du bromure de camphre (de 1 à 5 ou 10 capsules de 20 centigr.) ; de l'hyosciamine (de 2 à 5 milligr. par jour en granules à 1/2 milligr. ou 1 milligr.) ; du *lupulin* (de 1 à 5 gr.). — S'il y a de l'insommie on prescrira de la codéine, mais on évitera d'administrer de l'opium, dont l'action excitante pourrait augmenter l'état morbide.

§ III. — SATYRIASIS.

Définition. — Le satyriasis est constitué par des désirs immodérés du coït, des érections continuelles, et du délire érotique. — Il est bien entendu qu'il faut distinguer soigneusement le satyriasique du salace. Ainsi que le font très-justement observer les auteurs du compendium, il ne faut admettre le satyriasis que lorsque la lubricité est accidentelle, quand les actes vénériens sont fort nombreux, s'il y a du délire érotique et des hallucinations.

L'Étiologie est à peu près la même que celle du priapisme ; mais nous voyons ici les lésions pathologiques jouer un rôle moins exclusif. Les causes prépondérantes sont plutôt des lectures érotiques, des contemplations lascives, les excès de continence, les jeûnes et les macérations, la vie claustrale ; — très rarement les excès de coït ou la masturbation. — L'abus des aphrodisiaques aurait amené parfois le satyriasis.—Quant aux états pathologiques susceptibles d'amener cette affection, ce sont les mêmes que nous avons déjà signalés dans l'étiologie du priapisme.

Symptômes. — Le début peut être brusque ou graduel. — Les érections sont intenses et se reproduisent aussitôt après le coït, qui peut être pratiqué un grand nombre de fois. — Pendant la nuit il y a des rêves lascifs, et des érections suivies d'éjaculation. — Les accidents sont ordinairement moins intenses pendant le jour, et la station debout les favorise moins que le décubitus dorsal ou même que la position assise. Cependant il y a souvent des accès violents provoqués surtout par la vue des femmes, et qui peuvent pousser le malade au viol ou à divers attentats publics à la pudeur.

Qu'il soit continu ou intermittent, si cet état se prolonge, il peut acquérir un haut degré de gravité. Il survient des troubles divers des *facultés intellectuelles*, et particulièrement des hallucinations voluptueuses ; d'autres fois ce sont des impressions sensorielles bizarres susceptibles d'offrir la forme et la nature la plus variée.

La malade peut aboutir enfin à un *délire maniaque*, et celui-ci peut être continu ou intermittent, tranquille ou furieux.

Le **pronostic** varie suivant les cas. Mais en général, à part les dernières formes dont nous venons de parler, le satyriasis est loin d'être une affection très-grave.

Le **traitement** doit consister avant tout dans l'éloignement des causes, et, si le point de départ est une maladie, on doit diriger d'abord contre celle-ci une médication appropriée. — Les distractions, l'usage modéré du coït, l'hydrothérapie seront recommandés. — Enfin contre les accès on pourrait recourir aux bromures de potassium, de sodium ou de camphre, au lupulin, etc.

URÈTHRE

Anatomie.

L'*urèthre* est ce conduit qui amène l'urine au dehors pendant la miction, et en outre chez l'homme, le sperme pendant l'éjaculation.

Il présente de très-grandes différences *chez l'homme* et *chez la femme*. Nous rappellerons d'abord les particularités les plus importantes de son anatomie chez le premier, et nous signalerons ensuite les modifications qu'il présente chez la seconde.

Les anatomistes distinguent souvent quatre régions dans l'urèthre : *spongieuse, bulbeuse, membraneuse* et *prostatique*.

Nous croyons plus féconde au point de vue qui nous occupe la division en deux parties : — 1° une *portion fixe* qui s'étend depuis l'orifice vésical jusqu'au niveau de la face antérieure de l'arcade et des branches pubiennes, et qui comprend les régions prostatique, membraneuse et bulbeuse ; — 2° une *portion mobile* qui commence au point où finit l'autre et qui s'étend jusqu'au méat urinaire ; elle correspond à la région spongieuse.

Le *trajet* de l'urètre n'est pas représenté par une ligne droite, mais bien par une ligne courbe : si on relève la verge de manière qu'elle fasse avec l'axe du corps un angle de 50° à 60° comme on le fait pour le cathétérisme, le trajet de l'urèthre sera rectiligne depuis le méat jusqu'au niveau du ligament suspenseur de la verge. De ce point jusqu'à la vessie le trajet du canal présente une courbure dont la concavité tournée en haut et en avant regarde la symphyse des pubis.

Assez uniforme en avant, cette courbe présente en arrière une inflexion brusque. Au-dessous de la symphyse pubienne, sur le trajet de la ligne représentant l'axe prolongé de celle-ci, se trouve le point le plus déclive de la courbure urèthrale, et le canal est en ce point séparé du bord inférieur de l'arcade par une distance de 2 centimètres. Par l'introduction d'une sonde rigide dans la vessie on modifie cette direction infléchie, et le trajet devient momentanément rectiligne.

La *longueur* moyenne de l'urèthre est de 16 centimètres qui, d'après Sappey, se répartissent ainsi qu'il suit :

Portion spongio-bulbeuse......	12 centim.
Portion membraneuse.........	13 millim. (de 12 à 14 mm.)
Portion prostatique..........	27 millim. (de 24 à 30 mm.)

ce qui fait une moyenne de 12 centimètres pour la partie libre, et 4 centimètres pour la partie fixe. Le résultat des mensurations varie suivant que celles-ci ont été pratiquées sur le cadavre ou sur l'homme vivant; il diffère avec l'âge, le sujet, avec diverses conditions physiologiques ou pathologiques, suivant le procédé enfin qui a été employé. Nous croyons que le procédé suivant, recommandé par Civiale, est en même temps le plus simple et celui qui donne les résultats les plus satisfaisants : « Je me sers, sur le vivant, d'un moyen simple et exempt de douleurs, qui peut même être mis en pratique, aussi souvent qu'on le juge nécessaire, sans que le malade s'en aperçoive. Après avoir introduit une sonde dans la vessie, lorsque l'urine ou l'eau injectée s'écoule, et que la verge est revenue à son état naturel, on retire l'instrument jusqu'à ce que le liquide cesse de couler; on marque alors sur la sonde le niveau du gland, puis on la pousse légèrement jusqu'à ce que le liquide recommence à sortir ; on la retire de nouveau, et ainsi de suite. De cette manière on obtient avec beaucoup de précision le point correspondant à celui où l'œil de la sonde, et, si elle en a deux, l'œil le plus voisin de son extrémité, franchit le col de la vessie, soit en entrant, soit en sortant. Ce point étant marqué par le doigt appuyé à l'extrémité opposée, au niveau du méat urinaire, ou par des lignes tracées sur l'instrument, on retire tout à fait celui-ci et on mesure. La flexibilité de la sonde lui permet de suivre la courbure de l'urèthre ; par son volume elle écarte légèrement les parois du canal, et s'oppose à tout glissement capable de diminuer sa longueur. Le principal avantage de ce procédé consiste en ce qu'on ne prend la longueur du canal qu'à l'instant où la verge est revenue de la traction à laquelle elle avait été soumise pour introduire l'instrument : il garantit donc avec toute certitude contre les erreurs dans lesquelles sont tombés ceux qui ont voulu évaluer la longueur de l'urèthre d'après la profondeur à laquelle la sonde pénètre avant la sortie de l'urine. En effet le frottement de l'algalie contre les parois urèthrales détermine parfois une exhalation de sang, qui pénètre par les yeux de l'instrument, et y forme un caillot dont la présence empêche l'urine de sortir, au moins pendant quelques instants. On croit alors que la sonde n'est point encore parvenue dans la vessie, et, pour l'y faire arriver, on exerce sur la verge une traction dont le résultat, quant à l'élongation des parties, ne s'éteint qu'au bout d'un certain laps de temps. » (Civial.) Ce procédé a donné à Civiale un résultat qu'il traduit par la moyenne de 162 millimètres. Il ne faut pas au reste s'exagérer l'importance de ces chiffres : la longueur étant très-variable suivant les cas, la moyenne indique fatalement un chiffre qui justement n'est pas le vrai pour le cas particulier.

Au moment où il va pratiquer le cathétérisme, le chirurgien ignore si l'urèthre qu'il va explorer est au dessus ou au-dessous de la moyenne, et à quel degré. Seule la sensation tactile peut et doit le guider : il est toujours dans la portion libre du canal, il n'a pas encore franchi la symphyse, tant qu'il sent libre le bec de la sonde, tant que le pavillon tourne dans sa main ; — plus loin la sonde est fixée : les mouvements de va-et-vient sont possibles, mais les mouvements de rotation autour de l'axe sont supprimés : — quand l'extrémité vésicale enfin de l'instrument a pénétré dans le réservoir urinaire, l'urine s'écoule, et, en tous cas, s'il n'arrivait pas de liquide, on saurait toujours qu'on est arrivé parce qu'on peut de nouveau transmettre au bec de la sonde des mouvements de latéralité en imprimant au pavillon des mouvements de rotation autour de l'axe.

On a dit que le *diamètre* de l'urèthre était en moyenne de 6 à 7 millimètres. Cela est vrai d'une façon très-générale ; mais il ne faut point oublier que le canal n'est pas, il s'en faut, rigoureusement cylindrique, et ne présente pas, par conséquent, partout le même diamètre. Le point où il est le plus étroit et le moins dilatable, c'est le méat urinaire ; immédiatement en arrière se trouve un renflement olivaire, la fosse naviculaire ; au niveau du bulbe se rencontre une seconde dilatation, une dépression dans laquelle vient souvent buter le bec de la sonde, au lieu de s'engager dans la portion membraneuse plus étroite ; une troisième dilatation enfin existe au niveau de la partie moyenne de la prostate. Le calibre de l'urèthre varie donc suivant le point au niveau duquel on le considère. « Son diamètre est, terme moyen, de 6 à 7 millimètres au méat urinaire, 9 millimètres à la réunion des parties membraneuse et bulbeuse, 8 millimètres au col de la vessie, 9 millimètres au milieu de la partie spongieuse, 19 millimètres à la fosse naviculaire et à la partie membraneuse, et 10 à 11 millimètres au-devant du bulbe. » (Civiale.) Ce qui ressort en somme pratiquement de l'examen de cette question, c'est que : 1º toute sonde ou bougie qui franchit le méat urinaire doit arriver sans obstacle dans la vessie quand l'urèthre est sain ; 2º tout urèthre qui laisse passer une sonde ou une bougie de 7 millimètres doit être considéré comme présentant un calibre normal, tandis qu'il est rétréci si l'instrument ne passe pas.

L'orifice antérieur ou *externe* du canal, ou *méat urinaire*, se présente sous la forme d'une fente.

L'orifice interne, *postérieur* ou *vésical* est circulaire à l'état normal. Nous verrons ultérieurement les modifications que peut subir cet aspect dans certains cas pathologiques (valvule vésicale).

La structure de l'urèthre présente des attributs communs à ses trois portions : la tunique muqueuse et la tunique musculaire sous-jacente. Quant aux autres parties constituantes de ce canal, elles diffèrent suivant la région.

La muqueuse urèthr le se continue en avant avec la muqueuse du gland ; en arrière, avec celle de la vessie ; et, par l'intermédiaire des canaux éjaculateurs, avec celle des vésicules séminales. — Sa couleur est blanc-grisâtre au niveau des portions membraneuse et spongieuse. — Sa consistance est assez ferme ; mais elle ne laisse pas que d'être assez facile à déchirer et surtout facile à traverser avec des instruments pointus. — Par sa face externe elle adhère intimement à la tunique musculaire, dont la contraction fait rider la tunique muqueuse. — Sa surface interne, outre les rides et les plissements variables qu'elle peut offrir, présente un repli plus ou moins développé, mais constant et persistant, qui siège sur la face supérieure, à 1 centimètre 1|2 environ du méat, et dont le bord libre est dirigé en avant, vers l'ouverture du conduit, de manière à former un cul-de-sac dans lequel peuvent s'engager les instruments si l'on n'a pas soin de leur faire suivre à ce niveau la paroi inférieure du canal (valvule de Guérin).

Les *papilles* sont très-prononcées au niveau de la fosse naviculaire. — Les *orifices* qu'on observe sont les embouchures des glandes qui versent dans l'urèthre leur produit de sécrétion. — La muqueuse se compose de deux lames : 1° la lame *épithéliale* qui comprend deux couches : l'une, profonde, formée de cellules arrondies ; l'autre superficielle, formée de cellules cylindriques ou coniques. La *couche fondamentale* est constituée par des fibres élastiques, des fibres lamineuses, des glandes, des vaisseaux et des nerfs.

Sous-jacente à la tunique muqueuse, la **tunique musculaire** est formée par des faisceaux de fibres musculaires lisses à direction longitudinale, qui se continuent en arrière avec les faisceaux réticulés de la vessie. Son épaisseur moyenne est d'un demi-millimètre.

Outre ces attributs communs aux trois portions de l'urèthre, chaque région présente dans sa structure des particularités. — Ainsi, dans la *portion spongieuse*, la double tunique muqueuse et musculeuse s'entoure d'une troisième couche, véritable gaîne érectile ; c'est le **corps spongieux** de l'urèthre qui présente deux renflements : l'un postérieur, le *bulbe*, l'autre antérieur, le *gland*. — Dans la *portion membraneuse* nous voyons se joindre aux faisceaux longitudinaux de la tunique musculeuse : un *plexus veineux* et une couche de *fibres circulaires striées* dont la contraction très-énergique et instantanée peut mettre obstacle parfois au cathétérisme, et forme un véritable sphincter cylindroïde.

Quant à la structure de la *prostate*, nous aurons à l'étudier ultérieurement.

A ces diverses parties constituantes joignons des glandes et des muscles annexes. — Les *glandes* sont: 1° les *glandes bulbo-uréthrales (Gl. de Méry, Gl. de Cooper)*. De la grosseur d'un pois, celles-ci sont situées de chaque côté de la ligne médiane, en avant de la prostate, au-dessus du bulbe, entre celui-ci et la portion membraneuse de l'urèthre. Leur coloration est rougeâtre, plus ou moins pâle. Elles appartiennent à la classe des glandes en grappe. Chaque glande est pourvue d'un canal excréteur d'une longueur d'environ 3 centimètres et qui vient s'ouvrir par un très-petit orifice, au niveau de la muqueuse uréthrale. Ces glandes sécrètent un liquide visqueux et opalin qui lubrifie le canal. — 2° Les glandes que Sappey désigne sous la dénomination commune de *glandes muqueuses* : dans la portion musculeuse, où elles sont réparties sur toute la périphérie de l'urèthre, on les désigne plus particulièrement sous le nom de *glandes de Littre;*

celles de la région spongieuse occupent plus particulièrement la face supérieure où elles s'ouvrent par des orifices disposés en bec de flûte (*lacunes de Morgagni : foramina et foraminula*).

Pour ce qui est des *muscles*, notamment les muscles de *Wilson* et de *Guthrie*, leur description est partout excessivement embrouillée ; et cette confusion tient évidemment à des subtilités grâce auxquelles on présente comme muscles distincts des faisceaux musculaires.

Ses recherches à ce sujet ont amené Cadiat aux conclusions suivantes : « 1° nous n'avons rien rencontré qu'on puisse décrire sous le nom de muscle de Wilson, rien non plus qui mérite d'être appelé muscle de Guthrie ; 2° tous ces muscles, que nous pourrions appeler constricteurs de l'urèthre, sont disposés d'une façon très-simple suivant un plan d'ensemble facile à comprendre, bien loin d'être éparpillés pour ainsi dire comme autant d'organes séparés ainsi que sembleraient le faire croire les descriptions classiques..... L'appareil *sphinctérien* de l'urèthre est représenté par une sorte d'entonnoir musculaire qui se continue directement avec les fibres circulaires de la vessie. Cet entonnoir formé de fibres perpendiculaires à l'axe du canal l'embrasse donc dans toute son étendue depuis le col de la vessie jusqu'au delà du bulbe. Mais en certains points il se modifie tantôt par l'interposition de certains organes, comme la prostate ou le bulbe, tantôt parce que les fibres musculaires passent de l'état de fibres lisses à l'état de fibres striées. Mais lorsque ces éléments musculaires se substituent les uns aux autres, ils le font progressivement, comme dans la tunique musculaire du tube digestif, dans l'œsophage par exemple. — Ainsi le plan général est une gaine musculaire enveloppant entièrement l'urèthre depuis la vessie jusqu'au bulbe inclusivement, continuant la couche des fibres circulaires de la vessie. — En dehors de cette couche, il n'y a point de muscles extrinsèques, de muscles allant s'insérer sur les parties périphériques, sur les os du bassin ou les ligaments qui les accompagnent.—On voit par conséquent

12.

d'après cela que nous nous refusons à admettre l'existence
du muscle de Wilson et de Guthrie. Ce qu'on a décrit sous
ce nom représente simplement certains aspects qu'offrent les
diverses parties de l'anneau musculaire. » (CADIAT, *Journal
de l'anatomie et de la physiologie,* janvier 1877.) — Outre
qu'elles simplifient une question anatomique embrouillée, ces
vues éclairent d'un jour bien plus vif la physiologie des muscles constricteurs de l'urèthre.

Urèthre chez la femme.

La *longueur* moyenne de l'urèthre chez la femme est de
3 centimètres. — Il présente un *diamètre* moyen de 7 ou
8 millimètres ; mais, chez la femme, le canal est éminemment
dilatable. — Sa *direction* est très-oblique de haut en bas et
d'arrière en avant, et il présente une légère *courbure* à concavité antérieure. — L'urèthre repose sur la partie médiane
de la paroi antéro-supérieure du vagin ; de sorte que ces deux
conduits sont séparés par une sorte de cloison, *cloison uréthro-
vaginale* dont l'épaisseur est d'environ 1 centimètre.

L'*orifice postérieur,* de forme à peu près circulaire, est infiniment plus dilatable que l'antérieur. Ce d'rnier est situé à
la vulve, sur la ligne médiane, entre le clitoris et le vagin,
immédiatement au-dessus d'un petit tubercule saillant qui
sert de point de repère pour le cathétérisme.

Structure. L'urèthre, chez la femme, se compose d'une
tunique musculaire et d'une tunique muqueuse. La première
est constituée par une couche de fibres musculaires longitudinales lisses, prolongement des fibres du corps de la vessie ;
la seconde, située en dehors de la précédente, se compose de
fibres circulaires striées qui continuent en avant le sphincter
de la vessie. — La muqueuse est plissée, elle offre une coloration d'un gris rougeâtre : sa surface est parsemée de pertuis
glandulaires.

Physiologie. — L'urèthre sert de canal d'excrétion à l'urine chez la femme, et tour à tour, à l'urine et au sperme chez l'homme. Ses fonctions physiologiques constituent donc une dépendance de la miction et de l'éjaculation. Aussi en remettons-nous l'étude qui sera faite à propos de la vessie et des vésicules séminales.

CHAPITRE I

Cathétérisme.

Le *cathétérisme* est une opération par laquelle on fait pénétrer dans le canal de l'urèthre et dans la vessie un instrument explorateur, évacuateur, ou destiné à des opérations spéciales.

Un examen rapide des *instruments* mis en usage doit évidemment précéder l'étude du *manuel opératoire*. Les *sondes* nous occuperont seules ici : quant aux autres instruments (*bougies, cathéters, lithotriteurs,* etc.), nous les étudierons à l'occasion des divers états pathologiques qui nécessitent leur emploi.

§ I. — CATHÉTÉRISME CHEZ L'HOMME.

A. — Sondes.

La *sonde* ou *algalie* est un instrument essentiellement constitué par un tube creux ouvert à ses deux extrémités ; en sorte que, poussée dans l'urèthre, elle laisse, quand son extrémité interne a pénétré dans la vessie, s'écouler l'urine au dehors par son extrémité externe.

Notre intention n'est pas, bien entendu, de décrire toutes les espèces de sondes qui ont été imaginées. Celles qui suffisent au besoin de la pratique nous arrêteront seules.

Suivant qu'ils sont *rigides* ou *flexibles*, ces instruments se divisent en deux classes bien distinctes non-seulement au point de vue de leur nature, mais encore au point de vue de leur mode d'introduction dans les voies urinaires.

A. — *Sondes rigides (métalliques).*

Elles sont *en métal* : argent, maillechort ou étain. — Celles en étain sont mieux supportées par la muqueuse urinaire, et leur poids plus considérable aide à leur introduction ; leur courbure enfin peut être facilement modifiée au besoin par la main de l'opérateur, avantage qui ne laisse pas que de présenter dans certains cas son utilité. — Les sondes en argent et en maillechort sont sonores, qualité qui doit les faire préférer dans certaines explorations ; en outre, quand l'instrument doit présenter un petit diamètre, il faut renoncer à la sonde d'étain dont la lumière n'est pas assez large, et qui même ne présenterait plus des garanties suffisantes de solidité.

Ordinairement les sondes *cylindriques* présentent partout le même diamètre. Elles peuvent être *coniques ;* mais elles répondent alors à des nécessités spéciales que nous aurons à examiner ultérieurement.

Leur *longueur* est de 30 centimètres environ pour l'adulte, et de 20 à 24 pour l'enfant.

Leur *volume* est très-variable, et cela se conçoit aisément, car le diamètre de la sonde doit être en rapport avec celui du canal qu'il s'agit de lui faire parcourir : trop grosse elle ne saurait être introduite ; trop petite, en revanche, elle viendrait buter contre un repli de muqueuse, un diverticulum, un obstacle quelconque, et cesserait à un moment donné de progresser. Les fabricants ont soin de graduer le calibre des sondes de façon que chacune présente un diamètre correspondant exactement à nombre donné de *tiers de millimètre*. — La filière présente une série graduée de 30 trous circulaires, à chacun desquels correspond un numéro : du n° 1 au n° 30. Chacun de ces trous circulaires présente un diamètre supérieur de $^{1}/_{3}$ de millimètre au diamètre du trou circulaire précédent. Le n° 1 représente $^{1}/_{3}$ de millimètre, et le n° 30 représente

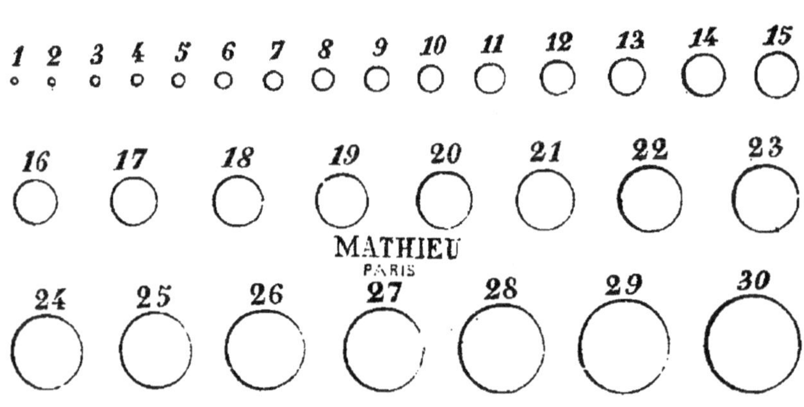

Fig. 4.

10 millimètres comme diamètre. — Quand on veut savoir exactement le calibre d'une sonde, on n'a donc qu'à prendre la filière : (fig.4) le numéro dans lequel elle s'engage exactement représente le chiffre cherché. Au contraire, cherche-t-on une sonde de calibre déterminé, 6 millimètres par exemple : on en choisit une trop grosse pour s'engager dans le n° 17 de la filière, mais trop petite en revanche pour le n° 19 ; on la fait alors passer à travers le n° 18, auquel elle correspond exactement. On a la sonde cherchée puisque le n° 18 représente 6 millimètres en diamètre.

Outre le *corps* qui est cylindrique, et n'offre rien de parti-

culier à signaler, les sondes présentent deux extrémités :
l'une, interne, ou vésicale (*bec* de la sonde), l'autre externe
(*pavillon*). — La première est arrondie, et présente ordinairement sur chacune de ses faces latérales un orifice ovalaire
dont le grand diamètre est dirigé parallèlement à l'axe de la
sonde. Ces orifices (*yeux*) doivent être pratiqués à des hauteurs
différentes ; ils doivent n'être ni trop grands ni trop petits :
trop petits ils seraient facilement bouchés par des mucosités
ou des caillots sanguins : trop grands ils pourraient laisser
s'engager à travers eux des replis de muqueuse que leurs bords
risqueraient alors de tirailler ou déchirer. Les bords qui circonscrivent les yeux doivent être mousses et usés de dehors
en dedans. Enfin dans les sondes courbes et dans les sondes
coudées, au lieu de deux yeux latéraux, il serait préférable
de n'avoir qu'un œil : on devra le ménager alors du côté de
la concavité où il ne court aucun risque de léser le canal,
tandis qu'il n'en serait plus de même sur la face convexe qui,
pendant le cathétérisme, appuie toujours plus ou moins fortement sur la face postéro-inférieure de l'urèthre, surtout par
le talon de l'instrument. — L'extrémité externe du *pavillon*
présente un orifice largement ouvert, et, sur chaque face
latérale, un anneau. Ces deux anneaux servent à fixer la sonde
quand il y a lieu de la laisser à demeure. Ils servent aussi au
chirurgien comme points de repère au point de vue des déviations latérales de direction qui peuvent être imprimées au
bec.

Au point de vue de la *direction* de leur axe les sondes peuvent être divisées en sondes *courbes*, sondes *coudées* et sondes
droites. Nous croyons cette division très-importante parce qu'à
chacune de ces espèces de sondes correspond un manuel opératoire particulier. Les sondes courbes même présentent des
variétés qui commandent des procédés particuliers d'introduction.

1° Sondes courbes. — La sonde courbe *ordinaire*, celle
dont on se sert le plus généralement, est en argent ; elle a

30 centimètres de longueur, et présente un diamètre de 5 à 6 millimètres de diamètre. Son extrémité est courbée de manière à représenter le quart d'un cercle de 9 centimètres de diamètre.

Pour la commodité des chirurgiens, afin de les rendre plus portatives, on a partagé ces sondes en deux portions pouvant être réunies par une vis de rappel au moment de s'en servir. C'est la *sonde de trousse*. La vis de rappel est « placée à l'extrémité d'un tube métallique qu'on engage dans le tube qui correspond au pavillon de la sonde, et qui se visse sur la portion qui correspond au bec de l'une ou de l'autre sonde. — La partie qui supporte le pavillon est droite, elle est commune pour les deux sondes ; l'autre partie est différente pour les deux sexes. Chez l'homme elle est beaucoup plus longue que chez la femme, et elle présente la courbure des sondes ordinaires ; chez la femme, cette partie présente, comme toutes les sondes de femme, une petite courbure près du bec de la sonde. — Quand on veut placer cet instrument dans une trousse, on engage sur le compartiment commun l'extrémité de la sonde de femme et on la maintient fixée par la vis de rappel. Cette sonde de femme complète est placée dans l'une des deux cases de la trousse ; l'extrémité de la sonde d'homme est placée dans une autre case. Quand on veut faire le cathétérisme chez l'homme, il suffit de dévisser la vis de rappel, d'enlever l'extrémité de la sonde de femme et de la remplacer par l'extrémité de la sonde d'homme. — Afin que les deux portions de la sonde ne perdent pas leurs rapports, ce qui pourrait arriver si elles étaient vissées l'une sur l'autre, elles s'engagent l'une dans l'autre à l'aide de deux échancrures en bec de flûte, dont elles sont taillées à leur extrémité adhérente.

« M. Charrière a modifié cette sonde : il la divise en trois bouts, si bien qu'on peut la renfermer dans une très-petite trousse de 11 centimètres de longueur. Le tube moyen peut être placé indistinctement sur le bout de la sonde d'homme ou de femme, de telle sorte que cette dernière peut avoir une longueur beaucoup plus grande que celle des sondes ordinaires de femme, et servir dans les cas exceptionnels où le col de la vessie se trouve déplacé par le fait de la grossesse ou d'un état pathologique de l'utérus. » (Jamain et Terrier.) — La sonde de trousse présente divers inconvénients : la pièce qui sert de moyen d'union entre les deux fragments empiète considérablement sur la lumière de la sonde à laquelle elle enlève les deux tiers de son diamètre, en sorte que celle-ci est facilement obstruée par des caillots ou des mucosités ; — elle n'est pas aussi favorable aux explorations qu'un instrument d'une seule pièce ; — les yeux sont doubles et latéraux, tandis qu'il serait préférable d'avoir un seul œil sur la concavité ; — sa courbure est loin d'être la plus favorable ; — son diamètre n'est pas applicable à tous les cas. — Hâtons-nous d'ajouter qu'il ne faut pas perdre de vue une chose, c'est que la sonde de trousse est un *instrument d'urgence*, et elle n'en est pas moins à ce titre un instrument précieux malgré ses défectuosités.

Voulant approprier la courbe de l'instrument à celle de l'urèthre pour rendre le cathétérisme plus facile, Récamier fit construire une sonde qui avait la forme d'une demi-circonférence de 9 centimètres de rayon. La première idée de cette sonde appartient d'ailleurs à Maréchal. « Je ne désapprouve pas l'usage d'une sonde qui, depuis son bec jusqu'aux anneaux, formerait comme un demi-cercle. Me Tardi, ancien procureur au Châtelet de Paris, se sonde lui-même avec un cathéter de cette figure, et je lui ai ouï dire que cette sonde avait été faite par le conseil de M. Maréchal chirurgien du Roy. » (Tolet).

La sonde proposée par Gély (de Nantes) offre une courbure représentant le tiers de la circonférence d'un cercle qui aurait 12 centimètres de diamètre. Ce qui distingue des autres cette sonde, c'est que la courbure est semblable à celle de l'urèthre. C'est ce qu'avaient voulu réaliser Maréchal et Récamier. Seulement au lieu d'une demi-circonférence, nous avons ici un tiers de circonférence, le reste de l'instrument étant constitué par une tige droite qui continue la courbure dans la direction de la tangente qui passe par l'extrémité de ce tiers de circon-férence.

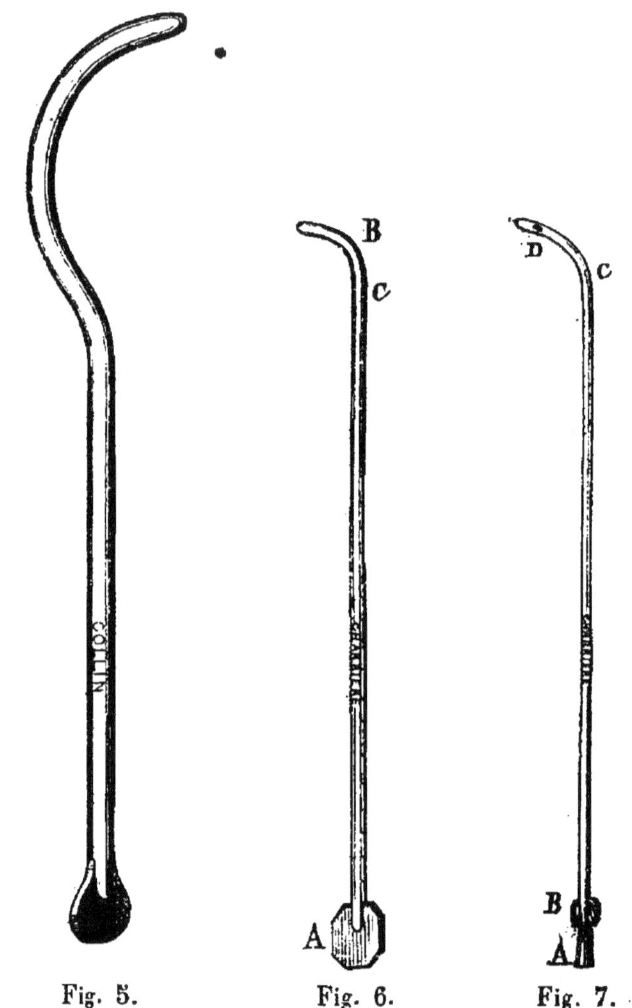

Fig. 5.   Fig. 6.   Fig. 7.

Au lieu de cela, si la portion droite fait un coude avec la courbe, nous avons la forme du cathéter de Béniqué. (Fig. 5.)

2° **Sondes coudées.** — Les sondes coudées se composent

d'une tige qui est droite depuis son pavillon jusqu'à 2 ou 3 centimètres de l'extrémité vésicale ; en ce point elles se coudent en formant un angle variable suivant l'espèce de sonde. (Fig. 6.)

La sonde exploratrice de Mercier se coude à environ 15 millimètres de son extrémité, et le bec fait avec le corps de la sonde un angle à peine plus grand qu'un angle droit. Elle se rapproche beaucoup, on le voit, des appareils lithotriteurs.

Au lieu d'être *coudées* réellement, quelques sondes, notamment celle de Leroy, appartiennent plutôt à la classe des sondes *courbes :* la courbure peut même appartenir à un cercle assez grand, seulement le bec est très-court. (Fig. 7.)

3° **Sonde droite.** — Celle-ci est rectiligne d'une extrémité à l'autre. A part cette distinction capitale d'ailleurs, cet instrument ne diffère point des autres. Son extrémité est percée de deux yeux chacun sur une face latérale, et à des hauteurs différentes. Son pavillon, pas plus d'ailleurs que le corps de la sonde, n'offre aucune particularité à signaler.

B. — *Sondes flexibles.*

On a fabriqué des sondes flexibles avec diverses substances. Mais en somme les seules qui soient utilisées dans la pratique courante, ce sont les sondes en *gomme élastique*, en *gutta-percha* et en *caoutchouc vulcanisé*.

Les premières sont de beaucoup les plus employées. Le squelette de la sonde est fait d'une trame de soie tissée à la mécanique. Les yeux ne doivent pas être pratiqués après coup ; on ne doit se servir que de sondes dont les yeux soient tissés ; c'est-à-dire que ces orifices doivent avoir été ménagés pendant le tissage, ils doivent constituer des vides laissés par la manière dont on dispose les fils. Quant au volume de la sonde, il est en rapport avec le nombre des fils employés. — Ce squelette est recouvert d'un enduit constitué par un mélange d'huile de lin et de caoutchouc liquéfié, et déposé par couches superposées successivement. Il est d'une importance capitale que cet enduit soit absolument lisse et poli, qu'il ne s'écaille ni ne se fendille.

On fait avec la *gutta percha* des sondes dont l'emploi n'est pas, croyons-nous, assez répandu, car ce sont des instruments qui présentent de nombreux et précieux avantages. « La gutta-percha se ramollit dans l'eau bouillante, et elle conserve, en refroidissant, toutes les formes qu'on lui a données ; elle est, de plus, susceptible du poli le plus parfait. — Les sondes fabriquées avec cette substance sont inattaquables par les acides et par les alcalis, et elles supportent impunément le contact des liquides putrescibles du corps humain ; elles durent plus longtemps que les sondes faites avec l'huile de lin lithargirée, ou avec le caoutchouc ; elles n'occasionnent pas de déchirures, et elles ne s'écaillent pas, comme le font les autres, en se ramollissant par la chaleur du canal, parce que leur poli est inaltérable. Elles ont en outre un avantage très-grand, c'est que, étant ramollies dans l'eau chaude, elles prennent toutes les formes, toutes les courbures exigées par la pratique. » (Phillips). Des sondes en gutta-percha falsifiée avaient, à un moment donné, provoqué des accidents qui les avaient fait tenir en suspicion. Mais on fabrique aujourd'hui à Paris ces instruments dans des conditions qui permettent de les employer sans crainte.

Les sondes en *caoutchouc vulcanisé* employées avec succès par Nélaton rendent journellement de grands services. Leur grande flexibilité, outre qu'elle ne permet pas les fausses routes, empêche également l'éraillure de la muqueuse vésicale par l'extrémité interne, quand on les laisse à demeure. En outre de leur flexibilité, leur inaltérabilité les rend encore précieuses quand elles doivent séjourner dans l'urèthre. En revanche, elles ne peuvent guère être utilisées que si le canal est libre, car elles sont évidemment bien loin d'offrir une rigidité de nature à vaincre un obstacle même peu résistant.

Les sondes en caoutchouc sont *cylindriques* ; mais vu leur

extrême flexibilité, elles ne présentent pas de *courbure* déterminée. Il n'en est plus de même des autres : malgré la

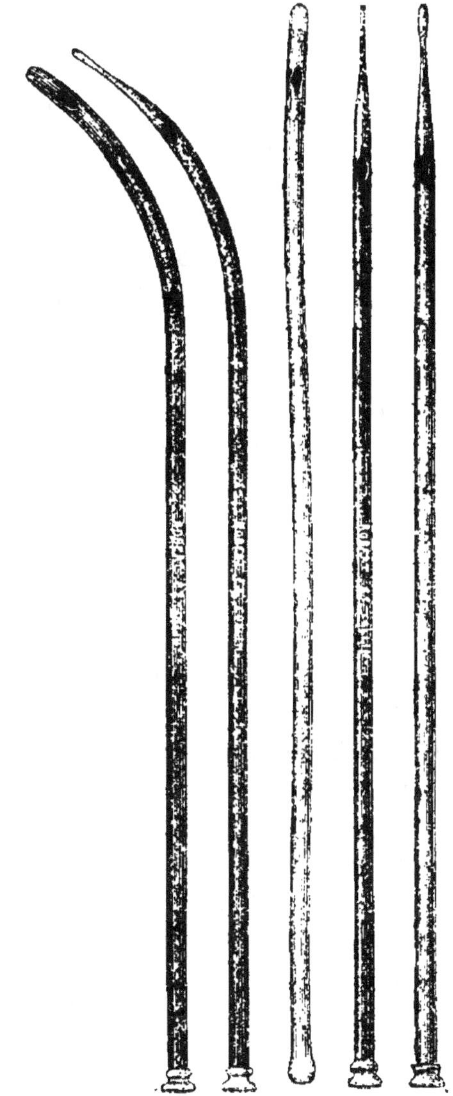

Fig. 8, 9, 10, 11, 12.

flexibilité dont elles sont douées, celles-ci ne laissent pas que
d'offrir, au point de vue de la direction de leur axe, une

forme arrêtée. Elles sont *droites* (fig. 10), *courbes* (fig. 8), ou *coudées (à béquille)*, — sans cesser d'ailleurs de présenter d'une extrémité à l'autre un même diamètre.

Au lieu d'être cylindriques, il en est *dont la pointe est conique ;* on en fait de *droites* (fig. 11) et de *courbes.*

Outre les sondes cylindriques et les sondes à pointe conique, on fait encore des sondes à *bout olivaire.* Ce sont des sondes à bout conique dont l'extrémité se renfle en olive. En pressant sur l'olive on doit faire fléchir très-facilement le col qui supporte celle-ci.—Les unes sont *droites* (fig. 12), les autres *courbes.* (Fig. 9.)

Pour l'introduction des sondes flexibles, on a quelquefois recours au *mandrin.* C'est une petite tige de fer terminée en anneau à l'une de ses extrémités, et d'une longueur égale à celle de la sonde. Après lui avoir imprimé la courbure qu'on juge nécessaire, on l'introduit dans la lumière de la sonde, en ayant soin de la pousser tout à fait jusqu'au bout, car autrement l'extrémité pointue du mandrin pourrait ressortir par l'œil de la sonde et blesser les voies urinaires. L'instrument flexible se trouve ainsi transformé en instrument rigide. L'anneau externe du mandrin sert de point de repère pendant l'introduction ; celle-ci effectuée, on retire la tige de fer, et l'urine s'écoule. Le mandrin doit remplir exactement la cavité du tube creux, auquel il est destiné à constituer un axe rigide ; mais il doit pouvoir être retiré sans effort. — Nous n'entendons pas contester l'utilité du mandrin dans quelques cas déterminés ; mais son utilité est plus restreinte qu'il ne pourrait sembler d'abord. A part les cas spéciaux, le mandrin enlève à la sonde flexible ses avantages sans lui prêter ceux des sondes rigides.

B. — Manuel opératoire.

Les règles qui président au cathétérisme varient suivant que l'instrument employé est rigide ou flexible, — courbe, coudé ou droit, — suivant la forme et le degré de la courbure, — suivant que le malade est couché ou debout, — suivant que les voies urinaires sont saines ou non. — Le cathétérisme de l'uréthre normal nous occupera seul ici.

A. — *Cathétérisme avec les sondes rigides.*

1° Cathétérisme avec les sondes courbes. — C'est la *sonde à courbure ordinaire* qui est le plus communément employée, et son introduction peut s'effectuer suivant divers procédés. — Nous allons étudier d'abord le cathétérisme tel qu'on le pratique avec la sonde métallique à courbure ordinaire, et par le procédé dit *par-dessus l'aine* ; nous signalerons plus loin les modifications que commande dans le manuel opératoire l'emploi d'autres procédés et d'autres instruments.

Soins préalables. — Nous supposons le cas de cathétérisme évacuatif à pratiquer chez le malade couché. Le lit ne doit être ni trop haut ni trop bas, pour que le chirurgien puisse manœuvrer aisément sans une fatigue ou une gêne qui seraient plus ou moins préjudiciables à l'exécution facile et rapide de l'opération. — Un drap plié en plusieurs doubles sera disposé sous le siège du patient ; outre qu'elle empêchera au besoin l'urine de souiller le lit, cette précaution aura surtout l'avantage de soulever le bassin du malade toujours plus ou moins enfoncé dans le creux du lit. — Pour recueillir l'urine on choisira un vase de dimensions appropriées, mais surtout un

vase dont les bords ne soient pas trop élevés pour mettre obstacle, à un moment donné, à l'abaissement de l'instrument.—
On choisit une sonde dont le diamètre soit de 5 ou 6 millimètre (n°s 15 à 18 de la filière Charrière). On la trempe dans
l'eau tiède, ou on la chauffe dans la main, pour éviter de provoquer un spasme de l'urèthre par le contact d'un instrument
froid.— Une fois réchauffée, la sonde sera enduite d'un corps
gras : huile, cold-cream ou cérat. Ces deux derniers pouvant
boucher les yeux de la sonde, si l'on n'y prenait garde, on

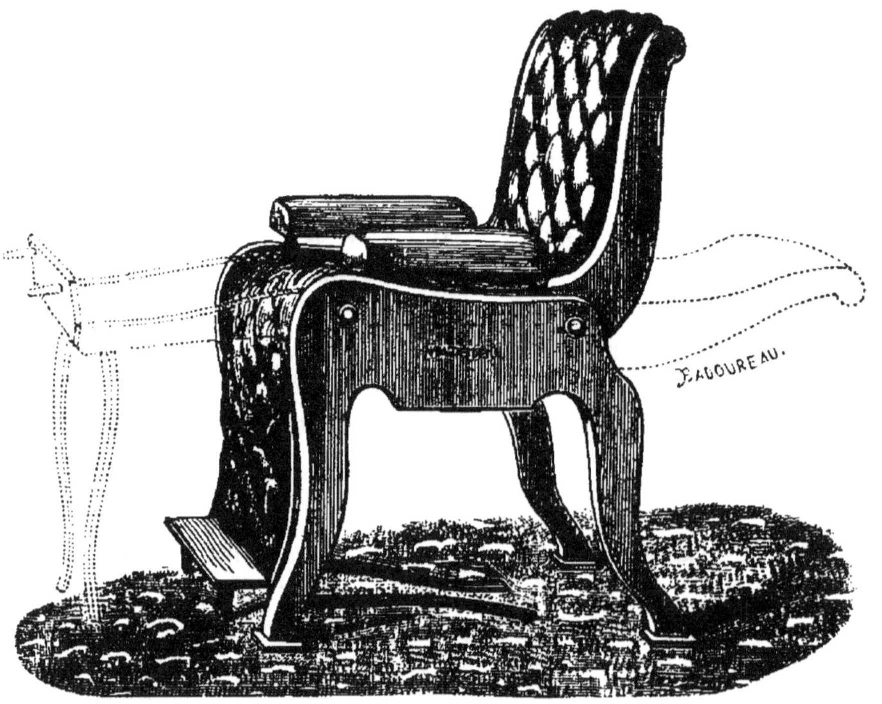

Fig. 13.

doit en général donner la préférence à l'huile. Si l'on prévoit
un cathétérisme laborieux on fera bien de pratiquer dans le
canal une injection d'huile poussée lentement et profondément :
toute simple qu'elle est, cette précaution facilite singuliè-

rement l'opération, et peut éviter des déconvenues ou des accidents.

Pour le cathétérisme pratiqué dans le cabinet du médecin,
on se sert d'un fauteuil mécanique à bascule. (Fig. 13.)

Position du malade. — Le malade sera placé allongé sur
son lit, le plus près possible du bord *droit*. Il sera étendu sur
le dos ; la tête et la poitrine légèrement fléchies, relevées à
l'aide de coussins ; la bouche ouverte ; les mains jointes sur
la poitrine ; les cuisses écartées ; les jambes légèrement fléchies, reposant sur leur face externe, et soulevées au besoin
par un coussin peu épais. — Le malade enfin, s'il est crain-
tif, devra être rassuré par le chirurgien. — Dans les cas
exceptionnels faisant prévoir des manœuvres longues et fati-
gantes, on a conseillé la position prescrite pour la taille : le
malade couché en travers de son lit, le siège reposant sur le
bord et relevé par un coussin, les cuisses écartées, les pieds
reposant chacun sur une chaise. Le chirurgien s'assied entre
les membres inférieurs du patient. — Tous ces détails, et
d'autres qui vont suivre peuvent sembler d'abord méticuleux ;
il n'en est rien cependant, chacun d'eux a sa raison d'être, et
concourt à faciliter un succès que peu de chose peut parfois
compromettre. Une précaution qui peut paraître insignifiante
a suffi quelquefois pour faire réussir un chirurgien là où tel
autre venait d'échouer.

Position du chirurgien. — Celui-ci se placera debout à la
droite du malade, à la hauteur du bassin de ce dernier ; il se
tournera, non tout-à-fait en face, mais un peu obliquement
vers les pieds du patient.

Premier temps. — Le chirurgien avance la *main gauche*,
dont la face dorsale doit regarder le pubis du patient ; entre
le médius et l'annulaire de cette main il saisit la verge au niveau de la couronne du gland, de manière à serrer assez pour
la fixer, sans comprimer le canal ; il réserve ainsi l'indicateur
et le pouce : de ces deux doigts il abaisse le prépuce, puis
fait s'entr'ouvrir le méat en pressant sur la base du gland ; on

peut au besoin se contenter de découvrir le méat et d'en écarter les lèvres. — De la *main droite*, le pouce en haut, les quatre derniers doigts en bas, l'opérateur tient la sonde à pleine main par le pavillon, le corps de l'instrument dans la direction du pli de l'aine droite, et le bec dirigé en bas. — De la main gauche il incline la verge dans la direction du pli de l'aine, en ayant soin, contrairement à ce qui est trop souvent pratiqué et conseillé, en ayant soin de ne lui point faire subir de traction : cette manœuvre intempestive ne pouvant amener d'autre résultat que de gêner la progression de la sonde. — Le bec de la sonde est introduit dans le méat, et poussé dans l'urèthre jusqu'à l'excavation du bulbe ; il doit suivre, dans ce trajet, la paroi inférieure ou postérieure ; car il risquerait sans cela de s'engager dans la valvule dite de Guérin.

Second temps. — Quand le bec est dans le cul-de-sac du bulbe, sans faire quitter à la sonde la direction du pli de l'aine, on fait subir à son axe, à la fois un léger mouvement de rotation et un léger mouvement de bascule, qui ont pour résultat, en abaissant le pavillon, d'élever par contre l'extrémité opposée au-devant du collet du bulbe, dans l'orifice duquel on la pousse de la main droite, tandis que de la main gauche on aide à cette manœuvre par une traction exercée sur la verge et qui a pour but de tendre les tissus du bulbe.

Troisième temps. — L'opérateur fait alors quitter à la sonde la direction du pli de l'aine en ramenant le pavillon vers le ventre.

Quatrième temps. — La main gauche abandonne la verge et se pose à plat au-devant du pubis sur la racine de la verge. — La main droite tient maintenant la sonde comme une plume à écrire entre le pouce et le médius ; mais la pulpe de l'index s'applique sur l'orifice pour prévenir l'écoulement brusque de l'urine. — Un mouvement combiné de propulsion en avant et d'abaissement entre les cuisses imprimé au pavillon, fait parcourir au bec la région profonde de l'urèthre et l'amène dans la vessie. Le mouvement d'abaissement doit l'emporter sur celui de propulsion en avant.

Pendant le cours de l'opération le chirurgien doit soigneusement analyser les sensations tactiles que lui transmet la sonde ; il doit s'attacher surtout à distinguer la sensation d'obstacle *au-devant* du bec, d'avec la sensation de *compression* exercée sur les parois de la sonde. Dans le cas où la sonde est serrée, elle ne laisse pas que de pouvoir avancer, et d'ailleurs le mouvement de recul est gêné comme le mouvement de progression ; dans le cas où l'extrémité antérieure, au lieu de s'engager suivant la lumière du canal, bute contre un repli de muqueuse, un cul-de-sac normal, un point quelconque de la paroi, la propulsion en avant produirait infailliblement une fausse route.

Nous ne reviendrons pas sur les signes qui permettent d'établir si le bec de la sonde est encore dans la portion spongieuse de l'urèthre, s'il est engagé dans la portion fixe, si enfin il a pénétré dans la vessie (voir **Anatomie** de l'urèthre).

Difficultés du cathétérisme. — Sans que l'urèthre présente d'ailleurs d'altérations pathologiques, le cathétérisme peut présenter des difficultés de diverse nature qu'il est bon de signaler.

Et tout d'abord la courbure même de la sonde peut créer des difficultés : on choisira en général une courbure plus grande pour le vieillard que pour l'adulte, et plus petite au contraire pour un enfant.

On doit d'une façon générale faire suivre au bec de l'instrument la paroi postéro-inférieure dans la portion mobile du canal ; et au contraire la paroi antéro-supérieure dans la portion fixe.

La recommandation précédente fera éviter la valvule qui se trouve sur la paroi supérieure, presque immédiatement après le méat.

Quand le bec est arrivé au cul-de-sac du bulbe, si l'on continuait à pousser l'instrument dans la même direction, le bec se coifferait de ce cul-de-sac et n'avancerait pas ; en insistant on ne pourrait que faire une fausse route. On dégage l'extrémité de la sonde par la manœuvre que nous avons indiquée en décrivant le second temps de l'opération : tandis que de la main gauche on exerce sur la verge une traction qui a pour résultat de tendre les tissus du bulbe et d'effacer son cul-de-sac, on relève le bec de l'algalie par un double mouvement : de rotation de droite à gauche, et en même temps de bascule par abaissement du pavillon.

On doit abaisser le pavillon seulement quand le bec est sous la symphyse. Autrement ce dernier viendrait buter soit contre les ligaments qui fixent la verge au pubis, soit contre l'aponévrose moyenne du périnée.

Le ligament triangulaire ou suspenseur de la verge est quelquefois trop court, et constitue un obstacle. On pare facilement à cet inconvénient : de la main gauche posée à plat sur le pubis on exerce sur la racine de la verge une pression qui a pour résultat d'abaisser cette dernière en relâchant le ligament.

Au début du quatrième temps, au moment où le bec de la sonde pénètre dans la région membraneuse, il survient souvent une douleur ; si celle-ci était vive on pourrait s'arrêter un instant.

On reconnaît que l'instrument est dans la portion fixe du canal, et qu'il est dans la bonne voie, à ce double signe : 1° la sonde est serrée, mais cette striction gêne le mouvement de recul autant que le mouvement de propulsion en avant ; 2° on éprouve une sensation de *striction* s'exerçant latéralement sur les parois de la sonde, mais non pas une sensation d'obstacle *au-devant*. — Pour faciliter dans ce cas l'opération il ne faut pas exercer sur la verge des tractions ou des allongements désormais inutiles. Cette manœuvre serait même nuisible en ce qu'augmentant la longueur du canal, elle risque de tromper sur la distance parcourue. Cet expédient, nous le répétons, ne trouve son indication qu'au moment où, le bec de la sonde arrivé dans le cul-de-sac du bulbe, on cherche à effacer ce dernier.

Au col de la vessie on rencontre fréquemment chez les vieillards un obstacle constitué par une valvule. Dans ce cas, si l'on continuait le mouvement de propulsion, on pousserait le bec contre la valvule qui l'arrêterait. On retire alors la sonde, et l'on n'a plus qu'à abaisser le pavillon ; cette simple manœuvre fait pénétrer le bec dans la vessie.

On reconnaît que l'extrémité de la sonde est dans le réservoir de l'urine, à la sortie de ce liquide par l'orifice du pavillon. Si, pour une raison quelconque, il ne venait pas d'urine, l'opérateur serait toujours fixé sur le résultat par les mouvements latéraux qu'il peut maintenant imprimer au bec.

Une chose surtout que ne doit jamais oublier le chirurgien, c'est qu'il faut toujours, dans tous les cas, agir avec précaution et *lenteur*.

Cathétérisme le malade étant debout. — On doit placer le malade dans la position de la miction, qui relâche les muscles abdominaux. À cet effet on le place debout contre un mur, les jambes légèrement écartées, la pointe des pieds en dehors, les talons ne touchant pas la muraille, et les reins légèrement appuyés contre elle, le corps droit, la tête élevée.

Le chirurgien se place devant le malade. De la main gauche il prend la verge et entr'ouvre le méat. De la main droite il tient le pavillon de la sonde comme une plume à écrire, l'instrument dans la direction de l'aine *gauche*. Il introduit le bec suivant les règles ordinaires, et le cathétérisme est pratiqué comme si le malade était couché. — Deux particularités seulement doivent être signalées : 1° au moment où le bec pénètre dans la portion membraneuse, on doit changer la position de la main droite : la sonde est saisie maintenant derrière les anneaux entre l'index et le médius, l'index au-dessus, le médius au-dessous, la face dorsale de la main tournée du côté du patient ; la pulpe du pouce bouchant l'orifice ; 2° la station debout a modifié la position du bassin, et la face

antérieure du pubis est maintenant verticale : on court donc
le risque, si l'on oublie cette particularité, de ne point abaisser suffisamment le pavillon de la sonde. L'instrument doit
être amené dans une direction parallèle à celle des cuisses du
patient, et l'orifice doit regarder directement en bas.

Cathétérisme par dessus le ventre. — Pour pratiquer le cathétérisme à l'aide de ce procédé opératoire, le chirurgien se
place, non plus à la droite du malade, mais à sa gauche. —
De la main gauche il prend la verge du malade entre l'annulaire et le médius ; il découvre le gland et entr'ouvre le méat ;
la verge, au lieu d'être inclinée dans la direction de l'aine, est
tenue dans une direction à peu près perpendiculaire au plan
du corps, un peu inclinée vers le ventre. — « Avec les trois
premiers doigts de la main droite il prend la sonde près de
son extrémité, le pouce placé en travers, du côté de la convexité de l'instrument, et les deux autres doigts appliqués sur
le côté opposé, de manière que le pavillon de la sonde repose
sur l'articulation de la première phalange de l'index avec la
seconde. La sonde ainsi tenue, il la porte au devant de l'abdomen, parallèlement à la ligne blanche, dont elle doit être
distante d'environ trois travers de doigts ; il abaisse un peu
son extrémité et l'introduit dans l'urèthre, pendant qu'avec la
main gauche il pousse doucement la verge sur la sonde. —
Lorsque la sonde, dont la concavité embrasse le pubis, est
arrivée au niveau du bulbe, le chirurgien, faisant décrire à
son pavillon un grand arc de cercle, la renverse entre les
cuisses du malade, en même temps qu'il l'enfonce dans
l'urèthre. Par suite de ce double mouvement de bascule et de
progression, le bec de la sonde, un instant arrêté dans le
cul-de-sac du bulbe, se relève et s'engage dans la portion
courbe du canal, qu'elle suit jusqu'à la vessie. » (Voillemier.)
Ce procédé ne diffère, on le voit, du précédent que dans la
première partie de son exécution. Certains chirurgiens pré-
fèrent celui-ci, réservant l'autre pour les cas exceptionnels.

Dans le procédé par dessus l'aine, disent-ils, « il faut, avant d'engager la sonde dans la portion courbe du canal, lui imprimer un mouvement de rotation qui la ramène dans l'axe du corps. Ce mouvement, si peu difficile qu'il soit à exécuter, si peu étendu qu'il soit, n'en est pas moins une complication dans la manœuvre, et un inconvénient pour l'urèthre. » (*Id.*) — Nous comprenons ce reproche adressé au procédé du *tour du maître*; mais adressé au procédé *par dessus l'aine*, il est d'une évidente exagération. Fût-il réel d'ailleurs, cet inconvénient ne devrait pas empêcher d'adopter comme pratique générale le procédé *par dessus l'aine*, puisque maintes circonstances forceront tout de même le chirurgien d'y recourir à un moment donné. S'il s'agit de sonder un individu dont l'abdomen soit très-proéminent, le procédé *par dessus le ventre* n'est plus praticable ; et il est incommode si l'introduction de la sonde doit être suivie de manœuvres ultérieures telles que : injections vésicales, lithotritie, opérations diverses.

Cathétérisme par dessous le ventre (tour du maître). — Il ne diffère des deux procédés précédents que par son premier temps. Au lieu de mettre la sonde dans la direction de la ligne blanche ou du pli de l'aine, et le pavillon en haut, — on la présente entre les cuisses du malade, le pavillon dirigé vers les pieds du patient, et la convexité regardant le pubis, la verge, au lieu d'être inclinée sur l'aine ou sur le ventre, est inclinée en bas. La sonde introduite, et le bec porté jusqu'au cul-de-sac du bulbe, on fait exécuter à la verge et à l'instrument un demi-tour qui ramène son pavillon vers l'aine et en haut. A partir de ce moment l'opération s'achève comme dans les deux procédés décrits plus haut. — On recourait autrefois au *tour du maître* dans les cas où diverses considérations faisaient renoncer au procédé par dessus le ventre. On y a complétement renoncé aujourd'hui : le cathétérisme par dessus l'aine présentant les mêmes avantages sans offrir les mêmes inconvénients. — Nous n'y insisterons donc pas. Le procédé d'Abernethy ne nous arrêtera pas non plus : le cathétérisme pardessus le ventre et le cathétérisme par dessus l'aine, et même au besoin ce dernier seul, répondant aux besoins de la pratique.

*
* *

La manœuvre applicable à la *sonde de Maréchal* ou *de Récamier* est de toutes la plus facile. On procède d'abord comme dans le cathétérisme par dessus l'aine, jusqu'à ce que le bec soit arrivé à l'entrée de la portion fixe du canal et que la sonde ait été ramenée dans le plan médian du corps. A partir de ce moment, comme la courbure de la sonde est semblable à celle de l'urèthre, on n'a plus qu'à pousser l'instrument selon sa courbure.

*
* *

Le cathétérisme avec la *sonde de Gély* est aussi extrêmement facile. — On fait d'abord pénétrer la sonde jusqu'au bulbe, et on ramène l'instrument dans le plan médian du corps en suivant les règles indiquées plus haut pour le procédé par dessus l'aine, ce qui ne présente aucune difficulté. — « A partir de ce moment, l'instrument devra être poussé vers la vessie par un mouvement qui diffère beaucoup de celui qu'on exécute habituellement. Il arrive même à cet égard que l'usage de la nouvelle sonde présente au premier abord quelques difficultés, spécialement aux praticiens qui veulent encore, dans ce cas, exécuter le mouvement d'abaissement de la manière ordinaire. — Les médecins peu habitués au cathétérisme, et surtout les malades, réussissent en général mieux que tout autre à l'introduction du premier coup avec facilité. — Cette hésitation disparaît du reste, aussitôt que l'on a saisi le véritable mécanisme de son introduction. Il consiste à faire cheminer l'instrument en lui communiquant une impulsion curviligne en rapport avec le cercle sur lequel a été modelée sa courbure. C'est un mouvement en tout semblable à celui qu'on imprime à la lame d'un sabre courbe pour la replacer dans le fourreau. Le mouvement d'abaissement doit complétement disparaître comme mouvement isolé. Il doit se confondre, se lier si bien avec celui de propulsion qu'on ne saurait jamais les distinguer l'un de l'autre, l'impulsion curviligne ne pouvant être réalisée qu'à l'aide de cette fusion complète. En tout cas, l'abaissement du pavillon de la sonde ne saurait jamais être porté aussi loin qu'avec l'algalie ordinaire. Il suffit, en général, de la pousser doucement vers la vessie par ce mouvement circulaire. Dans beaucoup de circonstances elle y pénètre d'elle-même par son propre poids, tant il y a de concordance entre sa forme et celle de l'urèthre. » (Gély.)

L'introduction des sondes présentant la courbure du *cathéter de Béniqué* se fait par un mécanisme analogue à celui que nous venons de voir pour la sonde de Gély. Dans la portion fixe du canal, la sonde progresse par un mouvement combiné d'abaissement et de propulsion en avant. Le mouvement d'abaissement doit l'emporter un peu si l'algalie est en argent ; mais si elle est en étain, et plus lourde par conséquent, il n'en sera plus de même : dans certains cas même, le chirurgien devra modérer le mouvement d'abaissement, celui-ci se trouvant exagéré par le poids de la sonde.

2° Cathétérisme avec les sondes coudées. — Par sa disposition la sonde coudée distend l'urèthre, et son introduction est plus douloureuse que celle des sondes courbes ; elle serait en outre plus dangereuse si l'opérateur n'agissait pas avec précaution et ne tenait pas soigneusement compte des sensations fournies par l'instrument. — Le chirurgien se place comme d'habitude à droite du malade, en face du bassin. Saisissant la verge comme il a été dit, il tient à pleine main le pavillon de la sonde dans la direction du pli de l'aine. Il introduit le bec dans le canal, l'extrémité dirigée vers la paroi supérieure qu'elle parcourra jusqu'au collet du bulbe, où elle s'engage.

— En ce moment on ramène l'instrument dans le plan médian du corps. L'instrument est engagé dans la portion fixe du canal ; pour l'y faire progresser, il ne faut pas avoir recours à la manœuvre indiquée pour la sonde courbe ordinaire, car le mouvement d'abaissement imprimé au pavillon, le point fixe étant au talon, pousserait l'extrémité du bec contre la paroi supérieure avec une force d'autant plus grande que le mouvement d'abaissement serait plus prononcé. Avec la sonde coudée, le mouvement de propulsion en avant doit toujours précéder le mouvement d'abaissement, et l'emporter sur lui. Dans le voisinage du col vésical en outre, si la progression de la sonde rencontre quelque obstacle, on devra, en même temps qu'on pousse l'instrument vers la vessie, le faire presser par son talon sur la paroi inférieure du canal, au lieu d'opposer l'extrémité du bec qui est évidemment plus offensive.

3° **Cathétérisme avec la sonde droite.** — Connu des anciens, mais abandonné jusqu'à nos jours, le cathétérisme rectiligne a été remis en honneur par Amussat.

Pour introduire une sonde droite dans la vessie, le chirurgien se place à la droite du malade couché sur le bord du lit. Il saisit la verge avec la main gauche comme pour les autres cathétérismes, et il l'amène dans une direction perpendiculaire au plan antérieur du tronc. De la main droite il tient la sonde par son pavillon, et il en insinue le bec dans l'urèthre. — L'opération va présenter successivement trois difficultés à surmonter : 1° on a poussé le bec jusqu'au cul-de-sac du bulbe. Tout mouvement de propulsion ou d'abaissement isolé ou combiné aurait pour résultat de coiffer du cul-de-sac l'extrémité de l'instrument qui serait arrêté ou produirait une fausse route. Il faut donc retirer la sonde de manière à élever son bec au niveau de l'orifice du collet du bulbe : par un mouvement d'abaissement et de légère propulsion, on l'introduit dans cet orifice. — C'est par un mouvement combiné de propulsion et d'abaissement, mais surtout d'abaissement très-marqué, que l'on fait progresser la sonde. — 2° Le ligament suspenseur de la verge peut mettre obstacle à ce mouvement d'abaissement si nécessaire ici. Avec la main gauche posée à plat sur le pubis, on pressera sur la racine de la verge, de manière à relâcher ce ligament. — 3° Au niveau de l'orifice vésical un dernier obstacle peut se présenter. Pour le franchir on aura recours à un dernier mouvement d'abaissement du pavillon qui se trouve toujours après le cathétérisme rectiligne, porté plus bas que dans toutes les autres méthodes opératoires.

B. — Cathétérisme avec les sondes flexibles.

1° **Sondes cylindriques courbes.** — Quand la sonde présente un diamètre suffisant, elle peut être introduite sans mandrin. Avec la main gauche on prend la verge comme pour le cathétérisme avec l'instrument métallique, et on l'incline vers l'aine droite. Avec la main droite on tient la sonde entre le pouce placé au-dessus et les quatre derniers doigts dessous ; on la tient près de sa courbure, dans la direction du pli de l'aine, le bec en bas. On enfonce la courbure de la sonde dans l'urèthre, et on recule les doigts, pour enfoncer de nouveau l'instrument. Quand celui-ci est parvenu au niveau du collet du bulbe, on ramène la sonde et la verge dans le plan médian du corps ; on prend le pavillon comme une plume à écrire entre le pouce et le médius, on appuie la pulpe de l'index sur l'orifice. Alors on enfonce de nouveau la sonde en abaissant légèrement la verge et on la fait pénétrer dans la vessie.

2° **Sonde cylindrique coudée.** — On tient de la main gauche la verge relevée. De la main droite on fait pénétrer la sonde en ayant soin que le bec suive la paroi antéro-supérieure de l'urèthre, le talon appuyant sur la paroi opposée. Dans son trajet l'extrémité de la sonde rencontre l'orifice du collet du bulbe, et s'engage. Le chirurgien continue d'imprimer le même mouvement de propulsion, et la sonde, glissant par son talon sur la paroi inférieure du canal, pénètre dans la vessie.

3° **Sonde cylindrique droite.** — Quand elle a un petit volume, et qu'il s'agit d'un sujet jeune, il suffit de la pousser dans l'urèthre pour la faire pénétrer dans le réservoir urinaire. Mais quand elle est grosse, et quand le sujet est âgé, l'extrémité vésicale de l'instrument vient buter successivement dans le cul-de-sac du bulbe, contre la paroi inférieure du canal au niveau de la prostate, et enfin au-dessous de l'orifice vésical, dans le cas de valvule du col. L'introduction de cette sonde peut dans ces cas être très-difficile ou même impossible sans mandrin.

4° **Sondes à bouts coniques, et sondes à bouts olivaires.** — Leur introduction se fait comme celle des précédentes. Nous aurons à revenir d'ailleurs sur ces instruments à propos des états pathologiques qui nécessitent leur emploi.

Quant à la **sonde en caoutchouc**, on n'a qu'à la pousser à travers l'urèthre jusque dans la vessie.

Cathétérisme par le malade lui-même. — Le malade doit se tenir debout, les jambes légèrement écartées, le haut du corps légèrement incliné. Tenant sa verge de la main gauche, et l'instrument de la main droite, il pratique le cathétérisme suivant les règles indiquées plus haut. — Les malades se sondant eux-mêmes doivent employer une sonde en gomme ou en gutta-percha sans mandrin ; elle sera courbe ou coudée, suivant l'état du canal. Une entaille faite du côté de la courbure sur la cire qui entoure l'orifice externe, servira de point de repère. On peut encore, dans le même but, boucher l'orifice externe avec un fausset portant une encoche du côté correspondant à la courbure de la sonde. — Aux malades qui se sondent avec un instrument métallique, on conseillera la courbure de Gély. Ils devront enfin préférer à la sonde d'argent, la sonde d'étain avec un œil unique à la concavité.

Sondes à demeure. — Quand on laisse une sonde à demeure, c'est à peu près toujours une sonde en gomme élastique, en gutta-percha ou surtout en caoutchouc vulcanisé. On bouche l'orifice externe avec un fausset. D'autres fois, spécialement quand il s'agit d'empêcher le contact de l'urine avec une plaie de l'urèthre, on procède autrement : car l'urine s'accumulant dans la vessie s'écoulerait entre la sonde et les parois de l'urèthre. Un tube mince de caoutchouc est adapté à la sonde par l'une de ses extrémités, tandis que l'autre extrémité plonge dans un vase, au pied du lit. De cette manière la vessie se vide au fur et à mesure à travers la sonde et le tube.

L'extrémité de la sonde ne doit pas s'enfoncer beaucoup dans la vessie, qu'elle irriterait.

Pour maintenir la sonde en place, afin qu'elle ne puisse s'échapper au dehors, ni s'enfoncer et disparaître dans les voies urinaires, on a imaginé un grand nombre d'appareils contentifs. Le meilleur est encore l'appareil ordinaire : « On se sert d'un ou de deux cordons de coton d'un mètre et demi de long. Le cordon est fixé à sa partie moyenne près du pavillon de la sonde par deux nœuds ; chacun des deux chefs est ramené sur la verge de chaque côté. — Sur le milieu de cet organe on place une petite compresse assez longue pour l'entourer, et sur cette compresse on enroule en sens inverse les deux cordons que l'on a soin de ne pas entasser sur un même point, mais que l'on dispose de manière à couvrir la verge, dans une étendue assez considérable, afin que la pression sur un point seulement ne cause pas de douleur. Lorsque les deux bouts de coton sont épuisés on les noue ensemble. » (Phillips.)

§ II. — CATHÉTÉRISME CHEZ LA FEMME.

A. — Sondes.

Les sondes métalliques de femme présentent une courbure beaucoup moins prononcée et moins longue que les sondes d'homme. La longueur totale de l'instrument est aussi beaucoup moindre : 15 centimètres environ.

On peut aussi se servir de sondes flexibles.

B. — Manuel opératoire.

Il arrive assez fréquemment que le chirurgien soit obligé de pratiquer le cathétérisme chez la femme sans voir les parties : soit que celles-ci soient masquées par une tuméfaction résultant d'un état pathologique (phlegmatia alba dolens, hydropisie, etc.), soit que la pudeur de la femme s'oppose absolument à ce qu'on la découvre. Il est donc indispensable que le médecin soit exercé à effectuer l'opération sans le secours de la vue.

La malade est couchée sur son lit, le plus près possible du bord droit ; un coussin ou un drap plié en plusieurs doubles disposé sous son siège ; le haut du corps légèrement incliné en avant à l'aide de coussins ; les cuisses et les jambes écartées, ces dernières reposant sur leur face externe ; la pointe des pieds tournée en dehors. — Le chirurgien se place à droite de la malade, à la hauteur du bassin. — De la main gauche, à l'aide du pouce et du médius, il écarte les grandes et les petites lèvres. Il porte sur la fourchette la pulpe de l'index qu'il dirige d'arrière en avant, de la fourchette au vestibule. Il reconnaît, dans ce trajet, successivement le

vagin, sa colonne antérieure, et le petit tubercule immédiatement au-dessus duquel se trouve le méat urinaire. — De la
main droite portée entre les cuisses de la malade, et la face
dorsale regardant le lit, il tient la sonde entre le pouce,
l'index et le médius, le pavillon reposant sur la paume de la
main. La convexité de la sonde appuie sur la pulpe de l'indicateur, et la concavité regarde le pubis. — Le méat urinaire
devant, ainsi que nous l'avons vu, se trouver sous la pulpe de
l'indicateur gauche de l'opérateur, immédiatement au-dessus
du petit tubercule signalé, la main droite fait glisser le bec
de la sonde sous la pulpe de l'indicateur gauche, et l'introduit
dans le canal, à travers lequel il ne reste plus qu'à le pousser
d'avant en arrière, et un peu en haut. On doit toutefois se
laisser avant tout guider par les sensations que transmet l'instrument : l'extrémité antérieure de celui-ci peut en effet venir
buter contre un repli de muqueuse, s'en coiffer, et produire
une déchirure si l'on poussait. Il suffit alors de retirer un peu
la sonde et de la pousser dans une autre direction. Dès qu'on
a pénétré dans la vessie, l'urine s'engage dans la sonde, et
jaillirait au dehors si l'on n'avait pris la précaution, comme
dans le cathétérisme chez l'homme, d'appliquer la pulpe de
l'indicateur sur l'orifice externe pendant le trajet de la sonde
à travers l'urèthre.

Quand la malade est découverte, et que l'opérateur peut voir
les parties, l'opération se pratique de même ; seulement elle
est plus simple encore, parce qu'on découvre d'emblée le tubercule qui sert de point de repère : on n'a qu'à introduire le
bec de la sonde dans le méat situé immédiatement au-dessus.

Quand le cathétérisme n'est que le prélude de manœuvres
ultérieures, il vaut mieux placer la femme en travers du lit :
le siège reposant sur le bord, les pieds sur deux chaises, et le
chirurgien en face du bassin de la patiente.

Nous n'avons pas parlé de ce procédé qui consiste à reconnaître le méat en explorant la vulve de haut en bas, en prenant pour point de départ le clitoris au lieu de la fourchette.

Nous n'avons pas non plus conseillé d'introduire le doigt dans le vagin. Ces manœuvres, qui n'offrent en somme aucun avantage, présentent en revanche des inconvénients, sur lesquels il est inutile d'insister.

Difficultés du cathétérisme. — Pendant les derniers temps de la grossesse, ou encore chez les femmes âgées, surtout quand elles ont eu beaucoup d'enfants, le méat urinaire est abaissé : c'est immédiatement au-dessus du bord supérieur du vagin qu'il se trouve alors, ou bien sur le bord, ou à l'entrée même du vagin. Il faut alors le relever en tirant en haut le vestibule. Quelquefois dans ces cas une sonde à courbure plus grande, une sonde d'homme devient nécessaire.

Des lacunes muqueuses peuvent parfois être prises pour le méat urinaire ; mais l'erreur ne sera pas de longue durée, car la propulsion de la sonde est alors douloureuse et devient aussitôt impossible.

Si le canal est très-sensible, on agira avec ménagement, et l'on choisira une sonde flexible.

Sondes à demeure. — Divers moyens ont été employés pour maintenir la sonde dans la vessie chez la femme ; le meilleur nous semble être le moyen imaginé par le professeur Bouisson : « On attache au pavillon de la sonde, par une de leurs extrémités, deux longs rubans de coton : l'un embrasse d'avant en arrière la cuisse du côté droit ; l'autre la cuisse gauche ; les deux autres extrémités sont ramenées sur le pavillon de la sonde. On peut encore attacher la partie moyenne des rubans au pavillon de la sonde, et porter un des chefs en avant, l'autre en arrière, et les nouer ensemble sur le côté externe de l'une et de l'autre cuisse. — Quoi qu'il en soit, ces rubans de coton sont fixés par deux bandes de toile qui les embrassent par leur partie moyenne, et qui sont réunies sur le milieu d'une ceinture passant au-dessus des hanches. Pour que l'appareil soit fixé d'une manière tout à fait complète, les liens contentifs des fils de coton seront établis en avant et en arrière. » (Jamain et Terrier. — *Manuel de petite chirurgie.*)

CHAPITRE II

Vices de conformation.

§ I. — ABSENCE DE L'URÈTHRE.

Très-rare chez la femme, l'absence congénitale de l'urèthre est plus rare encore chez l'homme. Chez ce dernier en effet l'urèthre appartient à la fois à l'appareil urinaire et à l'appareil génital, et l'absence de ce conduit implique nécessairement ici un double arrêt de développement. Ce vice de conformation d'ailleurs est toujours lié à un arrêt de développement de l'appareil génito-urinaire : ordinairement à l'exstrophie vésicale.

§ II. — IMPERFORATION DU CANAL DE L'URÈTHRE.

L'imperforation peut être *totale* ou *partielle*. Elle était totale dans le cas de Pigné où l'urèthre était tout entier à l'état de cordon fibreux plein. — Elle est partielle quand elle porte seulement sur un ou sur plusieurs points du canal, qu'il y ait ou non imperforation concomitante du méat. Dans certains cas l'occlusion est constituée par une simple agglutination de la muqueuse : le passage d'une sonde suffit alors pour rétablir le cours des urines. D'autres fois il s'agit d'un diaphragme muqueux qui peut être détruit. Mais le vice de conformation est à-peu-près aussi incurable que l'imperforation totale, s'il s'agit d'une transformation partielle du canal en cordon fibreux. — Ces divers états, qui se trahissent par des signes de rétention d'urine chez le nouveau-né, sont excessivement rares d'ailleurs, et ne nous arrêteront pas plus longtemps.

§ III. — IMPERFORATION DU MÉAT.

Tantôt les lèvres de l'orifice sont appliquées l'une à l'autre, et il suffit d'une sonde cannelée pour rétablir l'orifice. Tantôt il n'y a pas trace d'orifice. Dans ce dernier cas on pratique avec un petit trocart ou un bistouri un orifice qui fait communiquer le canal avec l'extérieur. La petite plaie guérit vite et spontanément. Exceptionnellement l'oblitération peut se prolonger plus ou moins vers la base du gland. — Sans être fréquente, cette malformation est moins rare que les précédentes ; et l'accoucheur ne doit jamais négliger de s'assurer que les voies urinaires sont libres.

Quand il existe une occlusion du méat, l'enfant ne mouille pas ses langes ; il s'agite, se livre à des efforts infructueux pour uriner, et l'examen local laisse voir à la face inférieure de la verge une tumeur allongée formée par l'urine qui distend le canal.

§ IV. — RÉTRÉCISSEMENTS CONGÉNITAUX DU CANAL DE L'URÈTHRE.

Ils peuvent être *annulaires*, comme dans le cas rapporté par Phillips, de ce malade traité par Nélaton : le rétrécissement, très-étroit, était placé à l'extrémité du bulbe, et fut guéri par l'uréthrotomie. Nélaton en a observé un autre qui était annulaire comme le précédent, et deux en outre qui étaient *cylindriques* : ces deux derniers « occupaient une grande étendue de l'urèthre entre la courbure et le gland, et ils avaient converti ce canal en un tube dur et étroit. Ils furent inutilement soumis à la dilatation, et l'on n'a pas cru l'incision praticable, à cause de la grande étendue du rétrécissement. » (Phillips). — Des replis *valvulaires* enfin ont été observés.

§ V. — RÉTRÉCISSEMENT CONGÉNITAL DU MÉAT.

L'*étroitesse* congénitale du méat urinaire peut n'être pas très-prononcée, et cette disposition anormale n'a d'autre résultat que d'augmenter la force du jet de l'urine, tant que la vessie et le col vésical sont sains. Mais le jour que le chirurgien est appelé à pratiquer l'introduction d'une sonde ou surtout d'un lithotriteur, cette défectuosité empêche plus ou moins l'exécution facile des manœuvres opératoires. Et si ces manœuvres se répètent, loin de se laisser dilater, l'orifice devient le siège d'une irritation qui constitue une nouvelle cause de gêne : cela tient à ce que le pourtour du méat est constitué par un tissu fibreux, qui est plutôt rétractile qu'extensible.

Dans certains cas il survient en arrière du méat une dilatation du canal, une poche, dans laquelle séjourne l'urine, et où s'arrêtent les détritus calculeux après la lithotritie ; des concrétions peuvent même s'y former sur place. A ce niveau peuvent se produire des inflammations, des ulcérations, comme en arrière de tout rétrécissement.

Au lieu d'une étroitesse proprement dite, il existe parfois une obstruction de l'orifice par une *bride*, ordinairement transversale et divisant l'urèthre en deux orifices secondaires, l'un supérieur, l'autre inférieur, et donnant tous les deux passage à l'urine, au moment de la miction. Quelquefois l'un seulement des orifices est perméable : l'autre aboutit à un cul-de-sac, la bride présentant alors l'aspect d'une véritable valvule.

Le degré de l'occlusion est extrêmement variable ; entre l'état normal et l'imperforation complète, on peut observer tous les intermédiaires.

Traitement. — La dilatation brusque ou lente et la cautérisation n'ont donné que de mauvais résultats. L'*incision* est la seule méthode qui doive être employée. A part des cas rares, elle doit porter en bas, sur la ligne médiane. On la pratique avec l'uréthrotome à bascule de Civiale. Cet instrument se compose d'une lame cachée dans une tige conductrice; un levier à ressort, quand on le presse, fait saillir la lame ; une vis permet de régler à l'avance le degré de saillie qu'on a l'intention d'imprimer à la lame. Plus le canal, près de son extrémité libre, s'écartera de la face inférieure du gland, plus l'incision pourra être profonde.

Le malade est placé debout appuyé contre un meuble. L'opérateur s'assied en face de lui ; alors il règle d'abord le degré d'écartement de la lame à l'aide du curseur ; saisissant la verge avec la main gauche, et le manche de l'instrument avec la droite, il en introduit la tige préalablement enduite d'un corps gras, dans l'urèthre jusqu'à une profondeur d'environ deux centimètres. La lame doit être maintenue cachée, et dirigée en bas ; la tige conductrice tenue horizontalement et le dos appuyé contre la face antéro-supérieure du canal. Tout étant ainsi disposé, le chirurgien presse le levier de manière à faire saillir la lame en bas, puis il retire à lui l'instrument, en ayant soin de le maintenir dans la direction horizontale. Dans ce trajet, la lame débride l'orifice.

Les soins consécutifs sont très-simples : Civiale se bornait à prescrire quelques bains tièdes et des applications émollientes. — Il est rare que l'hémorrhagie soit assez prononcée pour qu'on s'en préoccupe : l'eau froide suffira presque toujours. « L'effet le plus constant de l'opération, c'est une cuisson à l'extrémité de la verge, qu'augmente le passage des premières urines ; mais elle cesse bientôt sous l'influence des applications émollientes : je n'ai pas même trouvé nécessaire de placer la sonde à demeure, qui est indispensable à la suite des autres opérations d'uréthrotomie. » (Civiale.)

§ VI. — DILATATION CONGÉNITALE DE L'URÈTHRE.

L'urèthre peut présenter sur divers points de son étendue des dilatations congénitales. Il y a des cas où il convient de faire dans la production de ces ectasies la part d'un rétrécissement congénital, en arrière duquel elles se développent. Mais la dilatation peut être primitive et elle paraît être alors le résultat d'un arrêt de développement.

Elles peuvent siéger au niveau du gland, en arrière du méat urinaire. La stagnation de l'urine et le séjour de dépôts lithiques, ainsi que l'éjaculation imparfaite, en sont alors la conséquence.

Dans un fait rapporté par Guyon, la dilatation commençait à deux centimètres au-devant du scrotum, et s'étendait jusqu'au méat urinaire.

Dans un fait de Hendriksz, la poche s'étendait depuis la fosse naviculaire jusqu'au-dessous de l'arcade pubienne.

D'autres fois la dilatation est constituée par l'exagération d'un état normal : le cul-de-sac du bulbe.

Il y aurait enfin quelquefois, selon Lisfranc, une dépression au niveau de la prostate.

Traitement. — Certains de ces cas sont au-dessus des ressources de l'art. — Quand il s'agit d'une dilatation dont l'existence est liée à celle d'un rétrécissement congénital, on doit s'attacher à faire disparaître ce dernier. — Dans les cas de dilatation considérable occupant la région pénienne de l'urèthre, et faisant saillie, on pourrait, à l'exemple d'Hendriksz, en enlever la paroi inférieure à l'aide de deux incisions semi-elliptiques ; on réunirait ensuite les bords de la plaie, en ayant soin de maintenir la perméabilité de l'urèthre.

§ VII. — URÈTHRES DOUBLES.

Le gland peut présenter des orifices multiples, et quelques auteurs ont conclu, de l'existence de deux orifices, à celle de deux urèthres. Dans la plupart des cas, il s'agit d'un arrêt de développement constitué par une lacune dans la soudure des parois de l'urèthre ; cette lacune siége en un point plus ou moins rapproché du méat, et l'orifice peut quelquefois présenter la forme d'un petit canal. Il ne s'agit donc pas là d'urèthres doubles. — Dans d'autres cas, très-rares d'ailleurs, on a vu le pénis traversé par deux canaux superposés : l'un était l'urèthre, l'autre n'était qu'un cul-de-sac. — Dans une circonstance enfin, Cruveilhier a observé un fait qu'il considère comme constituant une anomalie des conduits éjaculateurs qui, au lieu de s'aboucher dans l'urèthre, s'étaient réunis en un canal unique allant s'ouvrir au niveau de la couronne du gland, sur la ligne médiane.

Quant à l'existence d'un canal excréteur de l'urine cloisonné et divisé en deux canaux parallèles, d'un véritable urèthre double enfin, il n'en existe pas dans la science un seul exemple authentique.

§ VIII. — HYPOSPADIAS.

Nature et définition. — L'*hypospadias* est un vice de conformation congénital, résultant d'un arrêt de développement. Il est constitué par une ouverture anormale et congénitale occupant la paroi inférieure de l'urèthre.

Variétés. — Il y a plusieurs espèces d'hypospadias, qu'il est important de distinguer, surtout au point de vue du pronostic et du traitement.

L'ouverture anormale peut siéger au niveau du gland ; — elle peut occuper un point quelconque intermédiaire au gland et au scrotum ; — elle peut enfin exister au niveau du scrotum divisé alors verticalement et présentant l'aspect d'une vulve.

Le canal peut suivre son trajet normal et présenter au niveau ordinaire un méat normal : le vice de conformation se borne alors à une fistule congénitale ; — quelquefois le canal se continue bien, en avant de l'ouverture anormale, mais il s'arrête à une distance variable de l'extrémité du gland, et se termine en cul-de-sac au lieu de s'ouvrir au dehors ; — dans d'autres cas enfin, le canal se termine au niveau de la lacune, au devant de laquelle il n'est plus représenté que par une simple rigole.

Signes physiques. — Ils varient suivant qu'il s'agit de telle ou telle des espèces que nous venons de signaler.

L'*hypospadias balanique* est le plus fréquent. Ordinairement l'orifice anormal siége à la base du gland. Cet orifice présente des dimensions très-variables : dans un cas de Ripoll il n'admettait qu'une soie de sanglier ; le plus souvent il présente un diamètre assez semblable à celui de l'urèthre. — Au devant le canal est remplacé par une rigole ouverte en bas, et constituée par la fosse naviculaire dépourvue de sa paroi inférieure. Latéralement la muqueuse qui tapisse cette rigole fait suite à celle du gland ; en arrière elle se continue avec le tégument cutané. — Dans quelques cas il n'y a pas de rigole, et le canal se poursuit au devant de l'ouverture, mais se termine en cul-de-sac. — On a vu enfin le canal se continuer en avant et s'ouvrir par une seconde ouverture à l'extrémité antérieure du gland. L'urine presque toujours alors sortait exclusivement par l'ouverture anormale, exceptionnellement par les deux à la fois. — L'extrémité de la verge affecte un aspect particulier : elle présente une incurvation marquée, le gland offre une innervation prononcée qui permet à elle seule de reconnaître un hypospadias, sans même avoir besoin de relever la verge (Larrey). Le filet manque le plus souvent. Le prépuce présente un aspect spécial : « Au lieu d'environner le gland comme à l'ordinaire, cette membrane est échancrée à sa partie inférieure jusqu'au siége de l'orifice accidentel de l'urèthre, tandis que longue et plissée supérieurement, elle forme au-dessus du gland une espèce de tablier charnu, taillé carrément, lequel s'étend jusqu'à l'extrémité oblitérée de la verge et la contourne en quelque sorte. L'échancrure inférieure, tapissée par une membrane muqueuse, s'étend du reste d'autant plus en arrière que l'ouverture de l'urèthre se rapproche davantage de la symphyse pubienne. Cette disposition particulière du prépuce est tellement caractéristique, que, à son seul aspect, on peut annoncer l'existence certaine d'un hypospadias. Nous l'avons observée même dans un cas où l'ouverture contre nature était située dans le voisinage du méat urinaire lui-même, à une ligne seulement de l'extrémité du pénis. » (Rennes.)

L'*hypospadias pénien* est celui qui siége sur un point quelconque intermédiaire à la base du gland et à la racine des bourses. L'orifice présente des dimensions très-variables. Il est presque toujours unique, mais il peut y avoir deux ouvertures situées à des hauteurs différentes. Au devant de l'orifice anormal le canal est continué, comme dans le cas d'hypospadias balanique, par une gouttière plus ou moins prononcée. Parfois le canal se poursuit en avant et s'ouvre au méat urinaire. Plus souvent il existe sur un point quelconque du trajet une oblitération. La verge présente ordinairement des dimensions exiguës, et le gland est plus ou moins atrophié.

Dans l'*hypospadias scrotal* les bourses présentent une fente dirigée de haut en bas, qui donne aux parties l'aspect d'une vulve. En écartant l'une de l'autre les deux moitiés symétriques, comme on le ferait des grandes lèvres, on aperçoit une surface rosée, humide et d'apparence muqueuse ; elle se termine en cul-de-sac plus ou moins profond. Dans cette fente se trouve l'urèthre. Le pénis est rudimentaire et présente parfois l'aspect d'un clitoris plutôt que celui d'une verge. Le canal se termine parfois à la base de la verge, creusée sur sa face inférieure d'une simple rigole ; plus rarement le canal se continue en avant pour présenter au gland un second orifice. Il y a souvent en même temps cryptorchidie.

Troubles fonctionnels. — La *miction* est d'autant plus gênée que l'orifice est plus étroit, et qu'il siège plus près de la racine des bourses. Dans l'hypospadias balanique cependant, si la verge est relevée et les téguments tirés en arrière, l'émission des urines se fait presque normalement. Il n'en est pas de même dans l'hypospadias pénien : le liquide s'écoule verticalement d'habitude, et si l'orifice est près de la racine des bourses, ce fait constitue une gêne assez grande. L'inconvénient est plus grave encore quand il s'agit d'hypospadias scrotal ; en outre, dans ce dernier cas, le contact de l'urine produit une irritation constante de la région.

Les *fonctions génitales* ne sont guère atteintes dans l'hypospadias balanique : tout ce qu'on peut dire, c'est que le sperme n'est pas projeté directement vers le col de l'utérus, ce qui constitue, il est vrai, une condition défavorable pour la fécondation. L'obstacle devient plus sérieux s'il s'agit d'un hypospadias pénien, et d'autant plus sérieux que l'ouverture siège plus loin du gland : car alors il peut arriver que le sperme ne soit plus même déposé dans la cavité vaginale, mais seulement à l'entrée. Quant à l'hypospadias scrotal, il ne permet pas le coït, ni surtout la fécondation normale.

Fréquence. — L'hypospadias ne saurait être considéré comme une anomalie rare. On l'observerait dans la proportion de 1 pour 300 (Rennes, Bouillon).

Pronostic. — L'hypospadias scrotal peut être considéré comme absolument incurable. — L'hypospadias pénien est curable, mais il ne laisse pas que d'être la source de nombreux mécomptes. — Quant à l'hypospadias balanique, c'est le moins difficile à guérir : mais ses inconvénients, le plus souvent, ne sont pas de nature à justifier une intervention chirurgiale dont le résultat ne laisserait pas d'ailleurs que d'être en somme plus ou moins aléatoire.

Traitement. — 1° *Hypospadias balanique.* — Il n'indique pas, ainsi que nous venons de le dire, une intervention chirurgicale, sauf le cas où l'orifice, trop étroit, exigerait un débridement.

2° *Hypospadias pénien.* — Trois méthodes ont été employées : la *perforation*, l'*uréthrorrhaphie* et l'*uréthroplastie.*

a. — *Perforation.* — Voici comment cette opération fut pratiquée par Voillemier sur un jeune homme de 19 ans qui portait un hypospadias situé à 4 centimètres de l'extrémité de la verge. Le canal était oblitéré dans l'étendue de 5 millimètres environ. « Je commençai par introduire dans l'urèthre un petit stylet que je poussai en avant aussi loin que possible, et sur ce conducteur je glissai une canule de trocart jusque sur le point oblitéré du canal. Le stylet fut alors retiré et remplacé par le mandrin du trocart.

« L'instrument étant ainsi armé, il me fut très-facile de traverser le gland. La voie était faite, mais elle était étroite, bien que je me fusse servi d'un trocart à hydrocèle. Au bout d'une vingtaine de jours, les urines qui s'écoulaient en grande partie par le canal artificiel, commencèrent à reprendre leur route par l'hypospadias. Je fus obligé de pratiquer une uréthrotomie interne qui me permit d'introduire jusque dans la vessie une sonde de 7 millimètres de diamètre. Alors seulement je traitai par la cautérisation l'hypospadias qui fut complétement fermé au bout de deux mois. J'ai revu le malade treize mois après sa guérison. Il urinait bien, mais à partir de ce moment je l'ai perdu de vue. »

Ripoll (de Toulouse) a, dans un cas, en 1854, obtenu de la perforation un très-beau succès.

Mais cette méthode a amené de nombreuses déceptions. A peu près constamment, et assez vite même, il se produit un rétrécissement du canal artificiellement créé, sans parler des accidents qui peuvent survenir, comme dans le cas de Dupuytren et dans plusieurs autres. « Je crois, dit Guersant, que j'ai opéré dix hypospadias : chez la plupart l'ouverture siégeait à la base du gland ; dans deux cas derrière les bourses. Sans doute, j'ai pu renvoyer à leurs parents les enfants munis d'un canal artificiel ; mais dès qu'on négligeait la sonde le canal se fermait ; aussi je ne pourrais pas dire avoir constaté un seul succès réel ou durable. »

C'est pour prévenir ce rétrécissement ultérieur de l'orifice anormal que Moisonneuve imagina le procédé suivant : « Après avoir percé le gland, il agrandit le nouveau canal avec son uréthrotome caché ; puis dissèque sur la face inférieure de la verge un lambeau étroit de la même longueur que le nouveau canal, en ayant soin de laisser ce lambeau adhérent par son extrémité antérieure près de l'orifice anormal ; il agrandit cet orifice avec le bistouri ; enfin, au moyen d'un fil qu'il attache à l'extrémité libre du lambeau et qu'il passe d'arrière en avant dans le nouveau canal, il renverse ce lambeau, l'attire dans le canal pour en doubler la paroi inférieure, et le fixe à l'extrémité du gland par des points de suture. De cette manière le lambeau renversé ferme exactement l'orifice anormal ; il forme un plan cutané qui dirige l'urine dans le canal de nouvelle formation, et de plus constitue à la paroi inférieure de ce canal une surface épidermique qui empêche son rétrécissement. »

Ce procédé ne nous inspire pas plus de confiance qu'il n'en inspirait à Nélaton, et comme lui nous doutons qu'un lambeau aussi mince que celui qu'on doit faire pénétrer dans le nouveau canal puisse résister aux causes si puissantes de destruction des lambeaux autoplastiques, conditions rendues plus mauvaises encore par le contact de l'urine et par la pression qu'exerce la sonde.

b. Uréthrorrhaphie. — On avive avec un bistouri ou avec des ciseaux fins les deux lèvres latérales de la gouttière ; ensuite, après avoir préalablement introduit dans la vessie une sonde en caoutchouc vulcanisé, on réunit sur celle-ci les deux lèvres de la gouttière que l'on maintient en contact avec des points de suture ou des aiguilles. Pour parer au gonflement consécutif qui est toujours considérable, on fait des incisions longitudinales sur les faces latérales du pénis.

c. Uréthroplastie.— La guérison de l'hypospadias pénien au moyen de l'autoplastie a été tentée par plusieurs chirurgiens, et divers procédés ont été mis en usage ; mais il faut avouer que les résultats ne sont pas très-encourageants (Blandin, Dieffenbach, Bouisson, Nélaton). Nous n'insisterons pas ici d'ailleurs sur l'uréthroplastie, nous réservant d'y revenir à propos des fistules urinaires.

3⁰ *Hypospadias scrotal.* — Cette forme est encore plus difficile à guérir que les précédentes, et elle est généralement tenue pour absolument incurable. En 1876 cependant S. Duplay a proposé une méthode qui paraît absolument rationnelle et supérieure aux autres. Duplay procède en plusieurs temps : il évite surtout de restaurer d'un seul coup la totalité de l'urèthre. Dans un premier temps il redresse la verge ; ce n'est que six ou huit mois après qu'il procède au deuxième temps comprenant la restauration du canal. Cette restauration ne doit pas être faite d'emblée, c'est successivement qu'il faut procéder : on commence par refaire le méat, — puis on reconstitue le canal depuis le méat jusqu'au voisinage de l'orifice hypospadien, en laissant persister ce dernier ; — ce n'est qu'ultérieurement que l'on oblitère enfin l'ouverture hypospadienne elle-même.

§ IX. — EPISPADIAS.

Définition. — L'*épispadias* est un vice de conformation consistant dans une ouverture de l'urèthre sur la face supérieure de la verge.

Nature. — Considérant que la fissure peut se prolonger en arrière jusqu'au niveau du col de la vessie, que la symphyse pubienne peut n'avoir pas effectué sa réunion, et qu'on a observé en outre l'écartement des corps caverneux, quelques auteurs considèrent l'épispadias comme un des degrés de l'exstrophie vésicale. « Dans l'épispadias on trouve, comme dans l'exstrophie complète de la vessie dont il est le degré le moins avancé, les corps caverneux et les branches ischio-pubiennes non réunis, l'urèthre, ouvert par sa partie supérieure, dans le fond de la gouttière caverneuse : mais la paroi antérieure de l'abdomen et celle de la vessie existent, seulement cette dernière fait, entre l'écartement des deux pubis, une hernie plus ou moins prononcée. Entre ces deux degrés on rencontre tous les intermédiaires. » (Richet). — Adoptant ces idées, A. Richard définit l'épispadias une « fissure des corps caverneux. » — D'autres chirurgiens (Dolbeau, Voillemier), ne voient dans la fissure se prolongeant au col de la vessie, dans l'écartement des pubis, dans l'exstrophie vésicale, rien autre chose que des complications, des coïncidences fortuites ; pour eux c'est « un vice de conformation consistant dans une division longitudinale plus ou moins étendue de la paroi supérieure de l'urèthre ». — Guyon le considère aussi comme une fissure congénitale plus ou moins étendue de la paroi supérieure de l'urèthre, avec ectopie de ce canal.

Fréquence. — L'épispadias est une anomalie infiniment plus rare que l'hypospadias.

Variétés. — Si la fissure occupe toute la longueur de la portion pénienne de l'urèthre, l'épispadias est dit *complet* : il est dit *incomplet* s'il ne porte que sur une portion de cette étendue.

Dans l'épispadias imcomplet, si l'ouverture est sur la face dorsale du gland, l'épispadias est appelé *balanique ;* il est dit *spongo-balanique* s'il empiète sur une portion plus ou moins considérable de la portion spongieuse du canal. Au-devant de l'orifice, l'urèthre est continué par une gouttière.

Dans l'épispadias complet l'urèthre ne se présente à l'état de canal que jusqu'au-devant du pubis. Son orifice antérieur ou externe se trouve en ce point. Au-delà il est continué par une gouttière longeant la face dorsale de la verge jusqu'à son extrémité antérieure. Cette rigole est tapissée d'une muqueuse : celle-ci présente les caractères de la muqueuse uréthrale; elle se continue latéralement avec les téguments, et en avant avec le frein.

Complications. — L'écartement des os du pubis et l'exstrophie vésicale peuvent compliquer la fissure de la paroi supérieure de la région pénienne de l'urèthre.

Troubles fonctionnels. — Quand le vice de conformation consiste dans un simple orifice, et quand celui-ci est situé en avant, *l'émission de l'urine* est moins troublée que dans l'hypospadias : Ce liquide peut-être en effet projeté directement en avant. Il n'en est plus de même dans les cas de fissure étendue vers les pubis : pendant la miction les parties sont souillées, et l'irritation répétée à laquelle elles sont soumises finit par provoquer un érythème persistant fort ennuyeux pour le malade. — On observe en outre, dans ces derniers cas de *l'incontinence d'urine.*

Les *fonctions génitales* se trouvent aussi compromises, non seulement au point de vue de la fécondation, mais encore au point de vue du coït lui-même.

Pronostic. — Il est subordonné au siège de l'ouverture, à l'étendue de la fissure, et aux complications.

Traitement. — Le seul procédé qui paraisse avoir donné des résultats réellement satisfaisants, c'est un procédé d'autoplastie imaginé par Nélaton, et que ce chirurgien a proposé de désigner sous le nom d'*autoplastie par redoublement*. Voici comment il a deux fois pratiqué l'opération :

« Un lambeau quadrilatère, de la largeur de la verge, et un peu plus long qu'elle, fut taillé aux dépens de la peau de l'abdomen, immédiatement au-dessus de l'infundibulum uréthral. Nous le disséquâmes de manière à ne laisser que sa base ou bord inférieur, large pédicule qui correspondait au ligament interpubien. C'était un vaste tablier cutané qui devait être rabattu au devant de la gouttière uréthrale, pour la fermer.

« Une fois disséqué et rabattu, comment en fixer les bords sur les côtés de la gouttière uréthrale ?

« Pour y parvenir, dans un deuxième temps nous pratiquâmes sur la face supérieure de la verge, à l'union de la peau avec l'urèthre étalé, une incision longitudinale, s'arrêtant en bas, tout près du gland ; terminant les deux extrémités de cette incision longitudinale par deux autres transversales et très-courtes, nous détachâmes de chaque côté de l'urèthre, aux dépens de la peau de la verge, deux lambeaux latéraux d'une largeur d'un centimètre et demi. C'était une paire de valves destinées à se refermer sur le lambeau abdominal préalablement abaissé, et à le fixer en place ; de larges surfaces cruentées répondant à d'autres surfaces larges et cruentées comme elles. Quand ce lambeau abdominal fut rabattu sur la verge, de façon que sa face cutanée répondit au milieu à la gouttière uréthrale, de l'autre côté aux surfaces d'où l'on venait de détacher les lambeaux latéraux, la face sanglante de ce même lambeau, devenue antérieure, fut à son tour couverte par les deux lambeaux latéraux. La largeur de ceux-ci pourtant était insuffisante pour cacher par leur rapprochement tout le lambeau abdominal. Afin d'arriver à ce résultat, et d'éviter tout tiraillement des sutures, nous pratiquâmes de chaque côté une incision longitudinale à la face inférieure de la verge, ce qui permit la locomotion des téguments, et amena les deux lambeaux latéraux à un accollement complet facile.

Cette coaptation fut maintenue sur la ligne médiane par trois épingles et de chaque côté par deux rouleaux longitudinaux de diachylon, de manière à joindre les effets des sutures entortillées et emplumées.

« L'opération s'était faite aisément, et les suites en furent très-simples. Les sutures furent enlevées au bout de trois jours. Un certain écartement s'observait entre les bords internes des lambeaux latéraux ; de plus une petite eschare ébarba un des angles. Mais les granulations s'élevaient sur les surfaces dénudées et la cicatrisation marcha très-régulièrement, amenant latéralement avec elle un léger retrait des parties transplantées. Quand, au bout d'un mois, ce travail réparateur fut entièrement achevé, on eut finalement un tube uréthral parfaitement clos, si ce n'est en avant, au point qu'on pouvait appeler le nouveau méat urinaire. Mais ce tube était large à admettre le doigt, et l'on dut songer à le rétrécir ; c'est ce que nous fîmes à l'aide de cautérisations répétées. Un cautère rougi, de forme appropriée, introduit dans l'intérieur du canal uréthral, touchait en plusieurs points la portion nouvelle ou paroi supérieure, en respectant la muqueuse proprement dite. Au huitième ou dixième jour, lorsque les eschares se détachaient et que la cicatrice tendait à se faire, et à rétrécir le conduit, pour lui laisser en même temps une certaine laxité, une incision était faite sur les téguments de la verge.

« Ces opérations pratiquées à quatre reprises différentes, chacune à deux mois d'intervalle, finirent par amener un notable rétrécissement de l'urèthre nouveau, tout en augmentant sa souplesse et sa laxité.

« Le lambeau abdominal, bien que fixé solidement par les deux couvercles latéraux qui s'y étaient soudés, conservait de la tendance à remonter vers l'abdomen, tiraillé dans ce sens par la cicatrice de la plaie abdominale, et c'est à quoi furent opposées des incisions transversales sur cette cicatrice.

« Chez le second malade, même lambeau abdominal ra—

battu. Pour le fixer, nous fîmes de chaque côté de la verge une incision longitudinale, dont les deux lèvres furent écartées de quelques millimètres par une petite dissection. A la lèvre supérieure trois points de suture rattachèrent de chaque côté chaque bord correspondant du lambeau pré-pubien. Pour doubler la surface cruentée de ce lambeau, l'épaissir, le consolider, le retenir, empêcher son retrait et l'interposer entre sa cicatrisation et celle de la plaie prépubienne, nous prîmes une portion du scrotum, une bande de la peau du scrotum circonscrite par deux incisions, une supérieure, concave en haut et passant dans le sillon péno-scrotal jusqu'au niveau du plan dorsal de la verge, une autre inférieure et naturellement plus grande. Le bistouri détacha facilement cette bande de peau qui par ses deux extrémités tenait au reste du scrotum. Quand ce lambeau scrotal fut bien libre, nous le portâmes au dessus de la verge, ou, si l'on aime mieux, nous fîmes passer la verge dans l'anneau qui formait ce lambeau par son détachement du plan scrotal. Ainsi la face cruentée du lambeau scrotal vint s'appliquer sur la face cruentée du lambeau abdominal, lequel déjà couvrait la gouttière de l'urèthre.

« Nous avons donc comme dans la première observation la nouvelle paroi uréthrale formée de deux couches de téguments ; mais ici, pas de suture médiane, nul tiraillement à combattre. Le lambeau scrotal est assis sur la verge sans la pouvoir quitter, à moins qu'il ne meure, et un lambeau autoplastique ne saurait être mieux nourri. La grande circonférence du lambeau scrotal fut fixée de chaque côté par trois épingles à la lèvre inférieure du sillon cruenté longitudinal de la verge. Le milieu de cette grande circonférence restait libre et correspondait au méat urinaire futur....

« Les suites de cette opération furent aussi simples que celles de la première. Une petite fistule se vit quelque temps à l'un des angles supérieurs du nouveau tube urèthral ; quelques cautérisations parvinrent à la fermer. D'autres cautérisations furent destinées à rétrécir le calibre intérieur du nouvel urèthre.

« L'enfant resta cinq mois à la Clinique ; non-seulement il conservait l'urine étant couché ou assis, mais dans les derniers temps, même en se promenant dans les salles, il ne salissait plus ses vêtements. Il partit sans appareil.» (Nélaton).

Appliquant au traitement de l'épispadias les principes qui président au traitement de l'hypospadias tel qu'il l'a institué, S. Duplay procède par étapes successives. Une autre particularité du procédé qu'il emploie, c'est qu'il n'hésite pas à intéresser les corps caverneux, contrairement aux autres chirurgiens, arrêtés par la crainte d'hémorrhagies tenues avant pour dangereuses.

CHAPITRE III

Corps étrangers de l'urèthre.

Tantôt les corps étrangers de l'urèthre viennent du dehors (*corps étrangers* proprement dits), tantôt ils représentent une production anormale de l'organisme, venue de la vessie, ou formée sur place dans le canal (*calculs de l'urèthre*).

§ I. — CORPS ÉTRANGERS DE L'URÈTHRE.

Nature. — Les corps étrangers introduits dans l'urèthre peuvent présenter la forme, la consistance et la nature les plus variables.

C'est quelquefois un instrument dont l'extrémité externe a franchi le méat, et qui ne peut plus être ressaisi, ou bien un fragment d'instrument brisé dans le canal.

Ordinairement c'est un objet quelconque qu'un individu s'est

introduit dans le canal, en dehors de toute préoccupation chirurgicale. Presque toujours il ne s'agit là que d'une forme particulière d'onanisme observée spécialement chez les gens qui
s'abstiennent de rapports sexuels, et surtout chez la femme.
— Le même fait a pu être observé, quoique bien rarement,
chez des individus qui avaient fait et tenu ce singulier pari
pendant qu'ils étaient en état d'ivresse. — Des enfants enfin
ont fait pénétrer dans leur urèthre des corps variables, sans
mobile déterminé : comme dans le cas de corps étrangers dans
le conduit auditif externe.

On a retiré de l'urèthre les objets les plus divers, mais
presque tous des objets usuels : à peu près constamment celui
qui s'est trouvé sous la main du malade au moment où sa
malencontreuse fantaisie lui est venue : une aiguille, une
épingle, une épingle à cheveux, une pointe de fer, un porte-
plume, un cure-oreille, une branche pied-de-roi en cuivre,
de 6 pouces de long, une fourchette, une branche de sapin,
une branche de marronnier, un cordon de cuir, une plume de
coq, etc.

Dans quelques cas, s'il s'en laissait imposer par les assertions
du patient, le chirurgien pourrait croire à l'expulsion d'un
produit anormal de l'économie. Ainsi « une dame d'âge respec-
table rendit une touffe de poils soumise à l'examen de
Leeuwenhoeck. L'emploi du microscope démontra qu'il s'agissait, non pas de poils humains, mais d'une touffe de laine, au
milieu de laquelle se trouvaient des fragments de bois et de
paille. » — Telle est encore l'histoire de cette mèche de cheveux
qui, au rapport de Cruveilhier, fut présentée par un chirurgien
anglais à la clinique de Dupuytren. Cette mèche avait été
retirée à Londres de la vessie d'une « dame de qualité de mœurs
pures ». Elle était de couleur différente des cheveux de cette
dame. Aussi le chirurgien anglais ne doutait-il pas que ces
cheveux eussent pris naissance dans la cavité des voies urinaires. Mais un examen attentif démontra que ces cheveux
étaient liés par un fil » (L. Desnos).

On a beaucoup parlé de la tendance qu'avaient à filer dans la vessie les corps étrangers introduits dans l'urèthre, qui semble, comme on l'a dit, les *aspirer* ou les *avaler*. Ce fait est parfaitement exact, et s'explique très-bien, dans un grand nombre de cas. S'agit-il d'une épingle, par exemple ? comme elle a été à peu près constamment introduite par le gros bout, on conçoit que tous les efforts tentés par le malade pour s'en débarrasser, n'aboutissent qu'à l'enfoncer davantage : l'extrémité pointue bute aisément en effet contre la muqueuse, ou s'y plante au besoin plutôt que d'avancer vers le méat, tandis que la tète arrondie de l'épingle se prête admirablement à sa progression vers la vessie. Les mêmes conditions se trouvent réalisées, et même multipliées, s'il s'agit d'un corps présentant plusieurs saillies aiguës, comme un épi de blé, ou une plume, ou comme cette tige de marronnier qu'un malade de Voillemier s'était introduite dans l'urèthre, après avoir préalablement « entamé le bois avec son canif, et soulevé ainsi de petites lamelles dont la partie libre, dirigée en avant, entrait dans les tissus chaque fois qu'il voulait se débarrasser de ce corps étranger. » — Mais il est des cas, parfaitement incontestables d'ailleurs, qu'il est plus difficile d'expliquer : il n'est pas rare de voir une sonde ou une bougie passer dans la vessie, et cela très-rapidement quelquefois. Vidal raconte qu'un praticien sondait un malade avec une sonde en gomme élastique ; «dès qu'elle fut parvenue dans la vessie, il s'éloigna un instant du lit pour chercher les moyens de fixer cette sonde qu'il voulait laisser à demeure. Mais quel fut son étonnement quand il ne vit plus la sonde qui avait disparu et s'était précipitée dans la vessie. Ce malade fut taillé par M. Roux qui enleva ce corps étranger. » On a invoqué, pour rendre compte de ces faits, une tendance naturelle de l'urèthre à attirer profondément les corps étrangers, par une sorte de contraction péristaltique. Sans doute cela s'observe dans certains cas, que nous venons de rappeler. Mais cette tendance en tout cas n'est pas constante, il s'en faut ; car c'est précisément le phénomène inverse qui s'observe bien plus fréquemment : l'instrument étant repoussé hors de l'urèthre.

Quelquefois le corps étranger séjourne dans le canal. Le plus souvent cet arrêt est dû au volume de l'objet en même temps qu'à la tuméfaction de la muqueuse uréthrale qu'il provoque par sa présence. Plus rarement il s'accroche par une saillie aiguë qu'il présente en un point quelconque de sa surface. Dans ce cas, tantôt l'urine passe entre le corps étranger et la paroi uréthrale, et tantôt il s'établit une fistule, consécutivement à l'ulcération continue des tissus.

Symptômes. — Le premier trouble consiste généralement dans un obstacle plus ou moins considérable à l'écoulement des urines : tantôt la miction n'est que gênée, tantôt le liquide ne s'échappe que goutte à goutte : il peut même y avoir rétention complète. Quand le corps étranger éraille l'urèthre, il y a du sang mêlé à l'urine, et il peut même s'en écouler par le méat en dehors de la miction, consécutivement aux efforts que fait le malade pour se débarrasser. La verge devient bientôt le siège d'une tuméfaction phlegmonneuse, et le malade ne tarde pas généralement à recourir au chirurgien. Dans quelques cas exceptionnels on a vu survenir des accidents plus graves, comme l'inflammation, la fièvre, la gangrène, l'incrustation lithique du corps étranger.

Traitement. — Aussitôt consulté, le chirurgien doit procéder à l'extraction. Pour ce qui est du mode opératoire, de l'instrument à employer, le choix en sera subordonné au cas particulier. Le volume, la forme, la flexibilité, la consistence, la nature du corps étranger, le point où il siège constitueront autant de sources d'indications. Quelques règles générales cependant peuvent être posées, et nous allons indiquer les principaux moyens mis en usage en pareil cas.

Si le corps étranger est encore au niveau du méat, il peut suffire d'une pince ordinaire (fig. 14) pour le saisir et l'attirer au dehors. — S'il est enfoncé plus profondément, on se servira de la pince de Hunter ou de celle d'Amussat, ou bien de la pince à levier et à branches parallèles de Mathieu (fig. 17 et 18), ou de la pince uréthrale de Collin (fig. 15 et 16).

S'il s'agit d'un épi de céréale dont l'extrémité dépasse en dehors le méat urinaire, on lie le bout de l'épi avec un fil dont

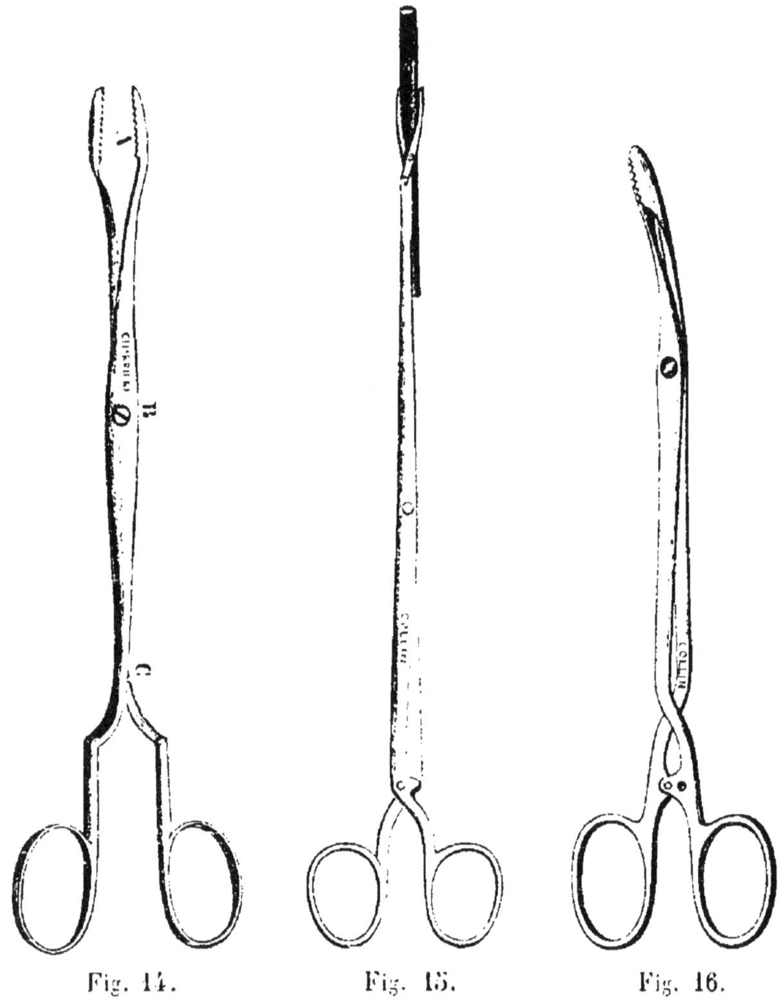

Fig. 14.   Fig. 15.   Fig. 16.

les deux chefs seront passés dans une canule d'argent d'un diamètre tel qu'elle puisse passer dans l'urèthre ; après avoir enduit la canule d'un corps gras, et en maintenant modérément

15.

tiré le fil qui tient l'épi, on enfonce la canule. Le bord inférieur de celle-ci rebrousse les barbes de l'épi qui s'engage
dans la lumière de l'instrument, et qui peut être ainsi retiré
sans léser l'urèthre.

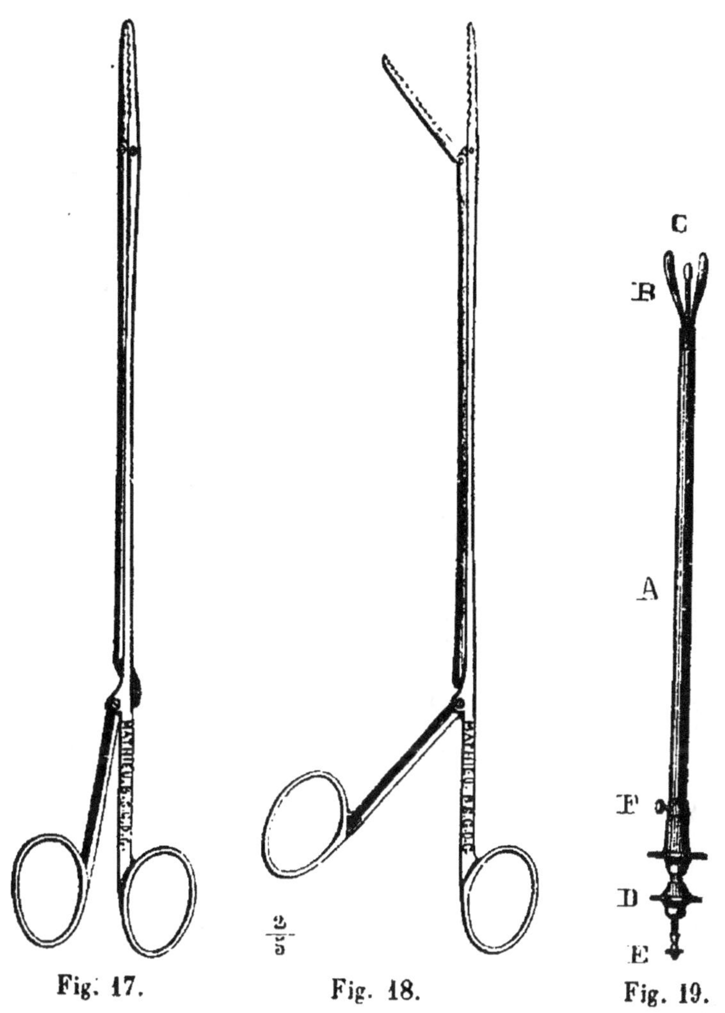

Fig. 17.   Fig. 18.   Fig. 19.

Quand c'est une épingle qui a été introduite la tête la première, on doit d'abord essayer de l'un des moyens suivants :
fixant d'une main l'épingle, pour qu'elle n'avance pas, on in-

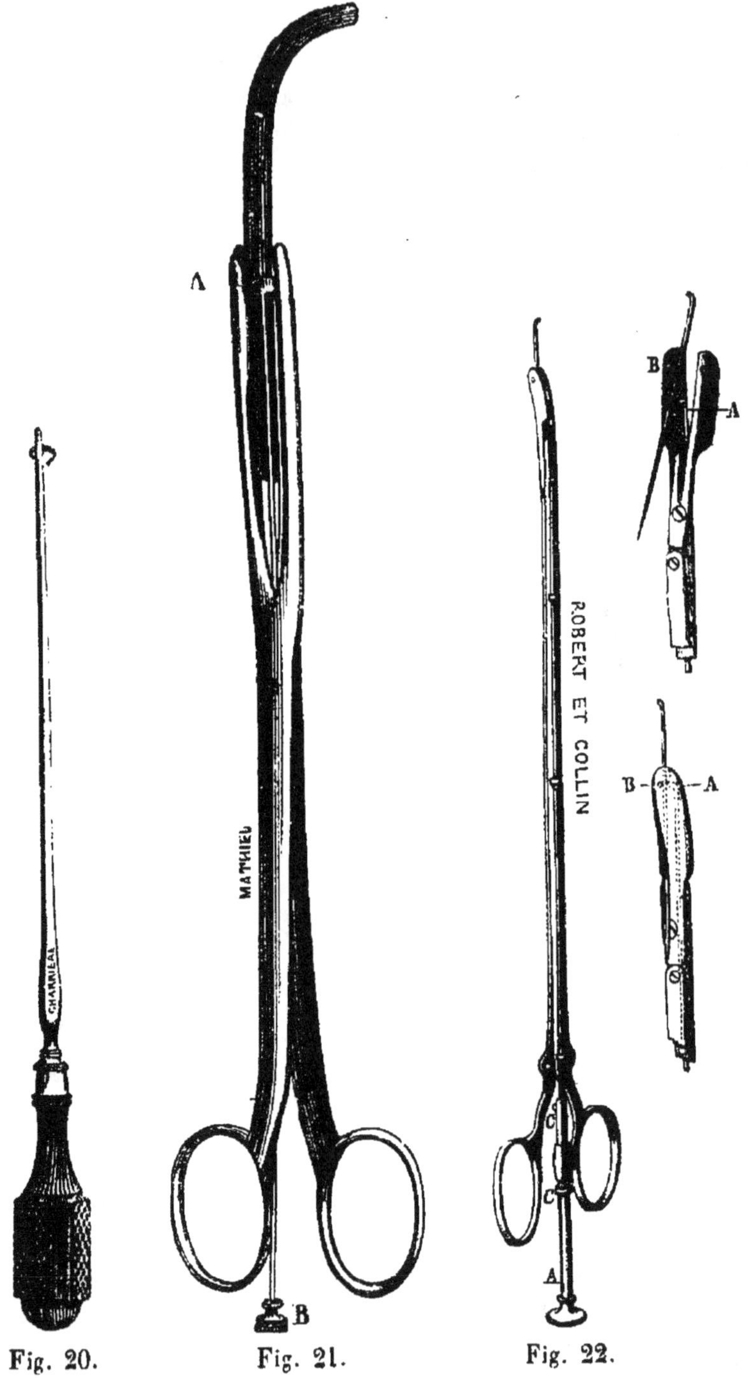

Fig. 20.   Fig. 21.   Fig. 22.

troduit de l'autre dans le canal, une aiguille à bas rendue rapeuse à son extrémité, ou bien un stylet de trousse, préalable-enduit de poix ou de cire. Pressant l'épingle contre la poix ou la cire, on tâche de l'y fixer, et on la retire avec l'instrument Ce procédé imaginé par Sue, a été imité depuis, notamment par Caudmont qui employa une bougie de cire. — On a proposé aussi de pratiquer le cathéétrisme en maintenant le corps étranger : on fait cheminer celui-ci entre la paroi supérieure de l'urèthre et la sonde qui doit être assez grosse.

Si ces divers moyens ne réussissaient pas, on recourrait à celui de Samuel Cooper et de Boinet : « avec le pouce de la main gauche, je fixai solidement la tête de l'épingle dans le lieu qu'elle occupait ; puis pliant la verge en deux dans le point qui répondait à la pointe de l'épingle, je fis sortir celle-ci à travers les parois de l'urèthre, et je l'attirai au dehors, à l'exception de la tête qui, étant trop grosse pour passer par la piqûre pratiquée par l'épingle, resta dans le canal, mais dans le point occupé par la pointe quelques instants auparavant. J'avais donc retiré ce corps étranger d'une fois sa longueur de l'urèthre. Cela étant fait, par un mouvement de bascule de haut en bas, j'abaissai la pointe de l'épingle vers la racine de la verge, pour ensuite la faire rentrer dans le canal en poussant de bas en haut, et de telle sorte que la tête pût sortir la première par le méat urinaire. Dès lors il me devint facile d'achever l'extraction de ce corps étranger qui n'était plus qu'à quelques millimètres de l'ouverture uréthrale, en le saisissant avec une pince à disséquer. »

Ce procédé est infiniment préférable à celui dont parle Deschamps, et qui fut employé par un chirurgien en pareille occurrence : après avoir tiré l'épingle de la même manière, au lieu de la faire basculer et de la repousser dans l'urèthre la tête la première, vers le méat, il coupa l'épingle au ras des téguments et la tête restée dans l'urèthre fut extraite avec une pince par le méat.

Si l'épingle était enfoncée profondément, on en maintien-

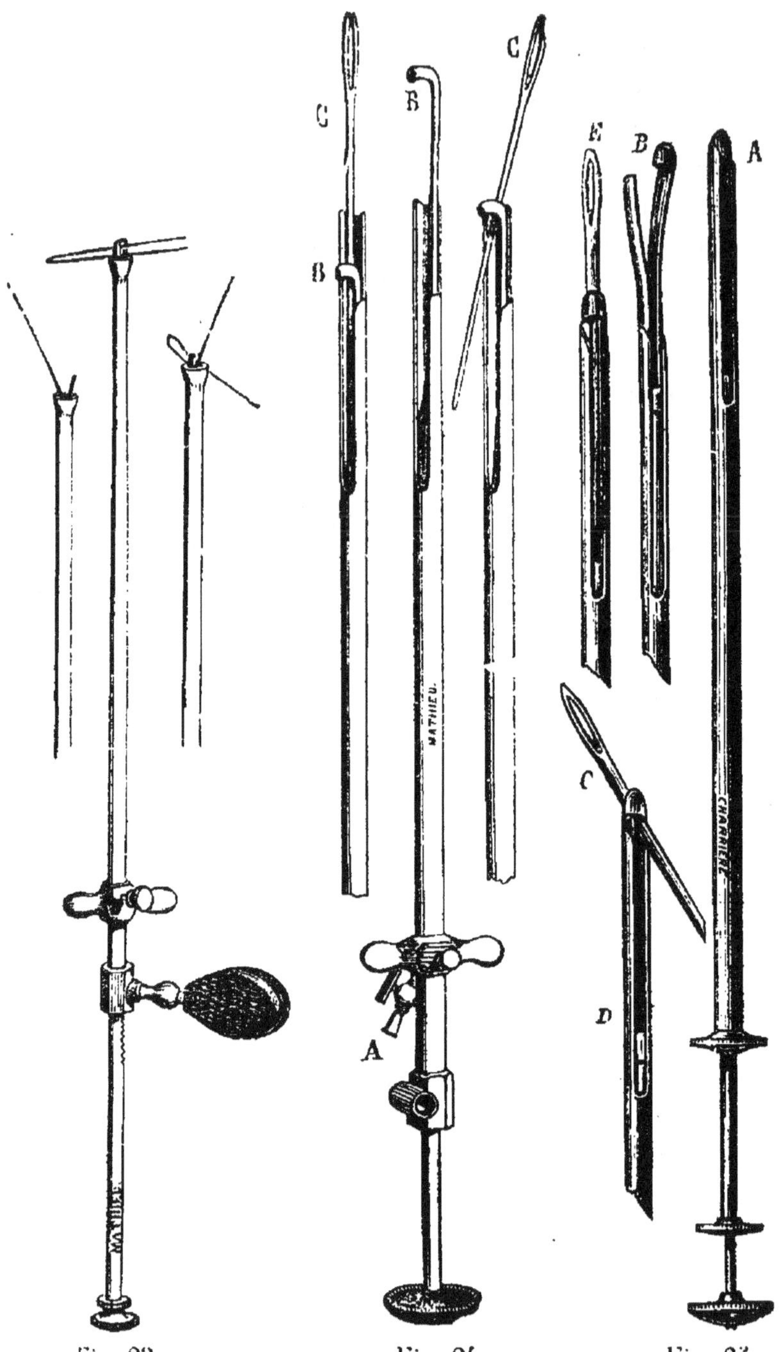

Fig. 23.   Fig. 24.   Fig. 25.

drait la tête à l'aide du doigt préalablement huilé et introduit dans le rectum.

Quelquefois, quoique plus rarement, au lieu d'une épingle
c'est une aiguille qu'on a à extraire. On agira comme dans le
premier temps du procédé de Boinet : seulement l'aiguille
n'ayant pas une extrémité saillante qui s'oppose à son extraction complète, on la retirera tout entière par la piqûre (Suë,
Deschamps, Dieffenbach, etc).

D'autres moyens ont été employés pour-l'extraction des
corps longs et aigus ; ainsi Desault recourba en anse l'extrémité d'une épingle dont la pointe engagée dans la muqueuse
s'opposait à la progression en avant. Il appuya fortement un
doigt sur la partie inférieure de l'urèthre, où répondait la
pointe de l'épingle, qu'il fixa par ce moyen. Puis, ayant
poussé en avant les branches de la pince à gaine, il saisit l'é-
pingle à environ un pouce de la pointe, la recourba en forme
d'anse, en tirant à lui, et en fit sur-le-champ l'extraction
(Chopart).

Nous doutons que ce procédé trouve beaucoup d'imitateurs:
outre qu'on ne pourrait le plus souvent recourber en anse
l'extrémité de l'épingle, ce ne serait à peu près constamment
qu'au prix de désordres graves.

On a pu extraire une de ces épingles doubles dont les
femmes se servent pour retenir leurs cheveux, à l'aide d'un
procédé analogue à ceux de Samuel Cooper, Boinet, Suë, Deschamps, Dieffenbach. Dans un cas de ce genre, Soulé, de Bor-
deaux, en coudant fortement la verge, fit traverser la paroi
inférieure de l'organe par les deux chefs de l'aiguille. Une
fois ce corps à l'extérieur, il en redressa la courbure, et sec-
tionna au ras de la peau une des branches. Le reste de l'extraction ne nécessita qu'un léger effort. — En pareille circonstance il vaudrait encore mieux, ainsi que le fait observer
Demarquay, modifier la manœuvre de la façon suivante :
Après avoir fait traverser les deux pointes, on tournerait vers
le gland l'anse formée par les deux branches de l'épingle, et
on la ferait sortir par le méat urinaire.

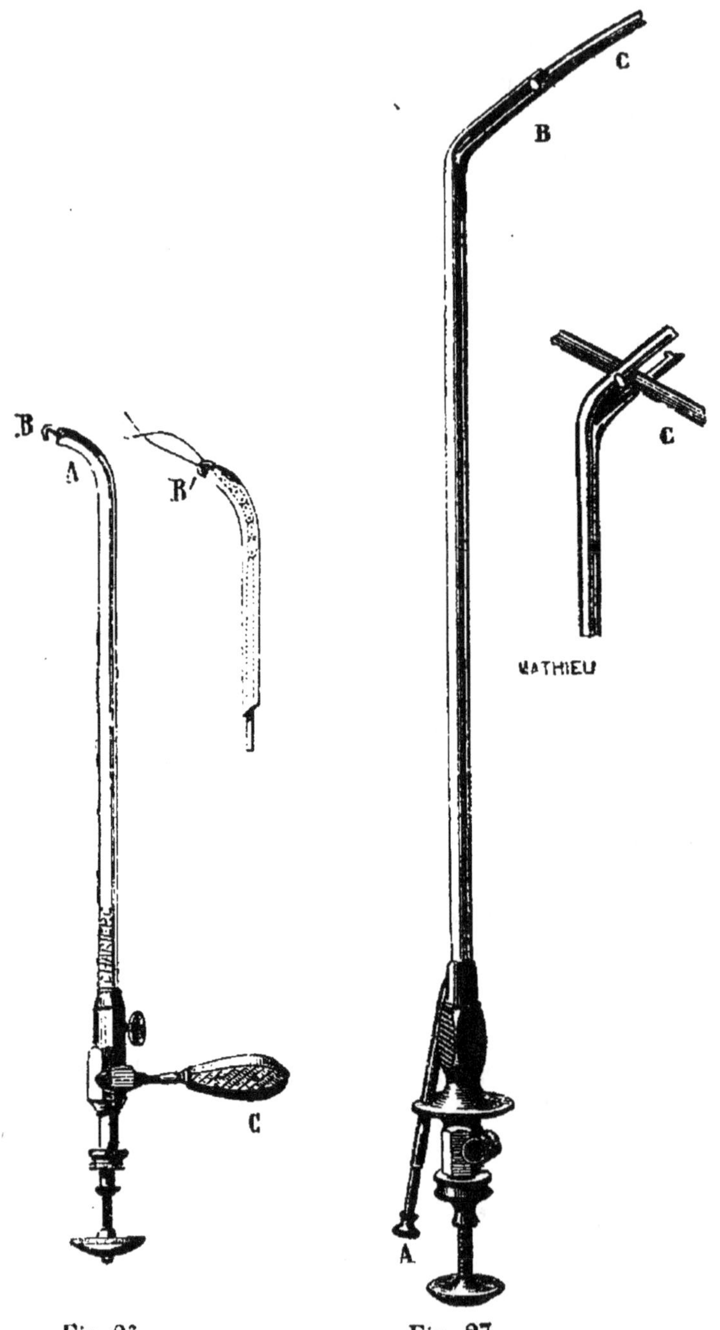

Fig. 26.

Fig. 27.

Bien d'autres procédés ont été proposés; bien des instruments imaginés. Nous donnons les figures représentant les principaux instruments, mais nous n'y insisterons pas : d'autant qu'il est d'ailleurs impossible de prévoir tous les cas, et souvent le meilleur moyen sera celui que les circonstances suggéreront au chirurgien qui devra improviser alors et le procédé et l'instrument. C'est ainsi d'ailleurs qu'ont été trouvés successivement les divers procédés, imaginés d'abord pour un cas particulier ; c'est ainsi que fit Voillemier pour extraire cette grosse branche de marronnier dont nous avons parlé plus haut, et que le malade s'était introduit après avoir entamé le bois avec son canif, et soulevé ainsi de petites lamelles dont la partie libre, dirigée en avant, entrait dans les tissus chaque fois qu'il voulait se débarrasser de ce corps étranger. Il n'y avait rien à attendre des procédés connus ; le chirurgien en imagina un autre qui lui réussit : Après avoir coupé cette tige de bois à un centimètre environ du méat, il la fendit sur plusieurs points, et il la traversa dans toute sa longueur avec un stylet boutonné, de façon dit-il, à en faire un paquet d'allumettes. Avec des pinces il enleva d'abord les morceaux du centre, et, successivement, tous les autres. Voillemier ajoute que l'opération dura trois quarts d'heure, et que le malade guérit.

S'il était absolument impossible de retirer le corps étranger par les voies naturelles, il faudrait avoir recours à l'*incision*. On place le malade dans la position de la taille ; on plie la verge de manière à faire saillir l'extrémité antérieure du corps étranger ; à ce niveau on fait une incision à travers laquelle on saisit l'extrémité antérieure avec des pinces, et on l'attire doucement au dehors. Si le corps étranger est arrivé profondément, on se servira d'un cathéter cannelé introduit dans l'urèthre jusqu'au point sur lequel devra être pratiquée l'incision. — Quant à l'étendue de celle-ci, elle sera subordonnée au volume et à la forme du corps étranger. S'il s'agit d'un corps comme une aiguille, une petite incision sera suffisante,

puisque l'extrémité attirée au dehors, le reste passera aussi
facilement. Il n'en sera plus de même pour des corps présen-

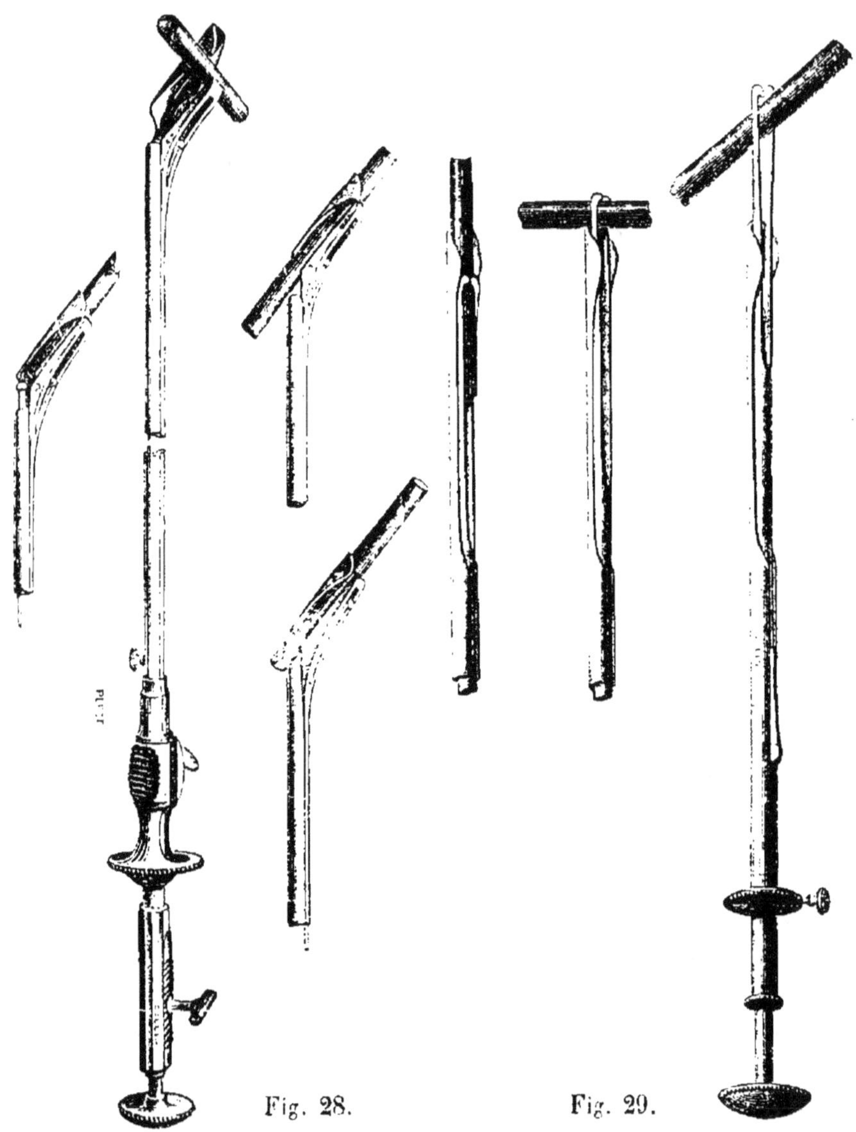

Fig. 28.   Fig. 29.

tant une forme et un volume différents. Le chirurgien se gui-
dera sur le cas actuel pour faire une incision qui n'offre pas

une étendue superflue, ni en revanche une exiguité de nature à entraîner pendant l'extraction des dilacérations et des meurtrissures fâcheuses On mettra une sonde à demeure, et dans un espace de temps ordinairement très-court, tout sera fini, sans accident presque toujours.

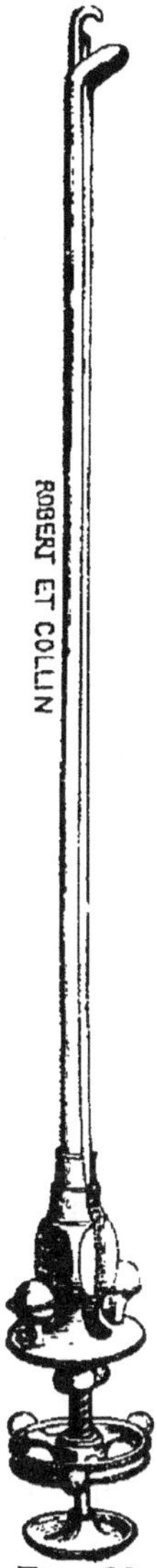

§ II. — CALCULS DE L'URÈTHRE.

Siége, Nature, Pathogénie. — On a rencontré des calculs dans les diverses régions de l'urèthre. Nous étudierons ultérieurement les calculs de la Prostate : ceux des régions membraneuse, bulbeuse et spongieuse nous occuperont seuls ici.

Parfois ces calculs se sont formés sur place : en arrière d'une coarctation, dans un point dilaté du canal on a vu se développer des concrétions. Mais c'est de beaucoup le cas le plus rare. — Presque toujours ces corps étrangers sont des calculs formés dans les reins ou dans la vessie ; à un moment donné, ils ont été entraînés au dehors, et se sont trouvés arrêtés dans leur migration sur un point donné du canal. Ces derniers se divisent en deux espèces bien distinctes, surtout au point de vue des accidents qu'ils peuvent entraîner : tantôt c'est un calcul qui a franchi le col de la vessie, tantôt c'est un fragment de calcul qui s'engage dans l'urèthre après

Fig. 30.

l'opération de la lithotritie. Dans le premier cas le corps étranger est arrondi, et franchit le canal presque toujours sans provoquer d'accidents. Que de fois, après une colique néphrétique notamment, n'a-t-on pas vu des concrétions traverser l'urèthre sans la moindre douleur : la présence du corps du délit n'est trahie bien souvent que par le bruit que produit sa propulsion brusque contre les parois du vase. Quelquefois il y a un arrêt du calcul dans l'urèthre, et une douleur plus ou moins vive ; mais il est rare que le séjour se prolonge et provoque des accidents. *D'autres fois c'est une simple agglomération de sables que le jet de l'urine dissocie bientôt et pousse au dehors.*

S'agit-il au contraire de fragments calculeux, c'est autre chose : leur forme anguleuse, en même temps qu'elle facilite leur arrêt, provoque des accidents de nature et d'intensité variables. C'est presque toujours on peut dire dans des cas de ce genre qu'il survient des accidents, et que l'intervention chirurgicale devient nécessaire.

Le point où séjournent le plus fréquemment les calculs, c'est la portion membraneuse ; ils séjournent aussi dans la région du bulbe, dans la fosse naviculaire, et même dans un point quelconque de la portion spongieuse intermédiaire aux deux précédents.

Le calcul chemine sous l'impulsion du flot de l'urine qui le pousse en avant. Si d'autre part il s'arrête à un moment donné, on peut dire d'une manière générale que cela tient à deux ordres de conditions : 1° le volume du calcul et sa forme anguleuse ; 2° du côté de l'urèthre : un point normalement dilaté ou dilatable suivi immédiatement d'un point normalement rétréci ; une courbure sous-pubienne prononcée, un cul-de-sac du bulbe profond, une fosse naviculaire distendue en arrière d'un méat étroit ; un rétrécissement pathologique de l'urèthre ; l'irritation et la tuméfaction de la muqueuse provoquée par le fragment anguleux, consécutivement à l'expulsion hâtive et anticipee de concrétions incomplétement broyées, etc.

Anatomie pathologique. — Les calculs de l'urèthre présentent un volume variable : plus considérable quand le calcul est unique, ce volume est moindre quand il existe plusieurs concrétions. Dans ce dernier cas, le nombre ne présente rien de fixe. La forme est ordinairement oblongue et unie pour le calcul unique ayant séjourné dans le canal. Lorsqu'il en existe plusieurs, ils présentent des facettes, ils sont polyédriques par pression réciproque. Quant aux fragments résultant d'une lithotritie, ils sont toujours irréguliers et présentent des angles plus ou moins aigus.

Leur composition diffère suivant leur origine : les calculs formés sur place sont de nature phosphatique ; quant à ceux qui viennent de la vessie et des reins, ils sont suivant les cas phosphatiques, uriques, etc ; ces derniers en outre s'ils séjournent dans le canal, peuvent s'accroître de phosphates, sans que d'ailleurs bien entendu, la composition du noyau primitif soit en rien modifiée.

A leur niveau le canal se trouve plus ou moins dilaté. Dans certains cas, la muqueuse, irritée par leur présence, devient le siège d'une inflammation variable dans son degré et dans son étendue. Elle peut être érodée, et il se forme une infiltration d'urine, ou même une fistule ; à la suite de cette dernière on a même observé l'élimination spontanée du corps étranger. Il se forme parfois des abcès circonvoisins : tantôt ces derniers sont provoqués par le contact avec les tissus de l'urine infiltrée; tantôt ils se forment d'abord, et l'infiltration d'urine s'effectue consécutivement.

Symptômes. — Dans quelques cas la présence du calcul ne se trahit par aucun phénomène, et les malades peuvent même s'en trouver débarrassés sans avoir rien ressenti, si ce n'est quelquefois un arrêt brusque du jet de l'urine suivi bientôt de l'expulsion du calcul sous l'influence d'un effort. Dans quelques cas il y a une douleur vive au méat. Le plus souvent cependant il y a des accès de douleur dont le siège, les caractères et le mode d'apparition sont très-variables, et subordonnés aux circonstances.

L'émission de l'urine est gênée ou empêchée complétement.

Parfois c'est en urinant que le jet s'arrête brusquement, et les malades peuvent alors éprouver la sensation d'un corps s'engageant dans l'urèthre. D'autres fois il y a des épreintes, des besoins d'uriner que le malade ne peut satisfaire, ou ne satisfait que difficilement et incomplétement.

Le calcul, s'il est anguleux, peut, en éraillant l'urèthre, provoquer une hémorrhagie d'ailleurs peu considérable de la muqueuse.

En promenant la pulpe du doigt le long de la paroi inférieure de l'urèthre, on sent le calcul s'il est parvenu assez avant; dans le cas contraire il est nécessaire, pour le découvrir, d'introduire l'index dans le rectum. Il n'est pas très-rare d'ailleurs que l'exploration externe de l'urèthre reste infructueuse.

On introduit alors une sonde ou une bougie dans le canal, et l'on découvre alors toujours le corps du delit. Cette dernière exploration ne doit jamais être négligée dans tous les cas où l'on peut supposer la présence d'un calcul dans l'urèthre. «Dans les commencements de ma pratique, j'ai perdu des malades à la suite d'accidents de cette nature par la seule raison que j'avais reconnu trop tard la cause des désordres.» (Civiale.)

On observe souvent, particulièrement quand le calcul présente des arêtes vives, de l'infiltration d'urine, des abcès, des fistules.

L'orchite est une complication amenée par l'irritation que provoque la présence du corps étranger.

La fièvre s'allume enfin, et s'accompagne de graves désordres.

Le Diagnostic se fonde sur les accidents que nous venons de passer en revue. Toutes les fois qu'un malade présentera un trouble brusque de la miction, une douleur dans l'urèthre, un écoulement sanguin par le méat, on devra procéder à un examen local pour en découvrir la cause. Cet examen sera surtout urgent et l'intervention devra être prompte, si ces phénomènes surviennent après une séance de lithotritie. — On ne s'en tiendra pas à l'exploration du canal à l'extérieur: la sonde sera introduite, et le calcul découvert on se hâtera de l'extraire.

Pronostic. — Il est subordonné surtout à l'apparition des complications telles que : infiltration, abcès, fistules, accidents généraux.

Traitement. — Certains moyens, comme l'*insufflation*, la *succion*, qui ont été proposés, et dont l'insuffisance égale la bizarrerie, ne nous arrêteront pas. Pour débarrasser l'urèthre d'un calcul on peut avoir recours à l'une des cinq méthodes suivantes : dilater l'urèthre au devant du calcul, — saisir le calcul avec un instrument et l'attirer au dehors par le méat, — briser le calcul sur place *(lithotritie uréthrale)*, — le retirer par une incision pratiquée à son niveau sur la paroi inférieure de l'urèthre, — ou enfin le repousser dans la vessie. Ces moyens peuvent être combinés, chacun d'eux peut être modifié pour l'adapter au cas particulier ; et ces méthodes, ces procédés tirent leur indication des considérations de siège, de nature, de forme du calcul, des accidents que sa présence a provoqués, etc.

1. *Dilatation*. — On emploie pour dilater le canal une sonde en gomme élastique d'un assez gros volume, ou bien une bougie en corde à boyaux ; on a employé aussi l'éponge préparée. On laisse la sonde à demeure environ deux heures, on dit au malade d'uriner et le flot de liquide entraîne le calcul. Si le méat était trop étroit on l'inciserait. — Cette méthode suffit quelquefois à elle seule dans les cas de calculs que leur volume seul empêche de cheminer, et qui sont déjà avancés dans l'urèthre. Si ce moyen ne suffisait pas, même dans un cas semblable, on pourrait toujours avoir recours à l'extraction ou au fractionnement que la dilatation préalable d'ailleurs n'aurait fait que rendre plus faciles, et même au besoin à l'incision.

2° *Extraction par le méat*. — Cette méthode consiste à passer dans l'urèthre un instrument de préhension, saisir le calcul et l'attirer au dehors.

Le manuel opératoire diffère suivant l'instrument employé ;

mais un détail que ne doit jamais oublier le chirurgien, c'est de maintenir d'une main le calcul pour qu'il ne soit pas repoussé par l'instrument qui cherche à le saisir.

Si le calcul est dans le voisinage du méat, il suffira le plus souvent d'une pince ordinaire de dissection. — S'il est situé plus profondément, il devient indispensable d'employer des instruments spéciaux, comme la pince uréthrale de Collin, ou la pince uréthrale de Mathieu à levier et à branches parallèles.

D'autres procédés et d'autres instruments ont encore été mis en usage, et pourront rendre des services, variables suivant les cas.

La *pince de Hunter* est constituée essentiellement par une canule métallique traversée suivant son axe par une tige munie à son talon d'une rondelle que saisissent les doigts de l'opérateur pour imprimer à la tige les mouvements de recul ou de propulsion en avant, qu'il juge nécessaires. L'autre extrémité de cette tige porte des griffes qui sortent en s'écartant par le mouvement de propulsion en avant de la tige, la canule restant fixe ; tandis qu'au contraire le mouvement de recul fait rentrer les griffes en les rapprochant. — Les griffes rentrées on introduit l'instrument préalablement graissé, et on le porte jusqu'à la rencontre du calcul maintenu en place par les doigts d'un aide. Quand l'extrémité de la canule touche le calcul, on fait saillir et s'écarter les griffes en poussant la rondelle, et l'instrument est poussé de nouveau en avant, de manière à engager les griffes entre le calcul et les parois de l'urèthre. On retire alors la rondelle ; les griffes se rapprochant, saisissent le calcul : il ne reste plus qu'à tirer doucement au dehors l'instrument et le corps saisi. — La forme primitive de cet instrument a subi diverses modifications en vue de l'adapter à des cas particuliers ; c'est ainsi qu'au lieu de deux griffes il peut en présenter trois, et qu'au lieu de la forme droite, il peut affecter une forme courbe se prêtant mieux à la recherche et à la préhension des calculs engagés dans la région profonde de l'urèthre.

La *pince d'Amussat* se compose aussi d'une canule métallique traversée suivant son axe d'une tige terminée à son talon par une rondelle ; mais l'autre extrèmité de la tige se termine par un bouton arrondi qui ferme l'extrémité vésicale quand l'instrument est fermé. Quant à l'extrémité correspondante de la canule, elle est divisée en quatre languettes. Ces dernières s'écartent à mesure qu'en retirant la tige on rentre le bouton entre les languettes. A un moment donné le bouton arrive à une échancrure pratiquée à la base des languettes ; alors le rapprochement de celles-ci n'étant plus empèché par le bouton, s'effectue spontanément, et tout corps interposé se trouve saisi. — L'instrument porté sur le calcul, qui doit être maintenu fixé, on fait, en retirant la tige, rentrer le bouton, et par conséquent s'écarter les languettes. On enfonce à mesure l'instrument, de manière à insinuer les languettes entre le calcul et les parois uréthrales. Quand le bouton entre dans l'échancrure, les languettes se rapprochent et saisissent le calcul, qu'on attire au dehors.

On a employé une anse de *fil d'argent* ou *de laiton*, portée derrière le calcul, qu'on tâche de retirer comme le bouchon tombé dans la bouteille : c'est un moyen aussi laborieux qu'infidèle. — Cloquet a proposé l'amélioration suivante : on passe les deux chefs du fil métallique dans une canule ouverte à ses deux extrémités. L'anse émerge par l'extrémité verticale ; l'extrémité opposée est munie d'un treuil grâce auquel on peut donner à l'anse un orbe plus ou moins grand suivant le volume du calcul. C'est un véritable serre-nœud, comme on voit.

On a quelquefois employé, pour l'extraction des calculs rapprochés du méat la *curette* simple (fig. 31), dont la forme est celle d'un cure-oreille qui aurait sa cuiller incurvée du coté de sa cavité. — On fait passer la cuiller entre la paroi uréthrale et le calcul, puis en arrière de celui-ci qu'on cherche a ramener en avant. C'est là un instrument primitif et défectueux dont il n'y a pas grand chose à attendre.

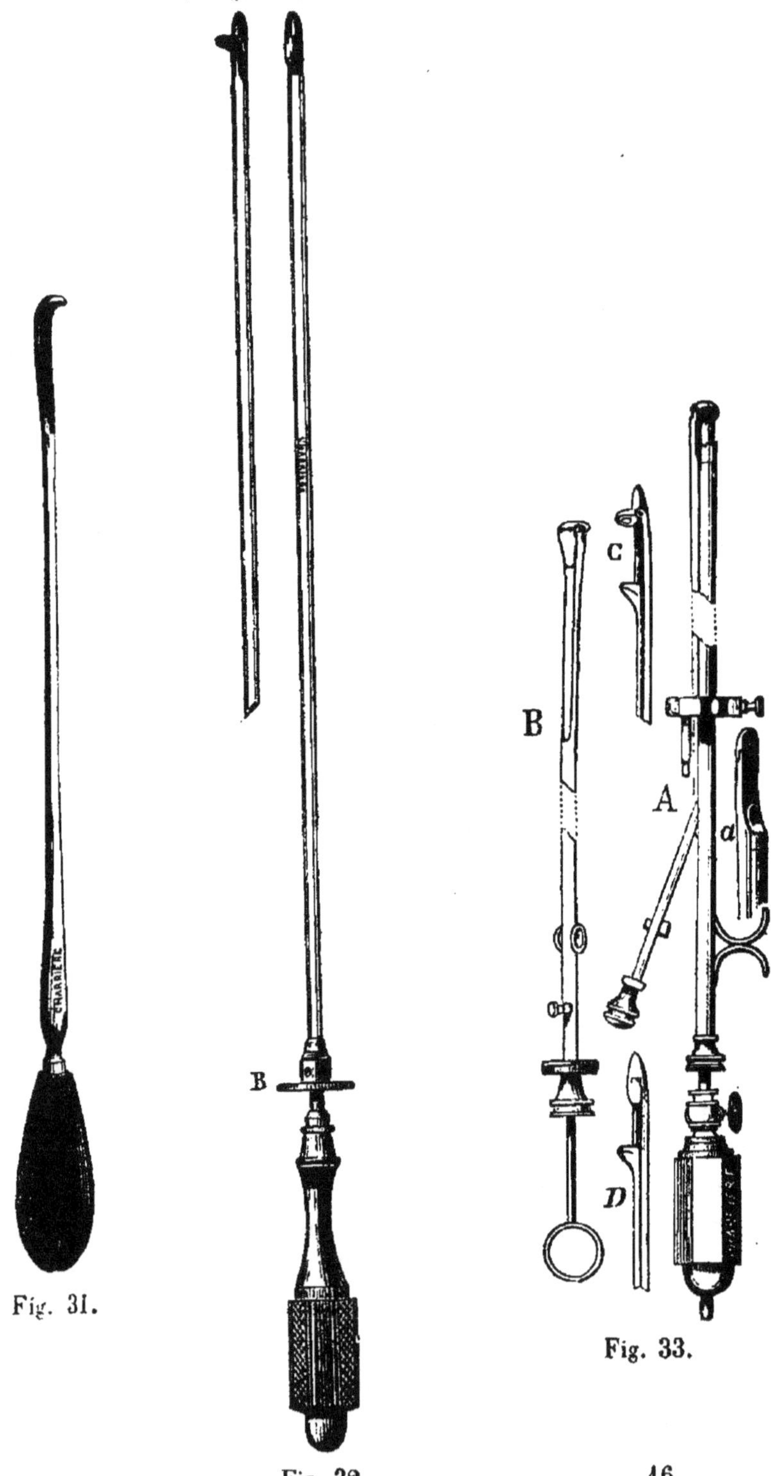

Fig. 31.

Fig. 32.

Fig. 33.

16

Leroy (d'Étiolles) père l'a complété, et en a fait un instrument plus utile (*curette articulée* de Leroy). Cet instrument est essentiellement constitué par une canule métallique terminée à son extrémité vésicale par une curette ; celle-ci est articulée, en sorte qu'elle peut ou bien se placer sur le prolongement de la canule, ou se couder plus ou moins jusqu'a former un angle droit. Ce mouvement d'inclinaison lui est communiqué par un fil de laiton qui passe dans l'axe de la canule s'insérant par une de ses extrémités sur la curette, et par l'autre aboutissant à un treuil fixé sur l'extrémité correspondante de la canule. — On introduit l'instrument dans l'urèthre : la curette se trouvant dirigée suivant le prolongement de la canule. On insinue sous le calcul la curette ; quand la base de celle-ci est arrivée derrière le corps étranger, on la redresse en tirant sur le fil à l'aide du treuil. En retirant l'instrument, la curette amène le calcul. Quand ce dernier est petit, la manœuvre est facile ; mais quand il est gros, il est difficile à saisir, ou bien dans sa progression il déchire le canal : car, en même temps que la curette le pousse en avant, la tige de l'instrument l'applique contre la paroi uréthrale opposée.

3° *Lithotritie uréthrale.* — Il peut se faire que le calcul résiste à toutes les tentatives d'extraction ; on a proposé de le broyer alors sur place. Pour cela on se sert d'un lithoclaste de petites dimensions, dit *lithotriteur uréthral.* On introduit l'instrument dans le canal, et on le porte jusqu'à la rencontre du corps étranger. Maintenant immobile la branche femelle, on tire la branche mâle ; l'instrument se trouvant ainsi ouvert, on tâche d'insinuer le bec de la branche femelle entre la paroi uréthrale et le calcul, puis derrière celui-ci. Immobilisant de nouveau la branche femelle, on pousse sur elle la branche mâle pour broyer le calcul sur place. — Divers modèles ont été imaginés pour rendre la manœuvre plus facile. Ainsi il est très-fréquemment impossible de faire passer derrière le calcul le bec de la branche femelle, qui vient butter contre lui. «Nous ayant plusieurs fois entendu nous plaindre de ces difficultés, dit Nélaton, M. Mathieu est arrivé à les faire disparaître en partie par le mécanisme suivant (fig. 35) : On introduit la

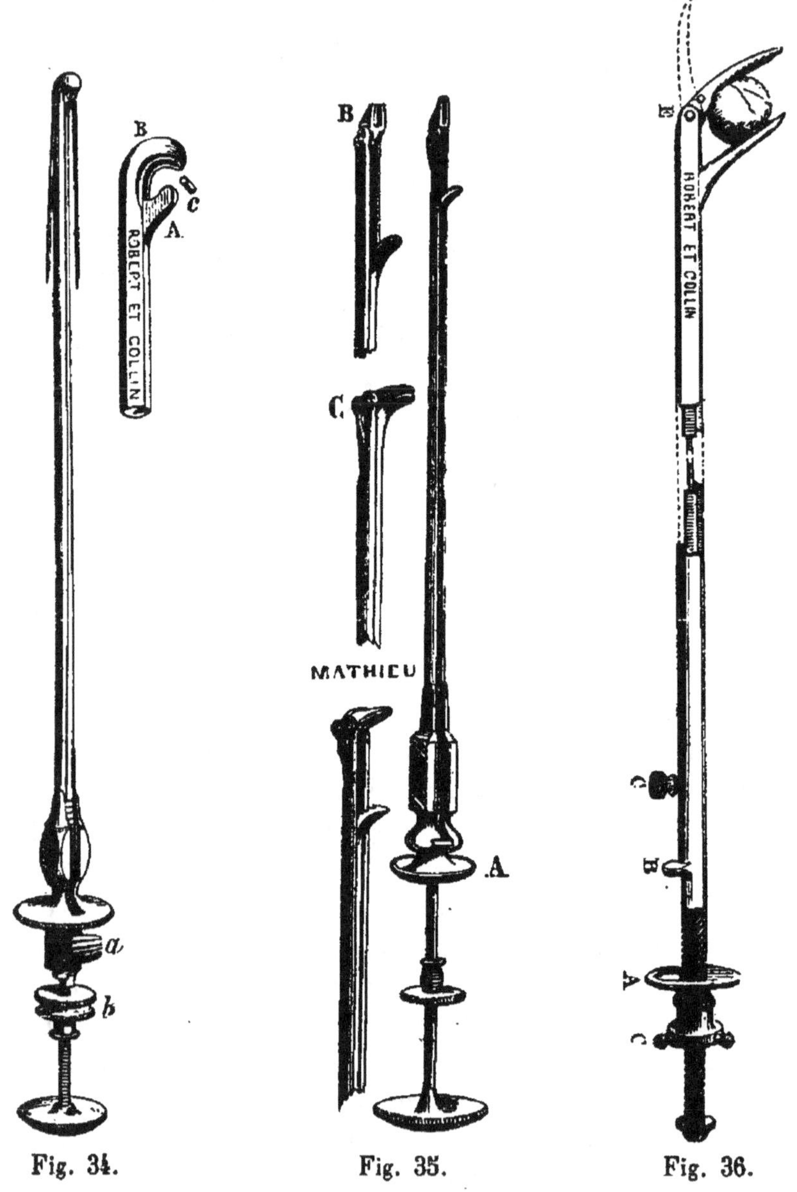

Fig. 34.   Fig. 35.   Fig. 36.

première branche complétement rectiligne; grâce à cette condition elle peut franchir le calcul. L'autre branche présente la disposition ordinaire. Quand la première branche a franchi le calcul, on redresse son extrémité par le mécanisme de la curette articulée de M. Leroy (d'Étiolles) ».

On a proposé encore, pour le broiement des calculs de l'urèthre, bien d'autres instruments comme les brise pierre uréthraux d'Amussat, de Dubowisky, de Leroy (d'Eliolles), de Reliquet (fig. 37), de Voillemier, etc. Chacun d'eux présente des avantages et des inconvénients qu'il serait trop long d'examiner ici.

4° *Incision.* — Quand on ne pourra pas retirer le calcul par les voies naturelles, entier ou préalablement broyé, il faudra se décider à pratiquer une boutonnière à son niveau sur la paroi inférieure de l'urèthre. — On aura soin de faire maintenir le calcul par un aide dont le doigt pressera les tissus en arrière de la concrétion; le doigt sera, bien entendu, introduit dans le rectum si le siége du corps étranger est profond. On incisera sur un cathéter cannelé préalablement poussé dans l'urèthre jusqu'au niveau du calcul ; on obtiendra ainsi une incision linéaire plus régulière qui favorisera moins l'infiltration d'urine. L'incision sera plus étendue au niveau des bourses. — Si le calcul siégeait en arrière de l'aponévrose moyenne : dans la région membrancuse, dans la région prostatique, ou dans les deux à la fois, on pratiquera suivant le cas, soit *l'incision sur le raphé,* soit, préférablement, *l'incision de la taille latéralisée,* soit enfin le procédé proposé par Demarquay : « Une incision courbe partant des parties latérales de l'anus, passant à 8 ou 10 lignes de cet orifice, et intéressant toute la circonférence antérieure de cet organe, comme si le chirurgien voulait en faire l'ablation, respectant le bulbe en coupant les fibres du sphincter anal qui vont dans ce dernier organe, conduit dans l'espace triangulaire compris entre le rectum et l'urèthre. Le doigt porté dans cette incision y reconnaît le calcul uréthral. Le rectum en ce point est réuni à l'urèthre par un tissu cellulaire lâche qui se laisse disséquer avec facilité. Lorsque cette dissection a été poussée jusqu'à une certaine limite, le doigt, en déprimant la paroi antérieure de cet organe, fait

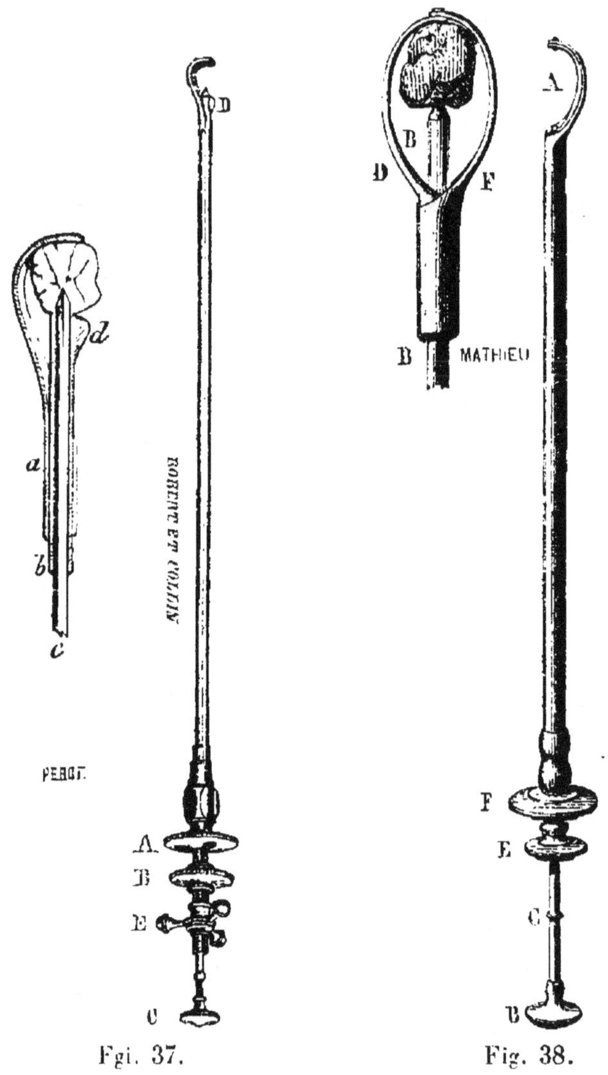

Fig. 37.   Fig. 38.

apercevoir les fibres antérieures du releveur de l'anus, la portion membraneuse de l'uréthre, la partie postérieure du bulbe,

16.

et la partie antérieure de la prostate ; l'œil et le toucher permettent de reconnaître, à coup sûr, les parties que je viens d'indiquer. — Si l'on veut extraire un calcul de la région membraneuse de l'urèthre, une incision d'avant en arrière permettra aisément cette extraction. S'il se prolonge du côté de la prostate, il est encore facile de l'extraire, en intéressant la partie antérieure de cette glande ; de même, s'il s'étend du côté du bulbe, une incision faite sur la ligne médiane, et perpendiculaire à l'incision courbe, permettrait encore au chirurgien de l'atteindre, en intéressant le bulbe, il est vrai ; ce qui, suivant moi, ne serait pas une chose bien grave en raison de l'importance de l'opération ». (Demarquay)

L'extraction des calculs uréthraux par voie d'incision laisse presque toujours après elle une fistule : cet accident devient particulièrement regrettable qu'and il s'agit d'une fistule uréthro-rectale.

5° *Refoulement du calcul dans la vessie.* — Quand un calcul se trouve dans la région profonde de l'urèthre, et qu'il ne peut être extrait par les voies naturelles, avant de pratiquer la boutonnière, il faut essayer de le repousser dans la vessie pour l'y broyer ultérieurement. Il y a des cas où cette manœuvre est impossible : quand le calcul s'est creusé une poche, ou a grossi dans l'urèthre, il ne peut pas plus reculer qu'avancer. En outre quand il existe une vaste caverne, fût-elle praticable cette tentative est contr'indiquée. L'objection de Velpeau est, pour ce cas, parfaitement juste ; car « le calcul reporté dans la vessie, n'en a pas moins laissé une large caverne qui restera ouverte dans l'urèthre, et qui peut-être, au lieu de se refermer, finira par se faire jour au périnée ».

Pour repousser dans la vessie un calcul ou un fragment occupant la région profonde de l'urèthre, on se sert d'une sonde ou d'un cathéter cylindrique d'un diamètre de 7 ou 8 millimètres, dont on porte l'extrémité antérieure jusqu'à la rencontre du calcul. On repousse celui-ci d'avant en arrière suivant la direction du canal, mais avec les plus grandes précautions, afin d'éviter les éraillures.

F. Guyon a fait construire pour ces cas spéciaux un instrument dont la tige et la poignée rappellent l'aspect général du lithoclaste ; mais le bec est constitué par une curette renversée qui repousse devant elle le calcul vers la vessie. La tige est en outre creusée suivant son axe d'un canal ouvert à ses deux bouts, en sorte qu'on peut au besoin aider à la manœuvre en poussant dans cette espèce de sonde un courant d'eau.

§ III. — CORPS ÉTRANGERS ET CALCULS DE L'URÈTHRE CHEZ LA FEMME.

Les *Corps étrangers* proprement dits se trouvent plus fréquemment dans les voies urinaires de la femme que dans celles de l'homme ; seulement, chez la femme, c'est presque toujours dans la vessie que se trouve le corps étranger, car son urèthre ne présente pas à la progression d'un objet quelconque les mêmes obstacles que l'urèthre de l'homme.

Les *calculs* se voient ici plus rarement encore, tout calcul engagé sortant presque toujours sans nécessiter une intervention chirurgicale, grâce à la conformation du canal qui est, chez la femme, court, presque rectiligne, très-dilatable, et dépourvu de renflements et de rétrécissemnets successifs.

Le **diagnostic** du corps étranger ou du calcul est rendu plus facile par ces mêmes conditions et en outre par les rapports de l'urèthre et du vagin qui permettent au doigt passé dans ce dernier conduit, de sentir le corps du délit à travers la cloison uréthro-vaginale.

Quant au traitement il sera toujours simple : l'extraction avec des pinces, aidée au besoin de la dilatation, suffira toujours pour débarrasser le canal.

CHAPITRE IV

Granulations, Végétations et Polypes de l'urèthre.

Nature et Fréquence. — Ces productions sont plus fréquentes chez la femme ; chez l'homme, on a pris fréquemment pour des polypes, des rétrécissements, des restes de brides fibreuses déchirées, des petites tumeurs analogues aux bourgeons charnus des plaies, ou même quelquefois des débris de tissus sphacélés éliminés consécutivement à des cautérisations. Les végétations de l'urèthre existent cependant : rarement chez l'homme, plus fréquemment chez la femme. Ce sont des hypertrophies papillaires analogues, ainsi que l'a fait remarquer Verneuil, aux verrues, aux condylomes, aux végétations du prépuce, du gland, de la marge de l'anus, de certaines tumeurs pédiculées de la langue, des lèvres, des narines, de la conjonctive, du vagin, du col de l'utérus, des gencives, etc. Ces faits viennent, dit-il avec juste raison, « compléter la série des altérations de ce genre qui s'observent sur toutes les muqueuses garnies de papilles ».

Siége. — Chez l'homme, ces tumeurs occupent presque toujours la paroi inférieure de l'urèthre, ordinairement au niveau de la fosse naviculaire. — Thompson cite un fait de polype pédiculé siégeant au niveau du véru montanun. Quant aux autres faits de polypes siégeant dans la région profonde de l'urèthre, c'étaient presque toujours des kystes prostatiques.

Chez la femme on les rencontre aussi presque toujours sur la paroi inférieure de l'urèthre, et plus particulièrement dans le voisinage soit de l'orifice externe soit de l'orifice interne.

Leur **nombre** est variable, ainsi que leur volume. Plusieurs végétations peuvent se réunir pour n'en former qu'une seule. Ordinairement leur volume varie entre celui d'un pois et celui d'une cerise.

Leur **forme** est arrondie et varie d'ailleurs suivant que la tumeur est sessile ou bien pédiculée.

L'histologie pathologique confirme pleinement ce que nous avons dit plus haut de la nature de ces tumeurs. Verneuil a fait dans un cas l'examen microscopique d'une de ces productions qui avait été enlevée par Gosselin, et voici comment il résume les résultats de son étude : « En résumé, dit-il, les polypes de l'urèthre chez la femme paraissent devoir être anatomiquement rangés dans la classe des hypertrophies papillaires et dans la variété si remarquable par le grand développement des vaisseaux. La forme pédiculée, si commune dans ces altérations, vient confirmer cette opinion, et rapprocher la lésion qui nous occupe des végétations papillaires, si fréquentes à la région génitale externe dans les deux sexes. — Ce fait vient compléter la série des altérations de ce genre qui s'observent sur toutes les muqueuses garnies de papilles ».

Symptômes. — Chez l'homme ces productions se trahissent par des symptômes de rétrécissement de l'urèthre ; et quand on sonde le malade on provoque presque toujours un petit écoulement sanguin ; consécutivement à cette exploration, il survient une difficulté ou une impossibilité d'uriner, puis, tout-à-coup, sous l'influence d'un effort, le flot de l'urine entraîne des lambeaux de la végétation.

Chez la femme, tantôt il ne se produit aucun phénomène spécial, et c'est par hasard que le chirurgien découvre le polype, tantôt cette production morbide entraine des désordres dans la miction et de la douleur. Souvent les phénomènes douloureux sont assez mal déterminés, et la femme peut être traitée pendant plus ou moins longtemps pour une affection différente, notamment pour une affection du col de la matrice.

Quand la tumeur est au méat, elle apparaît sous l'aspect d'une petite hernie de la muqueuse uréthrale.

Diagnostic. — Si le polype siége au niveau du méat, on le reconnaîtra à sa coloration plus foncée que celle de la muqueuse; un stylet mousse permettra même d'en déterminer le volume, la forme et le mode d'implantation (pédiculé ou sessile). — Est-il situé plus profondément,il pourrait, surtout chez l'homme, être confondu avec un rétrécissement ; mais contrairement à ce dernier qui est dur, résistant, qui ne saigne jamais spontanément et ne saigne que difficilement par le contact des instruments,la végétation polypeuse est molle, mobile dans quelques cas, elle saigne facilement pendant l'exploration, et même spontanément. Il s'agirait encore d'un polype si consécutivement à l'examen il survenait un arrêt dans l'émission des urines, puis un dégagement brusque du canal avec émission de débris de chair mortifiée.

Etiologie et Pathogénie. — On ne sait rien de bien positif sur les causes qui président au développement de ces papillomes. Mais ils semblent apparaître plus particulièrement à la suite d'inflammations chroniques du canal, ou d'irritations répétées (blennorrhagie, eczéma, etc.). Bien entendu cette affection n'a pas le moindre rapport de nature avec la syphilis.

Pronostic. — Sans présenter, à proprement parler, de gravité, ces tumeurs ne doivent pas être respectées, car elles entraînent dans la miction des troubles qui ne pourront que s'accroître, sans parler de la douleur qui les accompagne souvent. — La récidive n'est pas rare.

Traitement. — Le desséchement, la ligature, l'excision et la cautérisation, tels sont les moyens dont on dispose ; à ces moyens il convient d'ajouter la galvanocaustie.

1° *Dessèchement.* — On recouvre la tumeur, quand elle est accessible, avec une poudre composée de sabine et de sulfate d'alumine, parties égales, ainsi que l'a fait Garru. Au bout d'une quinzaine de jours elle se dessèche et tombe ; on peut encore alors appliquer de la même poudre sur le pédicule. On pourrait au besoin a l'exemple de Garru, maintenir en place une bougie dans laquelle on aurait incorporé le plus possible des mêmes substances

2° *Ligature.* — Pour qu'elle soit applicable, il faut que la tumeur soit pédiculée et facilement accessible. En outre, même dans les cas où son emploi serait possible, c'est une mauvaise opération, car il reste toujours après elle une partie de la tumeur assez considérable pour nécessiter l'excision ou la cautérisation.

3° *Excision.* — C'est incontestablement le meilleur mode opératoire quand le polype est situé à l'orifice externe de l'urèthre.

S'il s'agit d'un homme, on le fait coucher sur le bord droit d'un lit, et le chirurgien se place à sa droite, à la hauteur du bassin ; l'aide se tient à gauche. Si c'est une femme qu'on doit opérer, elle sera placée en travers du lit, le siége reposant sur le bord, et le dépassant un peu, les membres inférieurs fléchis, légèrement écartés, seront maintenus par deux aides. Placé en face de la malade, le chirurgien, ayant écarté les grandes et les petites lèvres, introduit dans l'urèthre soit un spéculum auri, soit une petite pince à polype pour dilater l'ouverture. Fixé sur l'état de la région antérieure de l'urèthre, et notamment sur les dimensions, la forme, le mode d'implantation du polype, l'opérateur fait tenir par un aide le spéculum en place et ouvert. De la main gauche, il prend une pince à dents de souris, saisit le polype et l'attire, tandis qu'avec des ciseaux tenus de la main droite il coupe la production morbide à sa base, le plus près possible de sa base d'implantation, ou mieux, quand il le pourra, en comprenant dans la section un peu de tissu sain. Le polype excisé, l'aide continuera de tenir le méat ouvert avec le spéculum, et le chirurgien cautérisera avec le crayon de nitrate d'argent la plaie qu'il vient de faire. Cette précaution offre un double avantage : détruire ce qui pourrait rester de l'excroissance pathologique et prévenir ainsi la récidive, et en outre prévenir l'hémorrhagie. Celle-ci est ordinairement peu considérable ; mais il peut se faire qu'elle devienne inquiétante. Forget raconte qu'ayant assisté un jour Lisfranc dans une opération de ce genre pratiquée sur la femme d'un médecin, il survint une hémorrhagie considérable. Et ce fait présenta en outre cette particularité intéressante qu'au lieu de s'écouler au dehors, le sang avait reflué dans la vessie, où il s'était accumulé. De son doigt passé dans le vagin, le chirurgien comprima, au niveau de la plaie, l'urèthre contre la symphyse. En pareil cas, il serait plus simple d'introduire dans l'urèthre une sonde d'assez gros calibre ; ce procédé plus simple serait en même temps plus sûr.— L'hémorrhagie consécutive à à l'excision d'un polype uréthral est un accident fréquent surtout chez les enfants : c'est une circonstance dont il est bon d'être prévenu.

4° *Cautérisation*. — Autrefois la cautérisation était employée seule. La cautérisation au fer rouge est le plus souvent impraticable, par l'impossibilité où se trouve le chirurgien soit de porter le cautère assez avant, soit de limiter son action. En outre, cette méthode présente des inconvénients dont un seul suffirait à la faire rejeter : le rétrécissement cicatriciel consécutif. — La cautérisation au nitrate d'argent sera donc seule employée, mais concurremment avec l'excision.

L'excision du polype, suivie de la cautérisation de la surface de section par le crayon de nitrate d'argent, constitue en somme parmi les moyens précédemment indiqués, le plus efficace.

5° La *Galvanocaustie*, dans les cas de polypes de l'extrémité antérieure de l'urèthre, peut rendre, croyons-nous, les plus grands services. Elle offre le triple avantage d'être moins douloureuse que les autres modes opératoires, de détruire la base du polype sans avoir besoin de recourir à une cautérisation subséquente, enfin de ne pas provoquer d'hémorrhagie. On aura soin, seulement, de ne pas dépasser la température de 600° environ : une température supérieure, 1500° par exemple, cesserait d'être hémostatique, en même temps qu'une tempé—

rature aussi élevée paraît inutile pour l'ablation d'une tumeur offrant un si petit volume et si peu de résistance.

CHAPITRE V

Lésions traumatiques de l'urèthre.

L'histoire des lésions traumatiques de l'urèthre se confond avec celle des lésions traumatiques du pénis et du périnée. Nous n'avons pas à recevoir sur une étude déjà faite (page 31) : nous n'examinerons ici que les particularités spéciales au canal urinaire.

§ I. — CONTUSION DE L'URÈTHRE.

La contusion de l'urèthre produite par une violence s'exerçant de dehors en dedans, peut porter sur la portion libre ou sur la portion périnéale. C'est presque toujours une plaie contuse qui s'effectue en pareil cas ; et, si c'est une simple contusion, il est bien difficile de la distinguer de celle qui ne porte que sur les téguments : la rétention d'urine elle-même peut tenir à l'infiltration et à la tuméfaction des tissus environnants, comprimant le canal, sans que le corps spongieux lui-même soit intéressé : — Cet accident ne presente d'ailleurs aucune gravité, et la guérison ne tarde pas à survenir, même spontanément. Pour activer ce résultat toutefois, et pour prévenir les complications il sera toujours bon d'appliquer des topiques antiphlogistiques et résolutifs : eau blanche, solution d'alun, cataplasmes émollients, bains généraux. — Si la lésion siége au pénis, on se gardera bien d'appliquer des sangsues : leurs piqûres pouvant provoquer une gangrène de la peau de la verge.

17

La contusion peut se faire dans l'intérieur même du canal : un calcul engagé, un corps étranger introduit, une sonde ou un instrument chirurgical quelconque peuvent contondre le canal. Dans ces cas, après l'extraction du corps étranger ou du calcul, il suffira d'un régime doux, de boissons délayantes et de quelques bains pour faire disparaître ce léger traumatisme. — Il existe de véritables contusions chroniques du canal, provoquées par le passage intempestif et répété de sondes ou de bougies, surtout quand l'instrument est défectueux et la main maladroite. Ce n'est pas la fausse route : la muqueuse n'est ici ni percée ni déchirée ; mais elle est meurtrie périodiquement, en sorte qu'il survient une inflammation et un écoulement. Il ne faudrait pas prendre, en pareil cas, cette uréthrite par contusion pour un de ces écoulements liés à un rétrécissement en arrière duquel ils ont leur siége. Dans ce dernier cas, l'introduction méthodique de sondes et de bougies fait disparaître l'écoulement ; tandis que s'il s'agit d'un traumatisme, après avoir provoqué l'inflammation, le cathétérisme l'entretient. Nous avons, dans un cas notamment, fait disparaître très-vite une lésion de ce genre chez un malade dont le canal était journellement meurtri par un chirurgien brutal. Mis sur la voie par cette circonstance, que l'écoulement n'existait pas avant le début du traitement, nous reconnûmes l'existence d'une lésion traumatique. Et le cas était d'autant plus net que le rétrécissement si âprement combattu n'existait pas d'ailleurs le moins du monde, puisqu'une bougie métallique de 7 millimètres, poussée avec douceur, franchit immédiatement l'urèthre sans le moindre obstacle. — Il faut aussi distinguer de ces traumatismes les écoulements provoqués en connaissance de cause dans certains procédés de traitement des rétrécissements de l'urèthre, notamment par la dilatation permanente.

§ II. — PLAIES PAR INSTRUMENTS PIQUANTS.

Pathogénie. — Les piqûres de l'urèthre sont très-rares, et cette rareté s'explique, pour sa portion pénienne, par la mobilité de la verge, et, pour sa portion périnéale par sa situation qui le protége contre les violences extérieures.

Quand la plaie intéresse la portion fixe du canal, c'est presque toujours en s'asseyant par mégarde sur un objet aigu tel qu'une aiguille, un canif, des ciseaux, etc, que les malades se sont blessés. La chûte à califourchon sur un corps quelconque amène plutôt une plaie contuse du périnée.

Quant à la portion mobile, c'est le plus fréquemment, un coup d'épée ou de baïonnette, un coup de ciseaux ou de couteau, qui l'ont lésée. Il est arrivé aussi qu'un instrument pointu placé dans la poche du pantalon ou d'un tablier ait été par un brusque mouvement d'abaissement enfoncé dans la verge en intéressant l'urèthre. D'autres fois le même objet est tombé sur le pénis d'une personne assise.

La plaie piquante peut être faite, non plus de dehors en dedans, mais de dedans en dehors: un objet pointu introduit et poussé dans l'urèthre peut perforer la muqueuse. Tous les cas rapportés ont trait à des malheureux affligés d'une perversion du sens génital qui demandaient une volupté spéciale à l'introduction de ces objets dans l'urèthre.

Symptômes. — Quand il existe une plaie de l'urèthre par instrument piquant. effectuée de dedans en dehors, il y a à peu près constamment un écoulement de sang par l'urèthre. Si cette hémorrhagie est très-peu considérable, le sang pourra séjourner dans le canal, pour n'en sortir qu'au moment de la miction : entraîné par l'urine, mêlé aux premières gouttes de ce liquide.

Quand il s'agit d'une plaie du pénis avec lésion de l'urèthre, l'uréthrorrhagie pourra manquer ou passer inaperçue.

Il peut survenir une infiltration d'urine.

On peut voir aussi une rétention complète ou incomplète par suite de la compression exercée sur l'urèthre par le sang épanché.

Traitement. — On passera dans l'urèthre une sonde en gomme élastique ou en caoutchouc vulcanisé, afin de prévenir l'infiltration d'urine, et l'on fera des applications locales de topiques résolutifs.

§ III. — PLAIES PAR INSTRUMENTS TRANCHANTS.

Ces plaies portent sur la portion périnéale, ou beaucoup plus fréquemment sur la portion pénienne.

Elles sont longitudinales, obliques ou transversales.

Les plaies *longitudinales* sont presque toujours opératoires : faites par le chirurgien dans un but thérapeutique .

Les *obliques* et les *transversales* sont le résultat souvent d'un accident, d'une imprudence, mais bien plus fréquemment celui d'une mutilation produite par une main ennemie, ou même d'une mutilation effectuée spontanément par l'individu lui-même, et inspirée par le fanatisme ou la folie (voir p. 34).

Ordinairement les plaies obliques et transversales de l'urèthre intéressant forcément la verge, s'accompagnent d'une hémorrhagie considérable, et cela se conçoit aisément, quand on songe à la vascularisation si riche du pénis. Il semble cependant que cette considération anatomique ait fait exagérer l'abondance, la persistance et les dangers de ces hémorrhagies.

L'infiltration d'urine peut survenir ; elle n'est pourtant pas aussi fréquente qu'il pourrait sembler au premier abord. Les lèvres de la plaie sont le siège d'une tuméfaction qui gêne le passage des urines, — et qui, en même temps d'ailleurs, rend quelquefois très-difficile l'introduction d'une sonde. Cette intumescence se résout le plus souvent assez vite.

Comme accidents consécutifs nous devons signaler spécialement le rétrécissement de l'urèthre consécutif à la cicatrisation de la plaie, ainsi que dans certains cas, la déviation de la verge.

Le pronostic varie suivant la profondeur de la plaie, et surtout suivant les complications qui peuvent survenir : hémorrhagie, rétention d'urine, infiltration d'urine, abcès, mortification du lambeau, rétrécissement consécutif du canal, etc.

Pour ce qui est du traitement, nous ne saurions que répéter ce que nous avons dit à propos des plaies profondes du pénis (p. 37).

§ IV. — PLAIES PAR ARMES A FEU.

L'hémorrhagie est ici peu considérable, et cela s'explique par l'attrition des tissus.

Quant aux désordres concomitants, ils sont éminemment variables : suivant le siège, la profondeur, la forme et l'étendue de la plaie, le trajet du projectile, etc.

Presque toujours il y a rétention d'urine ; et celle-ci peut même survenir dans le cas où l'urèthre ne serait pas entamé, par suite de la compression qu'exercent le sang épanché et l'inflammation, quand le pénis est le siège d'une plaie par arme à feu.

Parmi les complications les plus à craindre citons : l'infiltration d'urine, les abcès, la fièvre, les fistules consécutives, les rétrécissements fibreux et cicatriciels.

Le pronostic varie avec le siège, la profondeur, l'étendue de la plaie ; il est aggravé par une perte de substance, par des lésions concomitantes d'organes voisins, par les complications que nous avons signalées.

Quant à la conduite à tenir pour le chirurgien, elle n'est autre que celle indiquée (p. 39) pour les plaies par armes à feu portant sur le pénis, et intéressant l'urèthre.

§ V. — PLAIES CONTUSES.

Les plaies contuses de l'urèthre ne sont pas rares. Elles peuvent siéger à la région pénienne, ou à la région périnéale. Elles peuvent intéresser en même temps les régions voisines, comme cela se voit dans les traumatismes violents.

Etiologie et pathogénie. — Le traumatisme peut s'effectuer de dehors en dedans, ou au contraire de dedans en dehors, comme dans les cas de corps étranger ou de fausse route.

Dans le premier cas, les causes les plus variées peuvent produire une plaie contuse de l'urèthre, mais il s'agit presque toujours de violences considérables.

La portion mobile du canal est intéressée le plus souvent par un coup porté sur le pénis : un coup de pied de cheval ou de bœuf, un coup de timon, le passage d'une roue de voiture sur la partie inférieure du tronc, etc. Une fois un individu en chemise a eu la verge prise dans un tiroir de commode qu'il poussa maladroitement (Voillemier). Quoique la section transversale fût complète, il s'agissait encore d'une plaie contuse chez ce malade soigné par Dupuytren : Un soir qu'il rentrait ivre chez lui, cet individu veut uriner par sa fenêtre ; il s'avance, tandis qu'il tenait soulevé le cadre de la fenêtre qui était disposée en guillotine : malheureusement celle-ci s'échappe, et lui coupe la verge.

Quant aux plaies contuses de la région périnéale, elles se produisent presque toujours dans une chute sur cette région : le malade tombant à califourchon sur un objet fixe et dur :

une roue de voiture (Betton), une cuve (Civiale), une vergue de navire (Cras, Rochard, etc.).

On a vu encore, mais à titre exceptionnel, l'urèthre blessé par les os du bassin consécutivement à une fracture de ces derniers.

Symptômes. — Ils varient suivant le degré de gravité, la profondeur, la forme et le siège de la plaie, suivant les lésions concomitantes.

L'ecchymose est en rapport avec le siège de la lésion et l'étendue de l'infiltration sanguine. Dans quelques cas, surtout au scrotum et à la verge, c'est un véritable *épanchement sanguin* qui peut même être très-considérable.

L'hémorrhagie par le canal est immédiate. Elle dure un certain temps, après quoi elle s'arrête, la plaie se trouvant bouchée par des caillots. La miction la fait reparaître : parce que l'urine entraîne les caillots, en même temp que les efforts provoquent l'irruption du sang dans le canal.

La *rétention d'urine* est à peu près constante. Elle survient sous l'influence de trois causes qui peuvent agir séparément ou simultanément : obstruction du canal par des caillots, large solution de continuité de l'urèthre constituant une sorte de dérivation, et compression enfin du canal par l'épanchement sanguin au périnée.

La *douleur* est constante, et plus vive que dans les plaies simples. Elle est augmentée par les mouvements et les efforts, par le simple contact, et surtout par les érections.

L'infiltration d'urine s'effectue souvent, mais non fatalement

D agnostic. — Le fait même de l'accident arrivé au malade et la simple inspection des parties, doivent faire immédiatement rechercher s'il s'agit d'une contusion de la verge ou du périnée, ou bien s'il existe en même temps une plaie contuse de l'urèthre.

La réunion de ces signes : ecchymose, uréthrorrhagie, rétention d'urine, permettent d'affirmer que la solution de continuité porte sur l'urèthre.

Le **Pronostic** est toujours grave. Mais son degré de gravité est subordonné à l'étendue de la lésion et aux accidents qui surviennent : accidents immédiats tels que rétention d'urine, et infiltration d'urine, ou accidents consécutifs tels que fistules.

L'infiltration d'urine est particulièrement à redouter dans le plaies périnéales ; les plaies contuses de l'urèthre portant sur la région pénienne, en revanche, exposent davantage aux fistules persistantes.

Traitement.— Nous ne reviendrons pas sur les applications topiques dans les cas où la lésion porte sur la portion mobile du canal. Ce sont les plaies contuses de la portion perinéale qui ont particulièrement préoccupé les chirurgiens, et cela surtout au point de l'infiltration d'urine qui doit toujours être redoutée en pareil cas.

Dans ce but, on a conseillé d'introduire dans la vessie une sonde qu'on laissera à demeure. La plupart des chirurgiens sont d'accord sur ce point. Mais il n'est pas toujours facile il s'en faut, de faire traverser le canal à l'instrument, dont le bec s'arrête au niveau de la solution de continuité.

A quel moment d'ailleurs convient-il de pratiquer le cathétérisme? et de quelle manière doit-il être fait ? Reybard, Voillemier, Phillips, conseillent l'introduction immédiate de la sonde. On doit en pareil cas, d'après Voillemier, immédiatement, et sans attendre que le malade ait besoin d'uriner, prendre une sonde en argent et de moyen calibre et l'introduire dans la vessie en la poussant doucement le long de la paroi supérieure. Si l'introduction a été pénible, on la laisse à demeure ; si le cathétérisme n'a pas été laborieux, on la retire, pour lui substituer une sonde en gomme.

Mais cette pratique est repoussée par certains chirurgiens, Notta, Cras, Rochard, etc. Ils considèrent le cathétérisme fait dans ces conditions comme inutile à la fois et dangereux : inutile parce qu'il n'empêche pas l'infiltration d'urine ; dangereux parce qu'en labourant les caillots avec l'extrémité de la sonde pour trouver le bout postérieur de l'urèthre divisé, il renouvelle une hémorrhagie quelquefois considérable, car, dans une chute sur le périnée, le bulbe est ordinairement broyé, et il se fait immédiatement un grand épanchement de sang (Notta).

Cras a formulé trois préceptes : 1° s'abstenir de toute tentative de cathétérisme, et pratiquer d'abord sur le périnée une large et longue incision médiane allant jusqu'à l'urèthre ; — 2° immédiatement après, faire passer une sonde de caoutchouc dans la portion pénienne d'abord, puis dans l'extrémité divisée de l'urèthre, et la laisser à demeure ; — 3° retirer cette sonde après quatre ou six jours, et faire jusqu'à guérison, un cathétérisme quotidien.

Rochard partage l'avis de Cras au sujet de l'incision médiane au périnée, préalablement au cathétérisme; et voici comme il conseille de procéder. Pour pratiquer l'incision médiane, on place le malade comme pour la taille, et on incise jusqu'à l'urèthre. Le cathétérisme immédiat devient alors avantageux : on passe la sonde dans la partie pénienne de l'urèthre, et on cherche le bout postérieur. Cette recherche est quelquefois longue et difficile; mais avec de la patience on finit par trouver l'orifice. L'opérateur est souvent gêné par le sang qui s'écoule en grande quantité. Mais outre que Rochard n'attache pas à cette hémorrhagie une bien grande importance, il fait observer qu'on peut d'ailleurs la modérer en faisant irriguer la plaie par un aide avec de l'eau froide, ce qui a en outre l'avantage de la déterger.

Notta ne passe la sonde que quatre ou cinq jours après.

Pour ce qui est du temps pendant lequel la sonde doit être laissée à demeure dans l'urèthre, tandis que Cras ne la laisse que cinq ou six jours, Rochard croit prudent de la maintenir en place quelques jours de plus.

Mais il n'est pas toujours possible d'introduire la sonde dans le bout vésical de l'urèthre divisé, d'autant que la contraction spasmodique dont il est le siège, contribue encore à l'effacer :

17.

Verneuil conseille dans ce cas l'administration préalable d'un lavement laudanisé.

On ne devra bien entendu jamais négliger les antiphlogistiques, les émollients et les narcotiques ; et même, dans les cas compliqués et très-difficiles, on en sera réduit à suivre le conseil de Phillips : le cathétérisme alors doit être fait seulement lorsqu'on a déjà modifié la lésion par des moyens topiques.

Le même chirurgien conseillait de réserver la ponction de la vessie « pour les cas où la rétention d'urine ne peut plus être prolongée sans danger, et lorsque les lésions de l'urèthre créent à l'introduction d'une sonde des difficultés telles que l'on ne peut pas espérer les vaincre en peu de temps et sans aggraver l'état du malade ». La rigueur de ce précepte doit être, croyons-nous beaucoup atténuée maintenant que la ponction de la vessie peut être faite avec un trocart capillaire adapté à un aspirateur.

§ VI. — FAUSSES ROUTES.

« Lorsque je visitai les riches collections de Londres, dit Civiale, je fus frappé du nombre prodigieux de pièces offrant toutes les variétés possibles de fausses routes ; je communiquai à l'un des premiers chirurgiens de la ville, qui m'accompagnait les réflexions que suggère une aussi effrayante collection : « Ne soyez pas étonné, me répondit-il, de trouver ici plus qu'ailleurs des cas de fausse route ; cela tient uniquement à ce que nous conservons les pièces avec plus de soin qu'on ne fait dans d'autres localités », et il ajouta que ces malheurs de la pratique chirurgicale avaient lieu partout dans la même proportion à peu près. » — « J'ai vu, dit plus loin le même chirurgien, beaucoup de ces fausses routes, qui m'ont mis à même de connaître l'immense variété de désordres que le cathétérisme peut produire, depuis les simples éraillures de la membrane muqueuse, jusqu'aux trouées les plus multipliées et les plus étendues. » — Mais il en est, en petit nombre heureusement, que tourmente âprement un aveugle besoin d'instrumenter, que les plus riches collections anatomo-pathologiques, et les plus sages remontrances ne rendront pas plus réservés ni plus habiles. — Ajoutons d'ailleurs que le chirurgien le plus prudent et le plus compétent n'est pas, dans certains cas difficiles, absolument à l'abri d'un pareil accident.

La *fausse route* est une perforation du canal de l'urèthre effectuée par un instrument tel qu'une sonde, une bougie, un cathéter, un l thotr.teur.

La fausse route est dite complète lorsqu'après avoir perforé le canal en un point, et avoir suivi à travers les tissus voisins un trajet plus ou moins long, l'extrémité de l'instrument perfore de nouveau, de dehors en dedans cette fois, soit ce même canal, soit la vessie.Une voie artificielle se trouve ainsi frayée, et qui peut-être parcourue par l'instrument pour arriver dans la vessie, ou par l'urine pour se porter de la vessie à l'extérieur.

Si, perforant l'urèthre, l'instrument produit une déchirure plus ou moins étendue, mais se terminant en cul de sac, la fausse route est dite incomplète.

Les fausses routes peuvent être uniques ou multiples.

Elles peuvent siéger sur tous les points du canal et exister, soit concurremment avec une altération qui en a favorisé la production, soit indépendamment de toute lésion antécédente. Certains points du canal sont plus particulièrement le siège des fausses routes : on les observe plus particulièrement sur la paroi postéro-inférieure, surtout au niveau du collet du bulbe et au niveau de la prostate. Poussé dans le {cul-de-sac du bulbe, le bec de la sonde doit être relevé pour être insinué dans la portion membraneuse : quand cette manœuvre est mal exécutée, l'extrémité de la sonde se coiffe en quelque sorte de ce cul-de-sac, et déchire les tissus si la sonde est poussée en avant par la main de l'opérateur.

Arrivé dans la portion musculeuse, le bec peut déchirer celle-ci ; si on imprime au pavillon un mouvement anticipé ou exagéré d'abaissement, l'extrémité opposée, à peine arrivée sous la symphise, au lieu de s'engager dans la lumière du canal et d'en suivre la courbe, presse sur la paroi supérieure et la déchire. Il en résulte un trajet en cul-de-sac. Si la sonde est poussée plus avant, le bec peut perforer la vessie au-dessus du col, et la fausse route est complète.

La prostate peut être traversée par l'instrument, et, suivant la direction imprimée à ce dernier, suivant le degré de la propulsion, le bec dilacère les tissus environnants, ou même pénètre dans la vessie ou dans le rectum.

Les conséquences des fausses routes varient avec la nature et l'étendue de celles-ci. L'accident consécutif le plus à redouter est l'infiltration d'urine avec toutes ses conséquences. Quand le rectum est perforé, il en résulte une fistule uréthrorectale ; et aux dangers de l'infiltration d'urine viennent se joindre alors les dangers que crée la pénétration des matières fécales dans la fistule.

Un chirurgien expérimenté, habitué à analyser les sensations tactiles qu'il perçoit pendant le cathétérisme, reconnaîtrait au besoin à certains signes, qu'au lieu de continuer à suivre le trajet du canal, son instrument vient de pénétrer à travers les tissus.

Ainsi l'axe de l'instrument est maintenant dévié ; il y a une sensation d'obstacle au-devant de la sonde, et celle-ci n'est pas pincée, embrassée comme il arrive quand l'extrémité est engagée dans un rétrécissement ; le mouvement de propulsion est gêné, mais le mouvement de retrait est facile ; il sort par l'urèthre une quantité de sang variable, et d'ailleur peu considérable en général ; si la sonde avait été poussée très-loin, l'urine ne s'écoulerait pas ; si la fausse route a eu lieu en arrière, on sent, avec le doigt introduit dans le rectum, le bec de la sonde plus ou moins rapproché ; il survient enfin des accidents consécutifs tels que notamment l'infiltration d'urine. Chacun de ces signes n'a pas par lui-même une valeur absolue ; mais ils constituent par leur groupement, en même temps que par les caractères particuliers qu'ils peuvent revêtir, et les circonstances dans lesquelles ils se produisent, des indications presque toujours certaines.

Pour ce qui est de reconnaître l'existence d'une fausse route effectuée déjà, c'est évidemment chose plus difficile. Si la sonde s'engage dans le trajet anormal, et s'arrête à un moment donné, on pourrait songer à un rétrécissement ; un examen plus attentif toutefois fera bientôt reconnaître l'erreur : l'extrémité de la sonde s'arrête à un moment donné, et une bougie fine ne peut pas pénétrer plus loin que la sonde elle-même, et cependant le malade urine bien : il s'agit évidemment plutôt ici d'un cul-de-sac que d'un trajet rétréci. Si en même temps l'axe de l'instrument est dévié, et si le doigt introduit dans le rectum sent le bec en dehors de la ligne médiane, on doit conclure à l'existence d'une fausse route. Il est encore un signe sur lequel Civiale a attiré l'attention : « Lorsqu'on introduit, dit-il, une bougie molle dans un canal où l'on suppose une fausse route, le malade éprouve souvent une sensation inusitée et même quelquefois très-douloureuse, lorsque la pointe de la bougie s'engage dans la voie anormale. »

Nous ne parlons pas de divers autres moyens tels que la bougie à empreinte, etc. Bien entendu que les commémoratifs ne devront pas non plus être négligés.

Ce n'est pas tout que de reconnaître l'existence d'une fausse route, ancienne ou récente : il faut encore éviter de s'y engager, pour suivre le trajet normal de l'urèthre et pénétrer dans la vessie. Si la fausse route est sur la paroi postéro-inférieure on aura soin de suivre la paroi antéro-supérieure, et l'on prendra de préférence une sonde coudée qui se prêtera mieux à cette manœuvre. Inversement, s'il s'agissait d'une perforation de la paroi supérieure du canal, on suivrait la paroi opposée, et l'on éviterait autant que possible l'emploi de la sonde coudée.

Quand la fausse route est sur la paroi inférieure, on pourrait au besoin recourir au procédé imaginé par Mercier : on prend une sonde métallique courbe percée d'un œil à sa concavité, et pleine au delà de l'œil. Une sonde en gomme plus petite insinuée dans la sonde métallique doit pouvoir ressortir par l'œil. L'instrument métallique est poussé dans l'urèthre jusqu'à ce que son extrémité s'engage dans la fausse route ; introduisant alors dans l'axe de cet instrument la sonde en gomme, on la pousse en avant : l'extrémité de cette dernière sort par l'œil, et, ne pouvant s'égarer dans la fausse route occupée maintenant, elle s'engage dans la région profonde de l'urèthre, et pénètre dans la vessie.

Le chirurgien d'ailleurs devra s'inspirer du cas particulier.

Quant au traitement de la fausse route récente, il se borne à prévenir les suites possibles telles que inflammation, infiltration d'urine.

CHAPITRE VI

Affections inflammatoires de l'urèthre.

§ I. — BLENNORRHAGIE.

Définition et Nature. — La Blennorrhagie uréthrale est une affection contagieuse, virulente, de la muqueuse de l'urèthre dans les deux sexes.

C'est une affection vénérienne, en ce qu'elle se gagne à peu près exclusivement dans le commerce sexuel. En dehors de ce dernier cependant, du pus blennorrhagique déposé sur la muqueuse uréthrale peut y provoquer le développement de la maladie.

La muqueuse de l'urèthre est le siége habituel de la blennorrhagie, mais elle n'en est pas le siége exclusif : la muqueuse
balano-préputiale chez l'homme, les muqueuses vulvaire, vaginale, utérine chez la femme, et dans les deux sexes les muqueuses anale, oculaire, buccale, nasale, peuvent être conta-
gionnées.

La distinction entre la blennorrhagie et la syphilis est aujourd'hui définitivement établie. La syphilis ne donne que la
syphilis et la blennorrhagie ne peut donner que la blennorrhagie. Celle-ci reste toujours une affection locale en ce sens
qu'elle ne devient jamais le point de départ d'accidents constitutionnels : dans tous les cas d'écoulements suivis ultérieurement de manifestations syphilitiques, il y avait un chancre
d'une région quelconque passé inaperçu, ou bien un chancre
du canal ; la blennorrhagie n'était point l'accident initial, et
n'existait qu'à titre de coïncidence (Balfour, Tode, Duncan,
B. Bell, Bosquillon, Herdandez, Ricord, etc.).

Elle est non moins distincte du chancre simple.

Il ne faudrait pas non plus, tombant dans l'excès contraire,
considérer la blennorrhagie comme une affection purement
inflammatoire, puisqu'elle est contagieuse. Et le pus qu'elle
secrète n'est pas du pus ordinaire, puisque déposé sur une
muqueuse urinaire saine il y développe la maladie, ce que ne
ferait point le pus ordinaire. « Il n'est pas rare de voir du pus
venant d'un abcès des reins, de la vessie ou de la prostate,
s'échapper en quantité notable par l'urèthre sans l'enflammer.
Sur deux malades qui avaient consenti à permettre l'expérience,
j'introduisis dans l'urèthre une bougie trempée dans le pus d'un
abcès chaud de la cuisse et dans celui d'un abcès ganglionnaire
du cou : la bougie resta en place sur chacun des sujets, pendant
plus de deux heures, sans déterminer ni douleur ni écoulement. »
(Voillemier.) — La conclusion qui s'impose, c'est qu'un pus
spécial est seul capable de provoquer le développement de la
blennorrhagie. Quel est le pus jouissant exclusivement de ce
privilège ? « Évidemment, continue Voillemier, le pus sécrété

par la muqueuse de l'urèthre enflammé, possède des propriétés irritantes toutes particulières, qui le distinguent du pus des abcès.» — Outre qu'elle est hâtive, la conclusion se trouve en contradiction flagrante avec les faits : 1° d'une part, toutes les inflammations de l'urèthre ne produisent pas, il s'en faut, un pus doué de ces propriétés si particulièrement *irritantes*, et 2° d'autre part, on peut voir tous les jours ces mêmes propriétés caractérisant du pus qui provient d'ailleurs que de l'urèthre (vaginite blennorrhagique, ophtalmie blennorrhagique, etc.)

Il faut donc, croyons-nous avec un grand nombre d'observateurs, admettre dans le pus de la blennorrhagie l'existence d'un *virus* spécial qui nous semble démontrée par l'observation clinique à la fois et par l'expérimentation.

La Blennorrhagie constitue donc une affection spéciale , contagieuse et virulente, non constitutionnelle, et qui doit être soigneusement distinguée des affections suivantes : 1° syphilis, 2° chancre simple, 3° uréthrites simples et écoulements blennorrhoïdes divers.

Étiologie et Pathogénie. — La blennorrhagie uréthrale reconnaît une *cause unique :* la *contagion,* c'est-à-dire le dépôt et l'absorption au niveau de la muqueuse uréthrale du *pus blennorrhagique,* — quelle que soit la provenance de ce dernier (urèthre, vagin, conjonctive, etc.), et que cette contagion soit provoquée expérimentalement, ou qu'elle s'effectue, ce qui est le cas ordinaire, à l'occasion des rapports sexuels.

En dehors de la contagion on a invoqué d'autres causes, nombreuses et disparates. Ces conditions diverses peuvent, surtout à la faveur d'une prédisposition générale (goutte, rhumatisme, herpétisme, scrofule, anémie, etc.), déterminer une uréthrite simple, un écoulement blennorrhoïde, mais non la véritable blennorrhagie uréthrale, contagieuse et virulente.

Et encore, en passant au creuset d'une sévère critique ces prétendues causes productrices de la blennorrhagie, on arrive à restreindre considérablement leur rôle, même dans l'étiologie de l'uréthrite simple. Mais c'est à l'histoire de cette dernière, que cette étude doit être rapportée.

Il est cependant une assertion tous les jours reproduite que nous devons examiner ici. Le contact avec la muqueuse uréthrale de l'homme, d'un flux leucorrhéique ou même d'un flux menstruel chez la femme, pourrait provoquer chez le premier le développement d'une blennorrhagie. « C'est par milliers, répond très-judicieusement A. Guérin, que l'on compte les jeunes filles qui ont de la leucorrhée au moment où elles se marient. Combien y en a-t-il qui donnent la chaude-pisse à leur mari ? Si les flueurs blanches étaient contagieuses, les hommes seraient forcés de renoncer à se marier dans les grandes villes, où les conditions hygiéniques développent de la leucorrhée chez la plupart des jeunes filles. » Tout ce que peuvent faire, croyons-nous, les règles et les écoulements pathologiques divers, autres qu'un écoulement blennorrhagique chez la femme, c'est de déterminer une uréthrite simple ; et encore le cas est-il loin d'être fréquent, et faut-il que la muqueuse uréthrale de l'homme se trouve en état d'imminence morbide par suite d'une prédisposition créée par un état général ou local.

Aussi croyons-nous applicable seulement à l'uréthrite simple la remarque suivante de Ricord : « Il est des hommes qui, chaque fois qu'ils ont des rapports avec des femmes pendant la durée de leurs menstrues, contractent des écoulements, tandis que d'autres n'en contractent pas. La leucorrhée communique un écoulement aux uns, et rien aux autres. La même femme, affectée de catarrhe utérin, détermine souvent, à des intervalles plus ou moins longs, des écoulements répétés à l'homme qui vit habituellement avec elle. »

Nous en dirons autant de sa fameuse *recette pour attraper la chaude-pisse*, dans laquelle se trouvent résumées sous une forme plaisante les principales conditions étiologiques de cette uréthrite non virulente à laquelle les malades appliquent souvent la dénomination vulgaire d'*échauffement*, ou d'*échauffaison* :

« Voulez-vous disait Ricord, attraper la chaude-pisse ? en

voici les moyens : prenez une femme lymphatique, pâle, blonde plutôt que brune, aussi fortement leucorrhéique que vous pourrez la rencontrer ; dinez de compagnie ; débutez par des huitres et continuez par des asperges ; buvez sec et beaucoup : vins blancs, champagne, café, liqueurs, tout cela est bon ; dansez après votre repas, et faites danser votre compagne ; échauffez-vous bien, et ingérez force bière dans la soirée ; la nuit venue, conduisez-vous vaillamment ; deux ou trois rapports ne sont pas de trop, et mieux vaut davantage ; au réveil n'oubliez pas de prendre un bain chaud et prolongé ; ne négligez pas non plus de faire une injection ; ce programme rempli consciencieusement, si vous n'avez pas la chaudepisse, c'est qu'un Dieu vous protège. »

Fréquence. — La blennorrhagie est une affection très-fréquente : c'est la plus fréquente des affections vénériennes.

Anatomie Pathologique. — Les altérations qui accompagnent la blennorrhagie varient suivant la période à laquelle on la considère, suivant qu'elle est aiguë ou chronique, suivant qu'elle est récente ou de date ancienne.

Il n'y a au début qu'une rougeur et une hypérémie de la muqueuse. Si le mal est plus intense et la date plus ancienne, il y a des arborisations, puis une desquamation de l'épithélium sur divers points. Ces érosions superficielles ne prennent l'aspect d'ulcérations, d'ailleurs peu profondes, que si la maladie est de date ancienne. C'est tardivement aussi qu'apparaissent les granulations dont on a voulu faire la lésion spécifique de la blennorrhagie. Ces dernières sont ordinairement rougeâtres et d'une grosseur variant, d'après Desormeaux, entre celle d'un grain de moutarde et d'un grain de millet ou de chénevis. Elles sont en nombre très-variable, et se voient spécialement dans l'urethrite chronique laissée par la blennorrhagie.

Les lésions de la blennorrhagie aiguë débutent par la fosse naviculaire ; de là elles s'étendent vers le bulbe ; elles gagnent ensuite les régions membraneuse et prostatique, où elles se cantonnent pendant un temps variable. Ce qui les caractérise ;

c'est que se généralisant d'abord assez rapidement, elles tendent ensuite à se localiser dès le déclin de la maladie, et surtout s'il y a passage à l'état chronique.

Les lésions diffèrent encore au point de vue de leur profondeur, suivant la période et la forme, l'état aigu, ou l'état chronique. Superficielles dans l'état franchement aigu et au début, elles intéressent ultérieurement les couches profondes de la muqueuse, les tissus sous-muqueux, et le tissu spongieux lui-même : véritables scléroses d'où résultent des hypertrophies partielles, des rétractions, et, comme conséquence, des rétrécissements fibreux du canal.

Symptômes. — *Incubation.* — Entre le moment où s'est effectuée la contagion, et celui où se montrent les premiers phénomènes morbides, il s'écoule un certain laps de temps. Quelques médecins ont vu dans ce fait l'existence d'une véritable incubation ; mais le plus grand nombre rejette cette interprétation. On ne voit ici en effet rien autre chose que ce qu'on observe pour tant d'autres maladies : entre le moment où agit la cause et celui où se manifestent des phénomènes assez prononcés pour s'imposer à l'attention, ne s'écoule-t-il pas nécessairement un certain laps de temps ? Le premier phénomène perçu n'est pas le premier phénomène morbide qui s'effectue, et, avant lui, dès le premier moment, a commencé un travail pathologique : celui-ci se déroule, inaperçu d'abord, puis trahi par une quelconque de ses conséquences comme l'écoulement ou la douleur.

Période de début. — Ordinairement le premier phénomène est une sensation anormale variable : sensation de chaleur, de prurit, qui n'est pas d'abord douloureuse, et qui est même dans un assez grand nombre de cas plutôt agréable que pénible ; bientôt survient, pendant la miction, une sensation d'ardeur, puis de cuisson, enfin une véritable douleur. Alors apparaît l'écoulement ; mais celui-ci peut être quelquefois le premier symptôme : le malade tâche son linge, ou fait sourdre par le méat le produit de sécrétion morbide ; les sensations douloureuses n'apparaissent que secondairement. Qu'il soit contemporain ou antérieur aux sensations que nous venons de décrire, l'écoulement est en tout cas un phénomène précoce. Séro-muqueux, et séreux au début, il devient rapidement séro-purulent, puis purulent. Au lieu d'empeser le linge comme au début, il y forme des taches jaunâtres ou verdâtres, plus ou moins étendues suivant l'abondance de l'écoulement. Le siège de l'affection reste borné d'abord à la fosse naviculaire, et n'intéresse que superficiellement la muqueuse.

Périodes de progrès et d'état. — Vers le cinquième jour environ ces phénomènes s'accentuent. Les lèvres du méat sont rouges et gonflées, le gland est légèrement turgescent, le canal fait une légère saillie au-dessous de la verge dont les téguments, au niveau du prépuce, sont parfois légèrement œdématiés. — L'écoulement est devenu franchement purulent et presque toujours considérable. Il présente quelquefois de légères stries sanguines. — La douleur à la miction est très-variable dans ses caractères comme dans son intensité : le plus ordinairement c'est une sensation vive de brûlure. Certains individus ne présentent pas de douleur à la miction, mais le cas est exceptionnel. La douleur est aussi provoquée par les érections, presque constantes pendant le sommeil ; d'où souvent une insomnie très-fatigante. Ces érections sont suivies souvent d'éjaculation ; et celle-ci provoque une douleur toujours vive, et parfois atroce qui réveille subitement le malade. Ces érections dans quelques cas, entraînent le résultat suivant : le canal enflammé ne présente plus la souplesse normale, en sorte qu'au lieu de suivre comme d'ordinaire l'évolution des corps caverneux pendant leur turgescence, il conserve une direction fixe, d'où résulte pour l'ensemble du pénis un aspect incurvé à concavité ordinairement inférieure (chaudepisse cordée). Tiraillé ainsi par les corps caverneux, le canal vivement enflammé devient le siège d'une douleur violente et presque continue. En dehors de ces diverses conditions d'ailleurs il existe des douleurs spontanées, de nature, de siège et d'irradiations très-variables. Le malade ne souffre pas seulement au méat et dans le canal, mais encore au périnée, dans les régions inguinales, dans les lombes.

L'émission de l'urine est moins libre qu'à l'état normal : le jet est plus mince ; et ce fait tient à la tuméfaction inflammatoire de la muqueuse, à laquelle il convient de joindre le spasme des fibres musculaires de l'urèthre, provoqué par la douleur.

Occupant d'abord la fosse naviculaire, la maladie s'étend progressivement au bulbe, et aux régions profondes du canal.

Période de déclin. — Au bout d'un temps variable suivant les cas, la douleur en urinant devient moins vive, puis décroit rapidement. — L'émission de l'urine, en même temps qu'elle est moins douloureuse, se fait plus aisément. — L'écoulement commence alors à se modifier : il devient muco-purulent, séro-purulent, séreux, opalin. Il suit enfin à ce point de vue une marche inverse de celle que nous avons signalée pour la période d'augment. Sa quantité diminue en même temps, et les tâches qu'il fait sur le linge deviennent moins larges et plus pâles.

Marche et durée. — Nous avons vu que l'inflammation blennorrhagique partie de la fosse naviculaire, envahissait progressivement le canal jusqu'à la région prostatique, où elle se localise ensuite, souvent, pendant un temps qui n'a rien de fixe. — La durée de la maladie est éminemment variable : de trois semaines à deux ou trois mois, et même plus, suivant le traitement, le genre de vie, le degré d'intensité de la maladie, l'état général du malade. — Souvent, à la période de déclin, des recrudescences surviennent qui augmentent encore cette durée.

Terminaisons. — La blennorrhagie se termine ordinairement par résolution. — Quelquefois elle passe à l'état chronique.

Variétés. — La maladie peut présenter un grand nombre

de variétés ; les principales sont les formes aiguë, subaiguë et chronique.

Complications. — Les principales sont les suivantes : Balano-posthite, phimosis, paraphimosis, lymphangite et adémite, folliculite, abcès péri-uréthraux, cowpérite, prostatite, cystite, hémorrhagie de l'urèthre, dysurie et rétention d'urine, inflammation des vésicules séminales, epididymite, arthrite blennorrhagique, ophtalmie sympathique, ophtalmie par contagion (blennophtalmie, ophtalmie blennorrhagique, blennorrhagie oculaire), rétrécissements consécutifs du canal.

Diagnostic. — La blennorrhagie peut être confondue surtout avec une *uréthrite simple*, une *cowpérite*, une *prostatite*, une *tuberculisation* des voies urinaires, un *chancre* du canal (voyez ces mots).

Pronostic. — La blennorrhagie est une affection essentiellement locale : quand elle est exempte de complications, c'est donc une affection qui ne saurait être considérée comme bien grave. Mais il n'en est pas toujours ainsi malheureusement ; les complications qui peuvent survenir dans le cours de son évolution sont nombreuses, et quelques-unes sont très-graves. Le simple fait même de la prolongation de la maladie amène une inflammation scléreuse des couches sous-muqueuses, qui devient le point de départ de ces rétrécissements fibreux si difficiles à vaincre.

Traitement. — 1° *Traitement abortif.* — On peut faire avorter une blennorrhagie ; mais à la condition d'agir dès le début.

Il ne faut pas que l'écoulement existe depuis plus de 12 ou 24 heures. Passé ce laps de temps, le traitement abortif est impuissant ou nuisible. Cette méthode consiste dans l'emploi de l'une des injections substitutives suivantes :

*
* *

Nitrate d'argent...................................... 1 à 4 gr.
Eau distillée... 30 gr.

(DEBENEY.)

Nitrate d'argent .... 50 centigr. à 1 gr.
Eau distillée .... 30 gr.
(RICORD, DIDAY.)

Nitrate d'argent .... 10 centigr.
Eau distillée .... 30 gr.
(ROLLET.)

L'injection doit à peine dépasser la fosse naviculaire, et doit être gardée trois ou quatre minutes. On fait deux ou trois injections le premier jour, et trois autres le second jour. Si le troisième jour le malade est guéri, tout est fini ; si l'écoulement persiste, les injections auront échoué, mais ne peuvent avoir nui, si elles ont été faites avec les précautions voulues. On en est quitte pour avoir recours au traitement usuel.

Si au lieu de se servir, comme dans le cas précédent, de l'injection faible (10 centigr. pour 30 gr. de véhicule), on s'est servi d'une solution plus concentrée (1 à 4 gr. pour 30) on ne fera qu'une injection dans les 24 heures, sauf à y revenir au besoin le lendemain.

Quelques chirurgiens associent à l'usage d'injections astringentes l'administration des balsamiques : cubèbe et copahu. Ceux-ci alors se donnent à des doses plus fortes que pour le traitement usuel. Ricord qui a surtout préconisé cette méthode a employé tour-à-tour les injections astringentes suivantes :

Nitrate d'argent .... 10 centigr.
Eau distillée .... 200 gr.

Eau distillée .... 200 gr.
Sulfate de zinc .... 1 à 2 gr.
Acétate de plomb .... 2 gr.
Laudanum de Sydenham .... 4 gr.
Teinture de cachou .... 4 gr.
(INJECTION RICORD.)

Quand l'écoulement est modifié et tend à disparaître, on diminue progressivement la dose des balsamiques; quand l'écoulement a cessé, on les supprime complétement mais on continue encore quelques jours les injections. Si on négligeait ces précautions, l'écoulement reparaîtrait aussitôt.

2° *Traitement usuel.* — Si l'on n'a pas eu recours à la méthode abortive, ou si elle a échoué, la conduite sera différente. Les moyens qui, employés au début, eussent pu guérir la maladie, ne pourraient maintenant que l'aggraver. C'est une médication méthodique qu'il faut instituer, et variable suivant la période de la maladie, son degré d'intensité, les phénomènes dominants, etc.

Pendant la période d'acuité on se gardera des balsamiques et des injections.

On prescrira en quantité modérée des tisanes d'orge, de chiendent, de guimauve, de pariétaire, de graine de lin.

Pendant quelques jours les malades prendront des bains entiers quotidiens; et, si l'inflammation et la douleur sont très-prononcées on les combattrait en appliquant une vingtaine de sangsues au périnée. Quant à la saignée générale, conseillée par quelques médecins, nous croyons qu'elle ne procure pas plus de soulagement que les sangsues ; en revanche elle présente ici un grand inconvénient, car elle provoque ou augmente l'anémie qui est une des principales causes de la prolongation de la maladie et de son passage à l'état chronique.

On tiendra le ventre libre soit à l'aide de purgatifs légers, soit à l'aide de lavements.

Quant aux érections, elles seront combattues par le bromure de camphre (de 1 à 5 ou 10 capsules à 20 centigrammes); par la jusquiame (de 10 à 20 centigrammes de poudre matin et soir), par l'hyosciamine (3 ou 4 granules à 1 milligramme). Au lieu de l'opium qui est généralement conseillé, nous croyons qu'il vaut mieux administrer de la codéine, soit en potion ou en pilules, soit en lavement : les avantages analgésiques de l'opium étant compensés ici par les inconvénients qui résultent de son action constipante, et des érections qu'il favorise parfois au lieu de les calmer. — On pourrait encore administrer le bromure de potassium aux doses de 20 centigrammes et au-dessus, ou bien le lupulin (de 1 à 4 grammes par jour). — Rollet prétend que c'est du camphre mêlé au laudanum, et donné en lavement qu'il a obtenu les meilleurs résultats. On peut encore le donner en pilules contenant chacune 10 centigrammes de camphre et un centigramme d'extrait thébaïque. Mais nous préférons, quant à nous, associer au camphre, soit la jusquiame, soit l'hyosciamine.

Camphre	10 centigr.
Hyosciamine.	1 milligr.

Pour une pilule. — De 1 à 4 pilules tous les soirs.

*
* *

Quand la période de progrès est passée, quand arrive là période de déclin, et qu'au lieu de la forme aiguë la maladie présente une forme subaiguë, surgit l'indication des balsamiques et des injections astringentes.

Les deux moyens seront employés concurremment jusqu'à la suppression de l'écoulement, Mais alors il ne faudrait pas supprimer la médication, sous peine de voir réapparaître la blennorrhagie : on diminuera progressivement les doses des balsamiques, en continuant les injections ; puis on diminuera le nombre et le degré de concentration de ces dernières, pour les supprimer enfin bientôt elles-mêmes.

Souvent il survient de l'intolérance, particulièrement avec l'administration du copahu. On lui substituerait alors le cubèbe, soit sous forme de poudre, soit, ce qui vaut beaucoup mieux, sous forme d'extrait. Au lieu de cubèbe on peut d'ailleurs employer aussi le santal, le matico, le buchu, etc. Et chacun de ces Balsamiques peut-être pris isolément ou associé

18

à un autre balsamique ou à plusieurs, ou encore à d'autres médicaments suivant les indications.

Les injections seront administrées trois fois par jour, poussées lentement afin que la révolte de l'entonnoir musculaire de l'urèthre ne s'oppose pas a leur progression, et gardées plusieurs minutes. — Dans un assez grand nombre des cas, l'administration des balsamiques ne peut être continuée par suite d'intolérance : les injections alors constitueront exclusivement le traitement.

On fabrique des *bougies médicamenteuses* (bougies Reynal) dont le séjour dans l'urèthre constitue une injection prolongée, avec cet avantage en plus, que la bougie empêche l'adossement de la muqueuse à elle-même. Ces bougies sont formées d'un squelette central en gélatine. Cet axe est entouré d'une couche de gomme associée à un médicament variable : sulfate de zinc, nitrate d'argent, belladone, e tc. : en sorte qu'on introduit et que l'on garde telle ou telle bougie suivant l'indication.

Quant aux doses et aux modes d'administration des balsamiques et des injections nous allons résumer les principaux dans les formules suivantes :

1º Balsamiques.

Les principaux balsamiques sont le *copahu* (doses ordinaires de 4 à 8 gr. par jour, — jusqu'à 10 et 20 gr.), le *cubébe* (doses ordinaires de 15 à 30 gr. de la poudre), le *santal* (de 5 à 8 gr. d'essence), etc.

Le *copahu* s'administre en capsules gélatineuses : chaque capsule contenant environ 30 centigrammes de substance active, on en prend 12 à 24 par jour.

On l'a administré en potion (potion Chopart,) mais son goût affreux a fait abandonner ce mode d'administration, d'autant que le précédent suffit amplement aux besoins de la pratique.

On peut encore en faire un opiat.

* *

Le *cubébe* en poudre est très-difficilement pris si on l'administre délayé dans de l'eau, ou même dans un pain azyme. Le meilleur mode d'administration est le suivant :

Cubèbe en poudre......................	20 à 40 gr.
Sirop de goudron......................	q. s.

A prendre par bols dans la journée.

* *

On a conseillé aussi l'administration du cubèbe à la dose de 1 gr. toutes les heures (Ferrand).

* *

On peut substituer à la poudre de cubèbe son extrait alcoolique éthéré (E. Delpech). Ce dernier renferme : l'huile volatile extraite par l'éther, la résine obtenue par l'alcool, et la cubébine. — Les capsules de E. Delpech pèsent 1 gr. 20 et renferment 75 centigr. de l'extrait de cubèbe, équivalant à 7 gr. 50 de poudre. On en prend de 4 à 6 par jour immédiatement avant les repas, ce qui représente 30 et 45 gr. de poudre de cubèbe. — Cet extrait et très-efficace et fort bien toléré..

* *

On associe fréquemment le cubèbe au copahu :

Cubèbe en poudre.........................	15 gr.
Copahu......................	5 gr,
Sirop de goudron.........................	q. s.

A prendre dans la journée par bols enveloppés dans un pain azyme.

* *

L'essence de Santal peut être administrée en capsules, contenant chacune 40 centigr. d'essence (10 capsules par jour) ou bien en potion ; seule ou associée à d'autres médicaments.

L'essence de menthe qu'on fera bien de toujours y ajouter calme les érections nocturnes.

Essence de Santal.......................... 4 à 8 gr.
Essence de Menthe.......................... 15 gouttes
Sirop de Tolu.............................. 100 gr.

A prendre dans la journée, par cuillerées à bouche.

Le *Matico* s'administre à l'intérieur de diverses façons :

Poudre : de 4 à 8 grammes dans un pain azyme, ou en bols en pilules, ou encore suspendue dans de l'eau sucrée.

Infusion : 10 à 40 grammes de feuilles pour 1 litre d'eau.

Les capsules de Grimault sont à enveloppe de gluten, et contiennent 1 gramme de copahu et 5 centigrammes d'extrait de matico.

Mais le meilleur mode d'administration de ce médicament à l'intérieur serait, d'après Dorvault, l'Extrait hydro-alcoolique, quatre fois plus actif que la poudre. On le prescrit à la dose de 1 à 2 grammes en pilules.

Le sirop de Matico de Dorvault est au dixième : chaque cuillerée à bouche représente **2** grammes, et chaque cuillerée à café 50 centigrammes.

On utilisera aussi avec avantage les préparations de *Buchu*, tirées des feuilles de divers Diosma ou Barosma du Cap. Elles ont été surtout employées par Thompson, Coulson, Teevan, Gowley en Angleterre et en Amérique, et par Mallez en France. « Elles doivent leurs propriétés à l'huile essentielle, d'une couleur jaune brunâtre, avec une résine en un extractif d'une amertume et d'un piquant assez prononcé. Le principe actif du Buchu a reçu le nom de Diosmine. » (Jardin) « Tonique et stimulant comme tous les aromatiques, ses premiers effets sur l'estomac et l'intestin retentissent rapidement sur la circulation générale. — Ils sont d'abord diurétiques, comme tous les excitants généraux, par leur action sur le système nerveux et la tension vasculaire qu'ils déterminent. — Les principes actifs du Buchu, éliminés par les appareils urinaire respiratoire et cutané, produisent des effets analogues à ceux des balsamiques, par conséquent la diminution des produits inflammatoires, plastiques et purulents, et l'augmentation de l'exhalation aqueuse. Mais le Buchu ne produit pas sur la peau cette éruption fréquemment amenée par le Copahu, et, si ce médicament se range à côté du cubèbe, du copahu et des térébenthines, il s'en distingue encore, comme la clinique le démontre nettement, par ses bons effets sur l'estomac et les fonctions digestives ; car, loin de déterminer, comme ses similaires, de la dyspepsie, après un usage assez limité, il a été vanté, et avec raison, dans un certain nombre d'affections gastriques. » (*Id.*)

Nous avons beaucoup employé le Buchu dans cette année dernière, et nous n'avons eu qu'à nous louer de son emploi, surtout sous forme de sirop. L'ingestion de la tisane provoque chez beaucoup de malades des renvois qui ne nous ont jamais été signalés après l'administration du sirop.

Utile dans la blennorragie, ce médicament nous a paru cependant trouver surtout son indication plus particulièrement dans les affections subaiguës et chroniques de l'appareil urinaire, comme la cystite chronique, la pyélo-néphrite chronique liée à la gravelle urinaire, et les prostatites chroniques avec exacerbations intermittentes.

On l'administre sous forme de tisane et sous forme d'extrait hydro-alcoolique éthéré en sirop.

Tisane (feuilles de Buchu, 20 gr. — Eau, 1000gr.): 3 tasses par jour.

Sirop à l'extrait de Buchu : de 3 à 6 cuillerées à soupe dans de l'eau ou dans une tisane appropriée.

Les médecins américains prescrivent aussi quelquefois la teinture à la dose quotidienne de 20 ou 30 grammes.

Un remède populaire depuis longtemps dans le midi a été dans ces derniers temps préconisé par quelques médecins contre la gravelle urinaire : ce sont les *stigmates de maïs.*

Incontestablement actif dans la gravelle et dans les affections chroniques des voies urinaires, ce remède est aussi très-utile dans la blennorrhagie. Seulement il en est de celui-ci comme du copahu : il est contr'indiqué pendant la période d'acuité.

On l'administre sous forme de tisane (barbes de maïs,8 gr. — eau, 1 litre), — ou sous forme d'extrait.

Nous pourrions citer encore bien d'autres médicaments, ou pour ceux que nous avons signalés, bien d'autres modes d'administration. Mais nous avons voulu recommander seulement les substances dont l'efficacité nous a paru réelle, et les meilleurs modes de préparation.

2° Injections.

Il ne s'agit plus ici d'injections abortives, substitutives, mais d'injections simplement résolutives, astringentes ou légèrement cathérétiques.

Le nombre en est très-grand, celles que nous allons signaler suffiront amplement.

Nitrate d'argent............................	2 à 5 centigr.
Eau...	100 à 200 gr.

Sulfate de zinc............................	1 gr.
Eau...	100 à 200 gr.

Extrait de saturne..	4 gr.
Eau...	200 gr.

* *

Extrait de ratanhia............................ ..   2 gr.
Eau ....   200 gr.

* *

On fera bien d'ajouter à chacune de ces injections 10 gouttes
de laudanum.

* *

On peut associer ces diverses substances :

Sulfate de zinc.................................   1 gr.
Acétate de plomb ....   2 gr.
Laudanum de Sydenham ....   4 gr.
Teinture de Cachou.............................   4 gr.
Eau ....   200 gr.
                                    (RICORD.)

* *

Eau distillée de roses ....   100 gr.
Vin de Roussillon ....   100 gr.
Tannin .. ..   1 gr.
Alun...   1 gr.

Cette injection est souvent employée dont les formes atoniques, dans les blennorrhagies dont la durée se prolonge.

* *

On a préconisé encore les injections de poudre d'amidon.
non-seulement au déclin, mais encore dans la période aiguë,

Poudre d'amidon...............................   40 gr.
Eau ....   200 gr.

De 4 à 8 injections par jour (Manayra).

L'amidon agit en pareil cas à titre d'isolant; mais il est sujet à fermenter et partant susceptible d'iriter l'urèthre. Cette
considération nous a fait substituer avec avantage la poudre
de Lycopode à celle d'amidon.

§ II. — URÉTHRITE SIMPLE.

Définition. — L'uréthrite simple est cette inflammation de la muqueuse uréthrale qui survient en dehors de toute contagion.

Variétés. — Elle peut être aiguë, subaiguë ou chronique, localisée ou plus ou moins étendue, traumatique ou non traumatique, diathésique ou non diathésique.

Etiologie et Pathogénie. — Les causes prédisposantes les plus communes sont la diathèse rhumatismale, goutteuse, herpétique, scrofuleuse, ou un état général comme l'anémie, ou des condition déprimantes diverses.

Les causes occasionnelles sont surtout les suivantes : un traumatisme, qu'il soit provoqué par l'introduction intempestive, répétée, ou maladroite d'instruments, ou par l'introduction de corps étrangers divers, ou bien encore par l'engagement d'un calcul dans l'urèthre.

En arrière des rétrécissements il se forme peu à peu une dilatation, dans laquelle séjournent habituellement quelques gouttes d'urine qui y subissent la décomposition ammoniacale, et au niveau de laquelle la muqueuse devient le siège d'une phlegmasie subaiguë ou chronique.

L'ingestion de certaines substances peut provoquer une phlegmasie aiguë nous ne citerons que les principales : cantharides, bière, vins blancs, liqueurs alcooliques en général, thé, café, etc. On a cité bien d'autres causes, comme une érection prolongée, etc. Toutes ces causes, qu'il serait trop long d'énumérer, n'agissent qu'à titre de causes occasionnelles, quand il existe un état d'imminence morbide créé par un des états généraux signalés plus haut. Le résultat évidemment aura plus de chance encore de s'effectuer, s'il existe des conditions simultanées d'excitation : excès de boissons et de substances excitantes, abus du coït, fatigues, veilles, etc. Le coït avec une femme ayant ses règles ou bien les flueurs blanches peut amener le même résultat.

Symptômes. — Ils varient avec la cause et l'état général, qui impriment à la phlegmasie une forme, une marche, une durée, et un siège très-variables.

Il y a des uréthrites aiguës qui présentent tous les symptômes d'une chaude-pisse ; c'est la forme que les malades eux-mêmes désignent par le nom vulgaire d'*échauffement* ou d'*échauffaison*.

D'autres sont subaiguës ou chroniques d'emblées.

Et nous ne parlons pas bien entendu des écoulements liés à une tuberculisation de la protaste.

Quant à ceux qui dépendent d'un rétrécissement, nous aurons à y revenir plus bas.

La *marche*, la *durée* sont éminemment variables, subordonnées qu'elles sont à la cause.

Traitement. — S'il s'agit d'une uréthrite aiguë, le malade éloignera les causes d'irritation qui en ont provoqué l'apparition. C'est ici que le régime a surtout une grande importance. Des boissons adoucissantes, des balsamiques légers seront en même temps conseillés.

On ne perdra pas surtout de vue l'état général qui devra être ici l'objet particulier des préoccupations du médecin.

S'il s'agit d'un rétrécissement, c'est la coarctation qu'il faudra combattre ; celle-ci supprimée, l'irritation de l'urèthre et l'écoulement disparaîtront d'eux-mêmes.

Les corps étrangers et les calculs seront enlevés immédiatement.

Nous n'insisterons pas plus longtemps sur cette affection, l'uréthrite simple, surtout quand elle se présente à l'état chronique étant à peu près constamment secondaire, c'est-à-dire sous la dépendance d'un état pathologique général ou local. Nous aurons à y revenir à l'occasion des maladies des voies urinaires susceptibles de s'accompagner de blennorrhée.

§ III. — COWPÉRITE

Synonymie. — Inflammation des glandes de Cowper, des glandes de Méry, des glandes bulbo-uréthrales.

Étiologie et Pathogénie. — Cette affection, assez rare d'ailleurs, reconnait le plus souvent pour cause une blennorrhagie. Elle est d'autres fois consécutive à un cathétérisme, à des abus d'équitation, ou bien à un rétrécissement.

Siège. — Elle n'occupe ordinairement que l'une des deux glandes, et presque toujours la gauche.

Symptômes. — Au début il existe au périnée une sensation de gêne, de lourdeur, de tension douloureuse. Bientôt la douleur devient lancinante. Au toucher on constate que la peau, dont l'aspect n'a pas changé, est mobile. Au-dessous d'elle on sent une petite tumeur piriforme à direction antéro-postérieure, à grosse extrémité dirigée en arrière, et à petite extrémité touchant au bulbe. Cette tumeur occupe l'un des côtés du raphé, presque toujours le gauche, correspondant exactement au siège de la glande enflammée. Elle est douloureuse à la pression.

L'atmosphère celluleuse de la glande se prend à son tour, et la cowpérite se complique, à peu près fatalement d'ailleurs, de péri-cowpérite. Alors on constate la fluctuation et tous les signes d'un abcès localisé de cette région.

L'abcès s'ouvre ordinairement au dehors ; mais il peut se faire que les parois de l'urèthre soient intéressées, et que le pus se fasse jour dans le canal.

Il survient souvent une rétention d'urine, attribuée par Ricord et Gubler à une inflammation concomitante du col vésical, et que Voillemier considère, pour certains cas du moins, comme dépendant de la compression exercée par l'abcès sur le canal.

Il peut survenir un engorgement des ganglions inguinaux correspondants.

Diagnostic. — Les affections susceptibles de simuler à un moment donné un cowpérite ou une péri-cowpérite sont surtout les suivants : inflammation du bulbe, inflammation d'un corps caverneux, abcès urineux, abcès péri-uréthal, abcès de la marge de l'anus, abcès froid. Les considérations du siège, du mode d'apparition, de la forme de la tumeur, etc., permettront toujours à un observateur attentif de reconnaître la maladie. « En définitive, dit Gubler, les trois caractères vraiment pathognomoniques sont ceux-ci : tumeur phlegmonneuse adhérant au bulbe, limitée d'abord au point occupé par les glandes de Méry, et n'ayant originairement aucune communication appréciable avec l'urèthre. »

Traitement. — Tant que la suppuration n'est pas établie, on doit avoir recours aux antiphlogistiques, et surtout aux applications locales des sangsues. Mais bien rarement ces moyens réussissent, et, quoiqu'on fasse, l'abcès se forme.

Il doit être *ouvert de bonne heure*, pour prévenir la perforation de l'urèthre et ses conséquences, ainsi que les fusées purulentes.

§ IV. — FOLLICULITE URÉTHRALE.

Synonymie. — Abcès de follicules, kyste suppuré de Morgagni.

Étiologie et Pathogénie. — Dans le cours de la blennorrhagie, l'inflammation se propage dans le cul-de-sac folliculaire. Tant que le produit inflammatoire est versé dans l'urèthre il ne survient rien de notable ; mais si le goulot vient à être oblitéré le cul-de-sac est distendu par le produit de sécrétion.

Symptômes. — Cette affection présente une marche chronique ; mais à un moment donné les parois du kyste s'enflamment et s'ulcèrent, le produit de l'abcès se fait jour dans le tissu ambiant et le pus se fraie une voie au dehors. Ils n'ont aucune tendance à s'ouvrir dans le canal.

Ces petites tumeurs occupent la paroi inférieure de l'urèthre, spécialement dans le voisinage du frein. Très-petites au début elles passent d'abord inaperçues du malade qui les découvre par hasard quand elles ont acquis déjà un certain volume, celui d'un pois par exemple. « Le kyste se présente alors sous la forme d'une petite tumeur arrondie ou ovoïde, quelquefois bilobée, qui occupe la face inférieure de l'urèthre, auquel elle est attachée par un petit pédicule qui n'est autre chose que le conduit excréteur oblitéré et allongé. Cette tumeur est sous-cutanée, dure, mobile sous la peau qui a conservé sa coloration normale ; elle est peu ou pas sensible au toucher.Lorsqu'elle est ancienne et qu'elle a atteint le volume d'une noisette, elle se ramollit et on peut quelquefois, par la palpation, reconnaître qu'elle est remplie par un liquide. Rarement la fluctuation y est manifeste. Ces abcès sont souvent multiples. Nous en avons observé jusqu'à trois chez une malade qui les portait depuis quatre mois. » (Ch. Hardy.)

Traitement. — Hardy conseille d'énucléer le kyste tout entier, comme on le fait pour les stéatomes du cuir chevelu. Voillemier les incisait, et touchait l'intérieur de la poche avec un crayon de nitrate d'argent.

CHAPITRE VII

Rétrécissements de l'urèthre.

Définition. — Tout état spasmodique de l'entonnoir musculaire de l'urèthre se traduit par un effacement *passager* plus ou moins complet de la lumière du canal ; nous réserverons à cet ordre de troubles fonctionnels un chapitre spécial (voir

Spasmes de l'urèthre. —Quand elle s'enflamme, la muqueuse peut affecter momentanément une tuméfaction de nature à oblitérer plus ou moins le conduit qu'elle tapisse : désigné sous le nom de *rétrécissement inflammatoire*, ce phénomène constitue simplement un accident de l'uréthrite.

On voit des tumeurs de voisinage comprimer l'urèthre et mettre obstacle conséquemment, dans une mesure d'ailleurs très-variable, à l'émission de l'urine ou à l'introduction des instruments. D'autres fois c'est une production morbide quelconque (polype, bride fibreuse, etc.,) qui, obstruant le canal, gêne plus ou moins la miction, ou le cathétérisme.

Quelle soit passagère ou permanente, aucune de ces conditions ne réalise à proprement parler le *rétrécissement* de l'urèthre. Cette dénomination doit être, croyons-nous, exclusivement réservée à cette espèce d'uréthrosténie communément appelée *rétrécissement organique*.

Nous appellerons donc *rétrécissements de l'urèthre* des états pathologiques permanents des parois du canal qui ont pour effet d'en diminuer d'une manière progressive le calibre et l'extensibilité, et pour conséquence de rendre de plus en plus difficiles l'émission de l'urine et l'introduction des instruments.

Étiologie et pathogénie. — Les causes susceptibles d'amener les rétrécissements de l'urèthre peuvent se diviser en deux grandes classes, suivant qu'elles sont d'origine *traumatique* ou de nature *inflammatoire*.

1° Les plaies transversales du canal, les plaies contuses, les déchirures, la cautérisation peuvent amener une coarctation par l'intermédiaire du tissu de cicatrice qui par sa rétractilité diminue le calibre du canal ;

2° Les ulcérations inflammatoires ou syphilitiques peuvent laisser une cicatrice rétractile et par conséquent un rétrécissement ;

3° L'inflammation, et surtout l'inflammation chronique de la muqueuse uréthrale est la cause la plus fréquente de l'affection qui nous occupe.

Il serait même plus exact de dire en pareil cas que l'affection est une inflammation chronique scléreuse de l'urèthre se traduisant au point de vue fonctionnel par un rétrécissement. On comprend donc que toute cause persistante ou répétée d'irritation pour l'urèthre peut devenir le point de départ d'un travail phegmasique chronique dans le tissu conjonctif sous-muqueux, et entraîner par conséquent une uréthrosténie.

Le coït répété et les érections prolongées ont eu rarement mais incontestablement une action efficiente à ce point de vue. Il n'y a d'ailleurs rien de surprenant à ce que des congestions prolongées et répétées aboutissent à une inflammation.

Les corps étrangers, tels que les calculs notamment, entraînent la coarctation par le même mécanisme.

Nous en dirons autant de l'irritation que provoquent les injections trop condensées ou intempestivement administrées.

Mais la cause la plus fréquente, c'est la blennorrhagie, et plus particulièrement la blennorrhagie qui passe à l'état chronique et s'éternise. C'est ici que la conséquence est le plus constante, et le mécanisme le plus net.

Malheureusement enfin il convient de faire dans l'étiologie des rétrécissements une part aux manœuvres chirurgicales mal entendues. « Après la blennorrhagie, dit Civiale, la plus fréquente de toutes les causes susceptibles de faire naître et de développer les rétrécissements, on doit citer le mauvais emploi des moyens mis en usage pour les reconnaître et pour les détruire... Quand on n'a pas une grande habitude des instruments propres à explorer l'urèthre, on peut souvent être arrêté dans une région du canal quoiqu'il n'y ait pas de coarctation. La rencontre imprévue de cet obstacle et les efforts pénibles du sujet pour uriner font croire à un rétrécissement qui n'existe réellement pas. Le malade est inévitablement soumis, en conséquence, à un traitement dirigé selon la méthode que son chirurgien adopte. Heureux alors celui qui ne sera condamné qu'à porter des sondes pendant un ou deux mois, et qui ne tombera pas sous la main de ces chirurgiens que A. Dubois appelait des *faiseurs*, et qui n'hésitent pas à recourir de prime abord aux moyens violents, tels que les caustiques, la dilatation forcée, etc., dont les conséquences fâcheuses ont tellement frappé les praticiens en Angleterre, qu'ils n'hésitent pas à considérer avec raison les tentatives d'introduction de la sonde et les manœuvres diverses qu'on pratique dans l'urèthre, comme la cause la plus puissante et la plus fréquente des coarctations. J'ai vu beaucoup d'exemples de ce genre, et plus d'une fois j'ai pu me convaincre que les rétrécissements produits par une semblable cause étaient des plus graves. » (Civiale.)

Anatomie et physiologie pathologiques. — 1° Les rétrécissements *consécutifs à un traumatisme* sont formés d'un tissu de cicatrice, et ce dernier présente ici les mêmes propriétés que partout ailleurs, notamment la rétractilité qui va jouer le rôle prépondérant.

Contrairement à ceux qui sont d'origine inflammatoire, ces rétrécissements siègent de préférence dans la région membraneuse et dans la région bulbeuse de l'urèthre, ce qui s'explique aisément quand on songe que c'est au niveau du périnée que le canal est le plus exposé aux violences extérieures. Les plaies contuses et les plaies transversales amènent la formation d'une cicatrice rétractile qui, en rapprochant les deux bouts divisés, oblitère le conduit. Ajoutez à cela que dans ce cas la lésion est plus profonde, plus étendue, et la cicatrice plus considérable que dans les cas de plaies longitudinales. Aussi après ces dernières, la cicatrice en quelque sorte linéaire, malgré ses propriétés rétractiles, ne diminue pas le diamètre de l'urèthre d'une manière bien notable : on n'a qu'à voir ce qui se passe notamment après l'incision de la région membraneuse de l'urèthre dans l'opération de la taille ou de la lithotritie périnéale.

2° Il peut exister, en dehors du traumatisme, des rétrécissements cicatriciels. Ils sont consécutifs à des *ulcérations*, et celles-ci peuvent être de natures diverses. S'il s'agit d'un chancre syphilitique, d'une plaque muqueuse, d'un chancre simple, c'est ordinairement au méat qu'existe la coarctation.

Son siège est plus en arrière quand elle est consécutive à une ulcération inflammatoire.

3° Dans les *rétrécissements inflammatoires* ce n'est pas la muqueuse qui est le siège de la production du tissu fibreux ; c'est au-dessous d'elle qu'évolue le processus, et, si la muqueuse elle-même est altérée, ce n'est que consécutivement à la lésion des tissus sous-muqueux. « Dans aucun des cas nombreux où j'ai examiné le canal de l'urèthre, dit Alph. Guérin, je n'ai trouvé *ni fausse membrane sur la surface libre de la membrane muqueuse*, ni trace de tissu inodulaire ». Toujours ce chirurgien a vu que le travail plastique s'était opéré, soit immédiatement en dehors de cette membrane, soit dans le tissu spongieux du canal. Il y a là une véritable espèce de « phlébite périphérique plus ou moins étendue en profondeur. »

De ses recherches sur une centaine de cadavres, A. Guérin a été conduit à poser les conclusions suivantes :

1° Les rétrécissements fibreux ne proviennent presque jamais de la production du tissu inodulaire.

2° On ne trouve jamais de fausse membrane à la surface de la muqueuse du canal de l'urèthre.

3° La membrane muqueuse de l'urèthre n'est jamais exclusivement le siège des rétrécissements, et, dans tous les cas qu'il a observés, la stricture de cette menbrane était la conséquence d'une lésion située en dehors d'elle.

4° Dans la grande majorité des cas, les rétrécissements de l'urèthre sont dus à la rétraction des fibres indurées du tissu réticulaire sous-jacent à la menbrane muqueuse ; le point de départ de leur production est souvent un dépôt de lymphe plastique.

Voici quel est, d'après Ch. Robin, le *processus anatomopathologique* : « Dans la grande majorité des cas, les rétrécissements de l'urèthre sont dus à la rétraction des fibres indurées du tissu lamineux sous-jacent à la muqueuse consécutivement aux inflammations de celle-ci. Le premier effet de l'inflammation sur la membrane muqueuse consiste dans une tuméfaction ou épaississement causé par l'engorgement des vaisseaux ; puis on observe dans la trame même de la membrane une exsudation qui s'étend aux tissus environnants, qu'elle rend œdémateux. Toute cette matière se résorbe assez vite dans des conditions favorables, c'est-à-dire quand la résolution s'effectue. Mais quand l'état morbide persiste, on voit s'épancher de la lymphe plastique en plus ou moins grande abondance, dans laquelle apparaissent bientôt des noyaux fibro-plastiques, et des corps fusiformes qui se développent chacun en une ou plusieurs fibres. Le résultat définitif de ce travail consiste dans la formation, autour du canal, d'un tissu fibreux assez solide, et qui fait adhérer intimement la membrane muqueuse aux tissus sous-jacents dont il infiltre les lames. Dès que ce tissu est formé, il amène la rétraction d'une manière incessante par un mécanisme qui lui est commun avec celui de la rétraction du tissu de cicatrice.—Le tissu nouveau se produit entre les éléments du tissu muqueux, d'où résulte d'abord une augmentation de volume, un gonflement ; si cette production n'est pas très-prononcée, si elle ne dure pas trop longtemps, la trame organique n'est pas détruite, et la résolution ayant lieu en temps opportun, tout rentre dans l'ordre. Mais il en est tout autrement si le produit morbide est très-abondant, ou se perpétue. Peu à peu il atrophie les éléments normaux, et se substitue lentement à eux. Lorsqu'enfin le travail de résorption naturel à la matière amorphe de ces tissus morbides s'empare d'elles, les phénomènes de rétraction commencent. Cette disparition graduelle de la substance amorphe interposée au tissu cicatriciel ou produite dans le tissu anormal, s'opère molécule à molécule, et elle offre toute l'énergie que présentent les phénomènes moléculaires, malgré leur lenteur ; elle amène fatalement le rapprochement des fibres qui ont résisté à la destruction, la diminution d'étendue de la masse qu'elles forment, la diminution d'intervalle qui sépare les tissus restés sains. Ce phénomène n'a rien de comparable à la contraction musculaire ; il est tout mécanique, et est dû, non pas au raccourcissement de fibres quelconques, mais à leur rapprochement graduel pendant la résorption de la substance qui auparavant les tenait écartées les unes des autres. » (Ch. Robin.)

La nature et le mode de production des rétrécissements ont donné lieu à des hypothèses aussi nombreuses que variées. Un examen de toutes ces hypothèses serait, croyons-nous, aussi stérile que superflu. Ce qu'il importe de savoir dans la pratique, c'est la nature réelle et le véritable mode de production. Car ces notions deviennent une source précieuse d'indications et de contr'indications thérapeutiques. Aussi avons nous tenu à reproduire intégralement les conclusions auxquelles ses observations ont amené Ch. Robin.

Siège. — Les régions de l'urèthre le plus communément occupées par les rétrécissements sont les suivantes : le méat, les deux extrémités de la fosse naviculaire, la région spongieuse, et la courbure sous-pubienne, à la jonction des parties bulbeuse et membraneuse.

Nombre. — Le plus souvent le rétrécissement est unique, mais il arrive fréquemment d'en trouver deux ou même trois. Ducamp, Boyer, Voillemier ne croient pas qu'il en puisse exister un plus grand nombre à la fois. D'autre part, Hunter prétend en avoir vu six, Lallemand sept, Colot huit, Leroy onze. On comprend ces dissidences quand on songe à la difficulté ou même dans certains cas à l'impossibilité qu'il y a de reconnaître d'autres rétrécissements en arrière d'un premier : les indications fournies par la bougie de cire molle ne sont pas toujours de nature à fixer le chirurgien à ce point de vue; et on n'a pas toujours la ressource de les compter en les détruisant successivement d'avant en arrière ; car, ainsi que le fait très-justement observer Civiale, dans une foule de cas, surtout quand on a employé la dilatation, les sondes ou les bougies peuvent arriver jusque dans la vessie, de telle sorte que tous les obstacles se trouvent franchis, et ensuite dilatés à la fois

D'autre part, Voillemier a rencontré des cas dans lesquels on aurait pu croire à l'existence de plusieurs rétrécissements successifs, tandis qu'il s'agissait d'un rétrécissement unique allongé, et plus prononcé sur certains points que sur d'autres. Et il conclut avec raison qu'en considération des nombreuses causes d'erreur sur le vivant, les fait recueillis dans les autopsies sont seuls concluants.

Degré d'étroitesse. — Il est très-variable et d'autant plus prononcé que le rétrécissement est plus ancien. A part certains cas de traumatisme cependant, l'atrésie ne devient jamais complète ; mais on conçoit qu'au niveau d'une coarctation ne laissant passer qu'une bougie filiforme, la moindre circonstance puisse, à un moment donné, empêcher complétement l'écoulement de l'urine.

Longueur. — Elle est excessivement variable et subordonnée à la forme du rétrécissement : tandis qu'on voit des rétrécissements annulaires de un ou deux millimètres seulement d'étendue, on en rencontre qui présentent une longueur beaucoup plus considérable, comme deux ou trois centimètres. Cette étendue n'est pas, d'ailleurs toujours, il s'en faut, facile à préciser, même sur le cadavre. « Bien souvent il m'est arrivé, dit Voillemier, avec la pièce pathologique sous les yeux et le scalpel à la main, de ne pouvoir déterminer exactement les limites d'un rétrécissement. »

Forme. — Parfois·la cavité du rétrécissement est unie et cylindroïde ; d'autres fois elle présente des brides ou des orifices susceptibles d'arrêter ou de faire dévier le bec de l'instrument.

L'orifice postérieur ou vésical est ordinairement plus étroit que l'orifice antérieur ou balanique. Ce dernier présente une forme circulaire plus ou moins régulière, ou parfois une forme allongée. Tantôt il se trouve sur l'axe du canal, tantôt il occupe un point plus ou moins rapproché de l'une des parois. Dans quelques cas la portion de canal qui se trouve au-devant se rétrécit graduellement de manière à former un entonnoir plus ou moins allongé, au fond duquel est l'angustie. Ces conditions diverses créent des difficultés variables de cathétérisme, et commandent des manœuvres différentes suivant les circonstances particulières de forme, de position de l'orifice antérieur, ainsi que de conformation du trajet lui-même.

Altérations consécutives.

1° *Dilatation de l'urèthre derrière le rétrécissement.* — L'urèthre se dilate derrière le rétrécissement, et le degré de cette ampliation est excessivement variable. Rayer parle d'un cas où la portion membraneuse était dilatée au point de pouvoir loger une grosse noix. Sir B. Brodie a publié un cas très-curieux et souvent cité : la dilatation donnait lieu à une tumeur du volume d'une orange saillante au périnée et fluctuante quand elle était distendue par l'urine. Civiale en rapporte deux faits remarquables, qu'il avait observés dans la collection de l'hôpital Saint-Georges, à Londres. Chopart en cite plusieurs.

L'ectasie n'est pas, il s'en faut, toujours aussi considérable, mais elle est souvent très-prononcée.

Elle a pour siège particulièrement la région prostatique qui est très-dilatable, et surtout la région membraneuse qui, étant mal soutenue, se prête à la dilatation. Ajoutons que la fréquence du siège des rétrécissements vers l'union des régions spongieuse et membraneuse vient encore expliquer cette localisation.

Ce n'est pas seulement le canal considéré dans son diamètre général qui subit cette ampliation : les canaux éjaculateurs, les ouvertures des cryptes muqueux peuvent aussi subir une dilatation parfois considérable et arrêter l'extrémité des bougies.

Ces poches peuvent contenir des concrétions, et la muqueuse à leur niveau est enflammée.

2° *État de l'urèthre au-devant du rétrécissement.* — En général lorsqu'un canal de l'économie se rétrécit en un point, son calibre augmente en arrière de ce point et diminue en avant. On en avait conclu par analogie qu'il en devait arriver de l'urèthre rétréci comme de l'intestin étranglé, des vaisseaux comprimés, etc. La conclusion était juste pour la portion située en arrière ; mais Civiale a fait voir qu'il n'en était plus de même pour la portion antérieure. Celle-ci, en effet, tend à se dilater, et ce chirurgien cite des faits d'ectasie plus ou moins considérable : dans un cas la poche aurait pu loger un petit œuf.

Il existe ici comme en arrière une inflammation de la muqueuse, et même des ulcérations et des fissures, et il peut s'effectuer à ce niveau une infiltration d'urine.

3° *Inflammation de la muqueuse derrière le rétrécissement.* — *Ulcérations.* — *Blennorrhée.* — Par suite de la pression exercée à chaque miction par la colonne liquide sur les parois de la poche, et aussi par suite de l'irritation que provoque l'urine stagnante décomposée, il survient un état phlegmasique de la muqueuse pouvant aboutir à l'ulcération, à l'éraillure et à toutes les conséquences de la pénétration de l'urine à travers les tissus : infiltrations, abcès. La muqueuse enflammée devient le siège d'un écoulement plus ou moins abondant mais qui accompagne toujours les rétrécissements anciens. Aussi doit-on, chez tout individu qui présente un écoulement persistant, procéder à un examen local attentif pour voir s'il n'existe pas une coarctation.

4° *Abcès, Fistules, Infiltration d'urine.* — Ces conséquences des rétrécissements ne nous arrêteront pas, une étude spéciale leur étant consacrée plus loin.

5° *Cellules.* — Ces excavations de grandeur variable sont consécutives à l'inflammation et à l'ulcération de la muqueuse. Il s'est effectué dans ces cas une perte de substance qui

19.

n'est autre chose, en somme, qu'une fistule forgne interne.

6° Les *excroissances* ou *végétations (polypes, carnosités, fongosités)* auxquelles les auteurs anciens attribuaient les rétrécissements, sont très-rares, et surtout dans les régions profondes du canal. Nous ne reviendrons pas sur leur étude, qui a déjà été faite (voir *végétations de l'urèthre*).

7° *Lésions de la prostate.* — Ce sont ordinairement des abcès, parfois une tuméfaction partielle de la glande, ou une valvule du col vésical. .

8° *Lésions des organes génitaux.* — Le pénis subit ordinairement un gonflement plus ou moins considérable. — L'inflammation de la muqueuse en arrière du rétrécissement se propage aux voies séminales, et il survient parfois une inflammation des vésicules séminales et des engorgements douloureux du testicule. Mais il faut faire la part dans ces derniers cas des faits d'orchites consécutives au cathétérisme.

9° *Lésions de la vessie.* — La tunique musculaire de la vessie s'hypertrophie ; les faisceaux musculaires forment des brides, des colonnes, entre lesquelles s'insinue la muqueuse qui forme ainsi des cellules plus ou moins nombreuses, plus ou moins grandes, à orifice plus ou moins étroit. La muqueuse elle-même est épaissie et enflammée. La capacité du réservoir est le plus souvent diminuée, et celui-ci est quelquefois comme ratatiné ; plus rarement la vessie est dilatée. L'urine est ammoniacale et catarrhale ; il existe parfois des plaques phosphatiques.

10° Les *uretères* sont quelquefois dilatés et enflammés, ainsi que les *calices* et les *bassinets*.

11° Les *Reins* présentent des altérations variables : atrophie, fonte purulente, etc., se traduisant pendant la vie par des signes variables, mais pouvant au contraire dans quelques cas ne se trahir par aucun symptôme appréciable.

Symptômes et Diagnostic. — Aux rétrécissements de l'urèthre sont liés des phénomènes locaux et des phénomènes généraux ou éloignés ; l'exploration directe enfin vient confirmer et préciser le diagnostic.

A. — *Phénomènes généraux.*

Les rétrécissements de l'urèthre, au bout d'un certain temps, exercent une influence très-marquée sur les fonctions digestive, circulatoire et nerveuse. Mais c'est à titre d'obstacle au libre écoulement de l'urine qu'agissent les coarctations, et c'est en somme la rétention du liquide excrémentiel qui provoque ces désordres. Nous y reviendrons, en conséquence, à propos de la rétention d'urine et de l'asystolie vésicale.

B. — *Phénomènes locaux.*

1° *Troubles de la miction.* — Ce qui se passe dans l'appareil circulatoire a un analogue dans les voies urinaires : existe-t-il un obstacle au libre écoulement du liquide, le muscle vésical devient le siége d'une hypertrophie en tout comparable à *l'hypertrophie compensatrice* du cœur, lésion salutaire dans l'un et l'autre appareil puisqu'elle permet au muscle hypertrophié de vaincre l'obstacle. Ainsi, dans les premiers temps, pas de troubles circulatoires ou pas de troubles de la miction. Mais l'hypertrophie cesse à un moment donné d'être compensatrice, et dès lors, comme toute lésion, elle ne constitue plus qu'une complication regrettable.

Alors apparaissent les troubles de la miction, soit progressivement, soit tout à coup. Et, au bout d'un temps variable, surviennent les phénomènes d'*asystolie vésicale.* On peut même observer ici comme dans le cœur l'*asystolie aiguë* : tout à coup, à la suite d'une exposition au froid, d'excès divers, sous l'influence d'une cause quelconque d'irritation pour l'appareil urinaire, il survient, sans avertissements antérieurs, une brusque rétention complète.

Nous pourrions pousser plus loin le parallèle, et, en regard des *palpitations* qui traduisent l'excitabilité du cœur hypertrophié en arrière de l'obstacle, placer les *mictions fréquentes* qu'on voit se produire dans certains cas de vessie hypertrophiée avec diminution de la capacité : affectées d'une excessive irritabilité, ces vessies, qui contiennent parfois à peine 20 grammes d'urine, se contractent convulsivement à chaque instant pour n'expulser, en somme, à chaque fois que quelques gouttes de liquide. C'est, d'ailleurs, surtout dans le cas d'obstacle par engorgement prostatique, que l'on voit se dérouler cette série de phénomènes.

Au lieu d'une diminution de capacité, on peut observer tous les jours une dilatation de la poche vésicale, qui ne se vide alors jamais complétement. Et cette stagnation de l'urine provoque alors des troubles éloignés variables : de la dyspepsie notamment, du nervosisme, etc., qui traduisent seuls l'état morbide de l'appareil urinaire. Il importe d'être prévenu de ce fait plus fréquent qu'on ne saurait croire, pour ne pas s'épuiser longuement en vains efforts thérapeutiques contre une prétendue maladie qui n'est autre chose qu'un signe révé-lateur d'un trouble latent des fonctions urinaires.

On le voit donc, les rétrécissements ne se traduisent pas toujours, il s'en faut, par l'impossibilité ou la difficulté de pisser, puisque la miction parait normale dans quelques cas, et que dans d'autres cas c'est la fréquence des mictions qui attire l'attention du médecin.

En outre, il ne faudrait pas croire, ainsi qu'on l'a admis longtemps, que la miction devenait d'autant plus difficile et la forme du jet d'autant plus altérée, que le rétrécissement était plus étroit. On sait depuis les recherches de Mercier qu'il n'y a pas entre le trouble fonctionnel et la lésion les rapports qu'on supposait. La sortie de l'urine goutte à goutte notamment, qui s'observe dans les rétrécissements étroits, peut se montrer aussi dans des rétrécissements peu prononcés.

Ces réserves faites, on doit évidemment considérer les coarctations uréthrales comme apportant dans la miction des troubles variés.

Le jet de l'urine peut être plus ou moins faible et ténu : on dit souvent qu'il y a *dysurie* quand la colonne liquide se trouve réduite à un simple filet, — *ischurie* quand la miction se fait goutte à goutte, — *strangurie* enfin quand l'écoulement du liquide ne peut plus du tout s'effectuer.

En même temps qu'il est altéré dans sa force et dans sa grosseur, le jet présente des modifications dans sa forme : il peut être aplati, bifurqué, en pomme d'arrosoir, tortillé en vrille, etc. Ces caractères sont précieux en ce sens qu'ils imposent l'attention du chirurgien sur l'état de l'urèthre, mais il ne faudrait pas en revanche les considérer comme des signes pathognomoniques d'un rétrécissement organique : une congestion physiologique du corps spongieux, un engorgement de la prostate, une tuméfaction de la muqueuse, l'agglutination des lèvres du méat, etc., peuvent provoquer, accidentellement ou d'une façon plus ou moins persistante, ce phénomène.

Un fait plus significatif est le suivant : après la miction, il reste dans le canal en arrière du rétrécissement une certaine quantité d'urine, quelques gouttes d'ordinaire, qui s'écoule consécutivement. Parfois le malade, après la miction, presse, au niveau du périnée, le canal d'arrière en avant pour en exprimer l'urine ; et malgré cette manœuvre il s'écoule encore quelques gouttes après qu'il a rentré sa verge.

Certains malades sont obligés, pour pisser, de se livrer à des efforts violents qui n'ont même quelquefois d'autre résultat que l'émission de quelques gouttes d'urine. Il arrive que ces efforts provoquent l'expulsion de gaz et de matières en dehors de la volonté ; on a même vu se produire des hernies.

Au lieu de la rétention plus ou moins complète, on peut observer l'*incontinence*. La région profonde de l'urèthre est distendue par l'urine que la vessie pousse de temps en temps, au dehors à travers le col dont la contractilité est d'ailleurs affaiblie, et le liquide accumulé en arrière du rétrécissement s'écoule incessamment goutte à goutte à travers ce dernier.

**2° *Phénomènes douloureux*. — Ils consistent dans une sensation de chaleur, de picotement, de cuisson, ou de douleur véritable, et que le malade rapporte le plus souvent à la région profonde de l'urèthre. Mais le siège de ces sensations pénibles est variable : certains malades les éprouvent au niveau du gland, au-dessus des pubis, au niveau des vésicules séminales ou du rectum, d'où des ténesmes souvent très-pénibles ; parfois la sensation douloureuse se propage le long du cordon, vers le testicule ou vers l'aine. Ces douleurs sont exaspérées par le froid, par un écart de régime, un excès de coït, une fatigue, etc.

**3° *Écoulement uréthral, blennorrhée*. — Nous avons vu qu'en arrière du rétrécissement, la muqueuse était le siège d'une phlegmasie et le point de départ d'un écoulement. Celui-ci est puriforme, d'une abondance très-variable, non pas seulement suivant les individus, mais encore pour le même malade suivant un nombre infini de circonstances parmi lesquelles nous signalerons seulement les écarts de régime, les excès de coït, la fatigue, le froid humide, l'ingestion de substances irritantes.

Ces écoulements persistent d'ailleurs après la guérison du rétrécissement, et cela n'a rien qui doive étonner, puisqu'ils sont entretenus par une lésion de la muqueuse qu'il est nécessaire de modifier pour tarir la blennorrhée. L'altération n'occupe pas seulement la surface libre de la muqueuse ainsi que le fait remarquer Civiale : elle s'est propagée aux conduits excréteurs des glandes, aux canaux éjaculateurs. Et l'on comprend qu'il soit parfois très-difficile de venir à bout d'un état pathologique aussi invétéré.

**4° *Hématurie*. — Elle peut avoir pour point de départ l'urèthre au niveau de la muqueuse altérée ; mais le plus souvent il s'agit d'une hémorrhagie de la muqueuse vésicale ayant pour cause la surdistension de la vessie par l'urine accumulée.

**5° *Urines catarrhales*. — Cet état des urines qui est la règle dans les rétrécissements anciens, est une manifestation de l'inflammation chronique de la muqueuse vésicale. Celle-ci est amenée par les propriétés irritantes qu'acquiert l'urine en se décomposant par suite de sa stagnation. Mais ses principales causes, seraient, d'après Civiale, la difficulté progressivement croissante de l'expulsion de l'urine, et les efforts continuels que la vessie est obligée de faire pour vaincre l'obstacle.

6º Les *hémorrhoïdes* et le *prolapsus de la muqueuse rectale* apparaissent consécutivement aux efforts violents que font certains malades pour vider leur vessie.

7º *Troubles des fonctions génitales: Impuissance, stérilité.* — Les *érections* ne sont pas normales chez les individus atteints de rétrécissements. Ces impuissances sont de trois ordres: tantôt l'érection est gênée par la trame fibreuse qui bride la verge ; tantôt le sang n'arrive pas dans un groupe plus ou moins étendu d'aréoles du tissu érectile ; tantôt enfin il convient de mettre en cause l'inflammation de la muqueuse uréthrale, dans la région profonde de l'urèthre qui est un point de départ fort important des réflexes génitaux.

La *fécondation* est aussi plus ou moins empêchée : d'abord par suite de l'obstacle apporté à l'éjaculation, car le sperme, au lieu d'être projeté en jet, ne s'écoule qu'en bavant ; et aussi parce que l'inflammation de l'urèthre se propage aux voies séminales, et qu'il survient une altération de la sécrétion testiculaire.

L'*éjaculation* enfin est souvent douloureuse.

C. — *Exploration de l'urèthre.*

Les divers troubles fonctionnels que nous venons de passer en revue provoquent dans l'esprit du chirurgien l'idée d'un rétrécissement, mais ils ne permettent pas à eux seuls d'affirmer l'existence d'une coarctation ; encore moins suffisent-ils pour en déterminer la nature, le siège, le nombre, l'étendue. L'exploration directe du canal est pour cela indispensable.

Divers moyens ont été mis en usage : la sonde tout d'abord,

Mais c'est là un instrument défectueux pour cet usage, car elle ne permet guère d'apprécier les obstacles qu'elle rencontre. Elle pourrait même, si l'on n'y prenait garde, faire croire à des rétrécissements qui n'existent pas.

« De ce que l'instrument ne pénètre pas aisément, dit Civiale, faut-il en conclure que des rétrécissements existent ? Bien souvent on agit de la sorte, et c'est pour avoir porté ces jugements trop précipités qu'on a soumis nombre de malades à des traitements dont ils n'avaient nul besoin. Cette vérité n'est pas assez sentie. On voit à chaque instant des chirurgiens, même très-habiles, mais peu exercés au cathétérisme, se laisser aller à des manœuvres hasardées, qui occasionnent de grands désordres dans l'urèthre, et, ne pouvant arriver dans la vessie, admettre des rétrécissements qui n'existent pas. Les manœuvres de l'exploration, et celles qu'on exécute pour combattre les coarctations supposées, deviennent à leur tour une cause fréquente de rétrécissements, et le malade, dont l'urèthre était libre, dont les souffrances dépendaient d'une lésion souvent fort éloignée du canal, ne trouve dans leur emploi que la maladie dont on se proposait de le guérir. »

L'exploration de l'urèthre en vue d'établir le diagnostic d'un rétrécissement, doit être faite à l'aide d'instruments spéciaux.

Nous n'avons pas l'intention d'examiner ici tous ceux qui ont été proposés. Le nombre de ceux qui sont réellement utiles est très-restreint.

1° *Bougie à boule, à tête conique, à tête olivaire.* — C'est de beaucoup le meilleur instrument d'exploration. Il se compose d'une bougie en gomme élastique terminée par un cône de

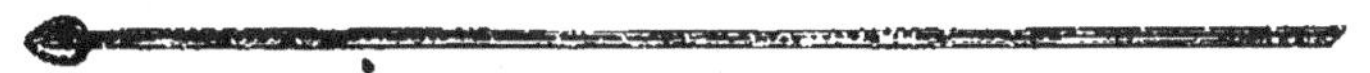

Fig. 39.

longueur et de volume variables (fig. 39). C'est au centre de la base du cône, qu'adhère la tige. Les grosses sont pleines ; mais les petites, comme elles n'offriraient pas une rigidité suffisante, sont creuses, ce qui permet d'introduire un mandrin dans leur axe.

Après que l'extrémité a dépassé le rétrécissement, on éprouve en la retirant une légère résistance, vite et très-facilement vaincue d'ailleurs, et qui indique que la coarctation vient d'être franchie de nouveau, mais en sens inverse. Quelques chirurgiens craignent que dans cette dernière manœuvre, on ne soit exposé à léser la muqueuse au niveau du rétrécissement, car les bords de la base du cône ne doivent pas être très-mousses. Aussi se servent-ils plus volontiers de la tête *olivaire.* Celle-ci est peut-être moins offensive, mais les sensations qu'elle transmet, en revanche, sont moins nettes.

On s'est aussi quelquefois servi de boules *sphériques ;* mais elles sont très-peu usitées, car elles n'offrent aucun avantage spécial.

Quelle que soit la forme de boule qu'on adopte, on doit avoir un jeu de sondes exploratrices à têtes de plus en plus grosses : depuis 1 ou 2 millimètres jusqu'à 7 millimètres, c'est-à-dire du n° 3 au n° 21 de la filière Charrière.

Quant à la manière de pratiquer l'exploration, elle est loin d'être indifférente : c'est ici surtout qu'il n'y a point de petits détails. Le cathétérisme, en général, est une opération très-délicate qui exige à la fois sûreté de main, délicatesse tactile, douceur, etc. Mais ces conditions sont ici particulièrement indispensables, car il s'agit ici d'un urèthre pathologique, et l'on se propose en outre, non plus seulement de le parcourir, mais encore d'en déterminer exactement l'altération dans sa nature, son degré, son étendue, etc.

Et tout d'abord doit-on, à l'exemple d'un assez grand nombre de chirurgiens, fort compétents d'ailleurs, commencer par l'introduction d'un instrument de gros calibre, en essayant de passer successivement des n°ˢ de plus en plus faibles ? Nous préférons, quant à nous, suivre la pratique de Phillips, qui débutait par une bougie de petit volume. « Si elle arrive dans la vessie sans avoir rencontré un obstacle, on la retire, et on la remplace par une plus grosse. Bien qu'elle n'ait rien appris sur l'existence du rétrécissement, elle a déjà fait connaître le degré de sensibilité du canal, et elle a servi à rassurer le malade, qui redoute toujours la première introduction d'un intrument. ›

Le malade étant couché sur le dos, le chirurgien, placé à sa droite, prend la verge de la main gauche comme pour le cathétérisme ordinaire. De la main droite on introduit dans l'urèthre un explorateur de petit diamètre, qu'on aura d'abord huilé. Mieux encore : on aura préalablement poussé avec lenteur une injection d'huile dans le canal. On aura soin de ne pousser la bougie qu'avec lenteur : on ne perdra ainsi aucune des sensations transmises par l'instrument, et celui-ci d'autre part pénétrera plus aisément.

Si la bougie arrive sans obstacle dans la vessie, on en prend une dont la grosseur de la boule soit proportionnée à la largeur du méat. On la pousse lentement : à un moment donné, on perçoit une résistance ; on insiste alors pour la faire, avancer, mais en prenant garde de ne pas déployer trop de force. Le degré d'impulsion à donner est bien difficile à exprimer exactement, cela se conçoit. Sans être absolument vraie, l'indication suivante qu'on en a donnée, représente une approximation assez satisfaisante : quand les ongles des doigts qui poussent l'instrument, commencent à pâlir, on est sur l'extrême limite de la force à déployer sans imprudence.

On est arrêté par le rétrécissement, c'est le moment de déterminer le siège de celui-ci. On a conseillé pour cela de poser l'ongle du pouce sur la bougie, contre le méat, et de retirer celle-ci : la distance entre ce point et l'extrémité de la bougie indique bien en effet à peu près le point du canal où siège la coarctation. Mais ce procédé expose à des erreurs ; car la longueur de la portion mobile de l'urèthre est éminemment variable suivant les individus, les tractions exercées sur la verge pendant l'exploration, l'état de demi-érection provoqué par l'opération, etc. Mieux vaut, l'instrument maintenu en place, reconnaître le relief de l'olive à travers les téguments. Le chirurgien doit toujours savoir à quel point du canal correspond le point des tissus extérieurs a travers lesquels il sent la boule exploratrice. La portion spongieuse de l'urèthre étant le siège d'élection des rétrécissements, cet expédient suffira presque toujours. Dans les cas peu fréquents où la coarctation siégerait plus profondément, au lieu de mesurer la distance comprise entre l'obstacle et le méat, on ferait toujours mieux de mesurer celle qui est comprise entre l'obstacle et le point où l'urèthre devient accessible à la palpation. Pour cela, l'instrument maintenu en place, on applique l'ongle du pouce sur la sonde, contre le méat. La pulpe des doigts index et médius de l'autre main est appliquée extérieurement sur le canal. On retire lentement la sonde : la boule exploratrice est reconnue au passage ; on cesse de retirer l'instrument, et l'on mesure la distance. comprise entre le point qui correspond au méat et celui sur lequel presse toujours l'ongle du pouce. On arrive ainsi à déterminer exactement le *siège* de l'obstacle.

Quant au *degré* de l'étroitesse, il est mesuré par le diamètre de la boule qui s'y engage exactement. Après avoir retiré la bougie dont on vient de se servir, on en introduit successivement d'autres, de plus en plus petites jusqu'à ce qu'on arrive à celle qui franchit le défilé. Celle-ci fournit des sensations qu'il est très-important d'enregistrer : on rencontre d'abord une résistance toujours au même point ; mais le léger effort qui avait été jusqu'ici infructueux amène cette fois un résultat : on sent l'extrémité de la sonde serrée dans l'angustie. On pousse encore, et l'on éprouve un petit ressaut, après lequel l'instrument redevient libre (la tige ayant un diamètre inférieur à celui de la base du cône). Si l'on retire lentement l'instrument, on éprouve, au niveau du point où a eu lieu le ressaut, une résistance ; en insistant on fait s'engager de nouveau la boule qui est de nouveau serrée. Si l'on retire encore à soi, toujours lentement, on éprouve une sensation de frottement, puis de dégagement. L'espace parcouru par la boule avant de redevenir libre, pendant qu'elle fournit la sensation de frottement, représente *l'étendue* de l'angustie ; le n° de la boule ou son diamètre en représente le degré d'étroitesse.

Parfois, en arrière d'un premier rétrécissement il s'en trouve un second, ordinairement plus étroit. La boule qui a franchi le premier se trouve alors arrêtée par le second. Les manœuvres précédentes appliquées à celui-ci permettront d'en déterminer de même le *siége*, la *longueur* et le *degré* d'étroitesse.

Mais de ce que la boule est arrêtée en un point quelconque de l'urèthre, il ne faut pas, bien entendu, se hâter de conclure à l'existence d'un rétrécissement. L'instrument s'arrête fréquemment au niveau du cul-de-sac du bulbe. On doit alors retirer un peu la sonde ; de la main restée libre, on presse le périnée de façon à effacer le cul-de-sac, et alors on reprend le mouvement de progression. Au besoin, on introduit, dans la tige de l'instrument, un mandrin auquel on donne une courbure appropriée ; on pénètre alors facilement dans la portion membraneuse.

Pour les cas où l'on a lieu de croire que le rétrécissement n'occupe qu'une partie de la circonférence de l'urèthre, Voillemier se servait « d'une bougie terminée par la moitié d'un cône coupé dans sa longueur. On la tourne entre les doigts de manière à mettre successivement tous les côtés du canal avec l'arête de la boule, et il est facile de constater la paroi sur laquelle siége le rétrécissement. »

2° *Stylets métalliques de Bell*. — Ce sont des stylets métalliques terminés par une petite boule sphérique. Ils n'ont aucun avantage sur l'instrument précédent, et présentent plusieurs inconvénients qui doivent les faire rejeter pour l'exploration particulièrement de la portion fixe du canal : ils ne fournissent plus alors, surtout dans les cas de brièveté du ligament suspenseur, aucune sensation nette.

3° *Bougies de cire molle*. — Beaucoup trop vantée au début,

la bougie de cire molle est aujourd'hui généralement abandonnée comme inutile, excepté pour quelques · cas spéciaux.
Introduite dans le canal, et maintenue poussée contre la coarctation, elle en rapporte l'empreinte. Théoriquement ce procédé paraît supérieur aux autres ; mais, en pratique il faut
bien en rabattre, car les empreintes qu'elle rapporte sont très-
peu nettes, et de plus elles sont infidèles, car en retirant l'instrument, l'extrémité moulée se déforme contre les parois qu'elle
parcourt. Elle peut cependant rendre des services pour compléter ou contrôler le diagnostic établi d'abord par les bougies
à boule.

3° *Bougie exploratrice de Ducamp.* — Nous ne ferons que la
signaler, son mode d'emploi étant compliqué, et les résultats
qu'elle fournit étant insuffisants et infidèles.

4° *Crête uréthrale d'Amussat.* — Elle est très-peu employée
parce qu'elle ne présente pas d'avantage bien démontré, et
qu'on risque avec elle de léser l'urèthre. Elle se compose essentiellement d'une canule dans laquelle est passé un mandrin soudé par son extrémité vésicale sur le bord d'une sorte
de lentille. Cette dernière obture l'orifice correspondant de
la canule pendant l'introduction. Après qu'on a dépassé le rétrécissement, si l'on imprime au mandrin un mouvement déterminé de rotation, ce mouvement a pour conséquence de
porter en dehors de l'axe de la canule le centre de la lentille,
laquelle déborde maintenant, formant sur le côté une sorte
d'onglet avec lequel on accroche « la plus légère bride ».

5° On peut, dans certains cas spéciaux, se servir de bougies
molles auxquelles on peut imprimer une courbure déterminée
que l'on fixe au moyen d'une couche de collodion (*bougies tor-
tillées*, etc.).

6° D'autres instruments ont encore été proposés, nous citerons seulement l'explorateur à ampoule de Béniqué, etc.

7° L'*Endoscope* de Desormeaux. — Cet instrument (fig. 40)
très-ingénieux est loin de rendre les services qu'on semble pouvoir en attendre à première vue : il ne laisse voir à la fois qu'un

faible segment de muqueuse; il ne peut donner aucun renseignement sur l'étendue, la nature, la consistance, le trajet du.

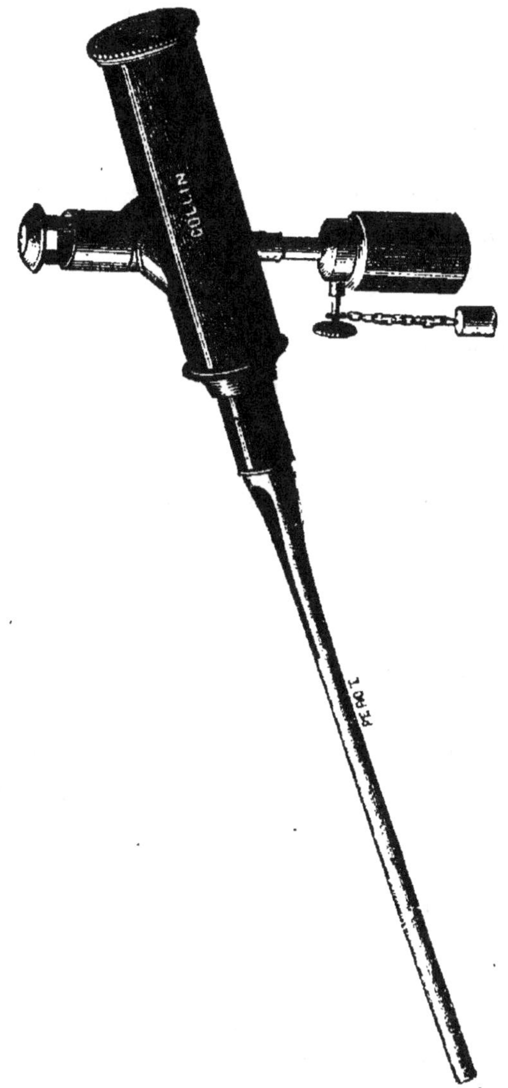

Fig. 40.

rétrécissement; tout au plus pourrait-il découvrir l'orifice antérieur, et encore cela n'avancerait pas à grand chose dans la

plupart des cas. Ajoutons que son maniement est difficile et son emploi douloureux pour le patient.

Traitement. — Les nombreux moyens proposés contre les rétrécissements de l'urèthre peuvent être tous rapportés à l'une des méthodes suivantes :

1° *Dilatation progressive :* — *A. dilatation temporaire* — B. *Dilatation permanente ;*

2° *Divulsion (Dilatation rapide, brusque, forcée) ,*

3° *Uréthrotomie interne ;*

4° *Cautérisation ;*

5° *Électrolyse ;*

6° *Uréthrotomie externe ;*

7° *Excision du rétrécissement.*

1° *Dilatation progressive.*

La dilatation progressive est une méthode de traitement qui consiste à introduire graduellement dans le canal de l'urèthre coarcté, des bougies d'un diamètre de plus en plus grand.

L'intervalle compris entre deux séances est variable, variable aussi le temps pendant lequel la bougie est laissée dans l'urèthre après chaque introduction. L'instrument est-il retiré immédiatement, ou seulement après un espace de temps qui peut varier entre quelques minutes et quelques heures, dans un cas comme dans l'autre la dilatation est *temporaire.* Elle est *permanente* si la bougie est laissée à demeure, si le chirurgien ne la retire qu'à la séance suivante pour en placer une autre d'un diamètre supérieur, laquelle à son tour sera également laissée à demeure. De là deux procédés de dilatation progressive : la dilatation progressive *temporaire* et la dilatation progressive *permanente.*

A. — *Dilatation progressive temporaire.* — La dilatation progressive temporaire se fait avec des bougies en *gomme élastique,* qu'il faut avoir soin de choisir très-lisses et très-souples, et à bout olivaire. S'il s'agit de rétrécissements très-étroits et très-difficiles à franchir, cette souplesse de l'instrument constitue momentanément une infériorité : il faut alors avoir recours aux *bougies de baleine*. Mais on revient aux bougies de gomme élastique, aussitôt que la coarctation est assez dilatée pour rendre possible l'usage de celles-ci. On passe alors dans le canal des diamètres, progressivement plus forts, jusqu'à ce qu'on ait restitué à l'urèthre son calibre normal. Aussitôt que ce calibre est devenu suffisant pour permettre l'introduction de *bougies Béniqué* en étain (3 ou 4 millimètres), un assez grand nombre de chirurgiens ont l'habitude de substituer, pour l'achèvement de la cure, l'emploi de ces dernières à celui des bougies élastiques.

Les règles pour l'introduction des bougies élastiques sont celles qui président à l'introduction de l'explorateur à boule et des sondes élastiques. Une recommandation seulement, qui ne saurait être trop répétée, c'est qu'il faut *procéder avec douceur et lenteur.*

Comme il ne s'agit pas ici d'effectuer une distension mécanique, une dilatation rapide, la première introduction doit être faite avec une bougie inférieure au diamètre du rétrécissement. Si la bougie est arrêtée, on ne cherchera pas à la faire pénétrer par un mouvement de bascule : bonne pour les instruments rigides, cette manœuvre aurait ici pour unique effet de courber la tige souple sans la faire progresser. Il ne faut pas non plus la retirer et la repousser alternativement : on titille ainsi l'urèthre, et cet expédient n'a généralement d'autre résultat que de provoquer ou d'exaspérer le spasme au niveau de l'obstacle.

Les mouvements de torsion ont souvent le même inconvénient.

On doit pousser la bougie sur la coarctation, et l'y maintenir pendant un temps variable, au bout duquel elle passe avec la plus grande facilité.

Une fois introduite, la bougie doit-elle être retirée immédiatement ou seulement au bout d'un certain laps de temps? Chacune des deux manières de procéder est préconiséepar des chirurgiens très-compétents.

Ainsi, notamment, tandis que Thompson, Béniqué recommandent de retirer immédiatement l'instrument, Civiale, Phillips, Nélaton, Reliquet conseillent de le laisser un espace de temps variable, mais d'ailleurs assez court: de deux ou cinq minutes à un quart d'heure. D'autres chirurgiens enfin se contentent en général du passage sans séjour, mais ils dérogent dans certains cas à cette habitude; voici comment Guyon s'exprime à ce sujet: « Si on trouve que la dilatation ne marche pas, qu'au lieu de gagner du terrain on reste plusieurs jours de suite au même numéro sans pouvoir augmenter le calibre des bougies, à moins d'employer la force et de s'exposer à des accidents, alors on peut avoir recours à un autre moyen, à savoir le *séjour*. Je suis convaincu, contrairement à l'opinion de Thompson entre autres, qu'un séjour de quelques minutes, même d'une demi-heure, permet de franchir plus rapidement les étapes qu'on ne peut le faire lorsqu'on s'astreint à retirer immédiatement les bougies. Nous avons des exemples nombreux de l'utilité qu'il y a à laisser séjourner un peu la bougie. Les avantages de ce séjour peuvent se constater ou bien le jour même, dès le retrait de la bougie qui a séjourné, et qui était jusqu'alors la bougie maxima, ou bien le lendemain. »

Après avoir cité ces lignes, Curtis ajoute : « Nous croyons, jusqu'à preuve du contraire, que la dilatation sans séjour, tout en étant suffisamment efficace dans nombre de cas simples et non invétérés, l'est cependant à un moindre degré que la dilatation mixte avec addition de l'élément séjour, à dose plus ou moins forte. Et comme c'est un fait acquis de l'expérience de tous les observateurs que la *durée* des résultats fournis par la dilatation est *en raison inverse de la rapidité* avec laquelle celle-ci s'effectue, nous croyons qu'on devra faire usage de la dilatation temporaire sans séjour des bougies, toutes les fois que le rétrécissement paraîtra vouloir céder à l'emploi de ce moyen, et qu'on ne devra faire appel à l'élément séjour que lorsque le rétrécissement opposera de la résistance à la dilatation. »

On ne doit introduire un numéro supérieur que si le dernier numéro qu'on a passé franchissait l'obstacle sans peine. Si l'on introduisait de force une bougie de trop gros calibre, on perdrait du terrain, il faudrait reprendre des numéros inférieurs.

Il ne faut pas, dans la croyance qu'on irait ainsi plus vite, franchir plusieurs numéros. On doit s'astreindre à marcher graduellement. Béniqué avait même fait graduer ses bougies au 6° de millimètre ; la progression était ainsi insensible en quelque sorte. En revanche, il lui arrivait souvent d'introduire plusieurs bougies successivement dans la même séance.

Avec les bougies au 1/3 de millimètre il est plus sage de es contenter d'une seule introduction, réservant toujours pour la séance suivante le passage du numéro immédiatement supérieur. Il s'en faut que cette lenteur apparente fasse perdre du temps, comme on serait tout d'abord tenté de le croire.

Si, avant d'être arrivé à un numéro suffisamment élevé, le méat urinaire était trop étroit, il ne faudrait pas tenter de la dilater, il faudrait l'inciser.

Pour ce qui est de la fréquence des séances, « on ne les répétera tous les jours, dit Béniqué, qu'en l'absence de toute irritation ; à la moindre apparition de ce symptôme, on laissera reposer le malade ». A ce point de vue encore il ne faut pas, croyons-nous, aller trop vite. Dans un canal qui semble peu irritable, on peut à un moment donné provoquer ainsi une irritation qui commande d'interrompre le traitement, ce qui est toujours plus ou moins fâcheux. Le plus souvent on pourra faire une séance tous les deux jours ; chez certains malades à canal irritable, il faut espacer davantage les séances, et c'est alors au chirurgien d'apprécier quelle conduite il doit tenir suivant le cas particulier.

La dilatation sera tenue pour suffisante quand on introduira

facilement dans l'urèthre une bougie de 7 millimètres, (n° **21**
de la filière Charrière.)

Pour prévenir la récidive le malade devra prendre des soins
consécutifs consistant dans l'introduction périodique d'une
bougie dont le chirurgien lui apprendra à se servir.

Le choix de la bougie et la répétition des séances ne laissent
pas que d'être importantes, et nous ne saurions qu'approuver
fort les conseils suivants donnés par Curtis : « Le malade
devra donc se munir d'une bougie molle, bien souple, d'un
calibre inférieur de deux ou trois numéros à celui de la bougie dont l'introduction a terminé le traitement (ce point est
important), car, quelqu'efficacement qu'on ait pratiqué la
dilatation, *toujours les parois du canal reviennent un peu sur
elles-mêmes après la cessation du traitement.* Cette bougie, il
devra la passer à travers l'urèthre, d'abord tous les 4 ou 5
jours, pendant une ou deux semaines, puis une fois par
semaine, une fois tous les quinze jours, et finalement, il suffira qu'il conserve l'habitude de l'introduire une fois par
mois. »

Malheureusement il est excessivement rare que le malade
s'astreigne à suivre ces conseils ; « mais la faute en sera à *son
incurie,* et le chirurgien aura fait son devoir. » (Curtis.)

B° — *Dilatation permanente.* — Elle consiste à introduire
et laisser à demeure un instrument dans l'urèthre.

Cette méthode peut présider au traitement tout entier, et
alors, au bout d'un temps variable, un, deux, ou trois jours,
on enlève la première bougie pour lui en substituer une plus
grosse qui restera à demeure à peu près ce même temps. On
continue ainsi en augmentant graduellement le calibre des
sondes jusqu'à ce que la cure soit finie.

Le plus souvent, la première sonde laissée à demeure une
fois retirées, on abandonne la dilatation permanente pour la
dilatation temporaire, l'uréthrotomie, la divulsion, l'électrolyse. On a voulu seulement obtenir, par le séjour de la sonde,
un trajet permettant le passage des instruments qu'on se

proposait d'employer pour le traitement proprement dit.

On peut se servir indistinctement d'une sonde ou d'une bougie. C'est ordinairement une bougie qu'on emploie, parce qu'on ne peut pas, contrairement aux bougies, utiliser des sondes de trop petit calibre. La question de la miction n'est pas d'ailleurs de nature à empêcher ce choix : tous les chirurgiens savent qu'au bout de peu de temps, quelques heures au plus, le malade urine par dessus la bougie.

La bougie doit être naturellement d'une très-bonne fabrique, excessivement souple, lisse et polie, pour éviter à la fois l'érosion de la muqueuse et l'incrustation de l'instrument.

Quel que soit l'instrument introduit, le mieux est de laisser celui-là à demeure quand le cathétérisme aura été laborieux, et si l'on prévoit qu'une nouvelle introduction serait difficile. Dans le cas contraire, on lui substitue l'instrument que l'on juge le plus convenable pour le cas particulier.

La sonde ou la bougie qu'on place à demeure doit toujours avoir un calibre un peu inférieur à celui du rétrécissement ; car ce n'est pas un cathétérisme forcé qu'il s'agit de faire ici.

L'extrémité vésicale ne doit pas dépasser le col, et le mieux est encore qu'elle ne l'atteigne pas : on évite ainsi une irritation de la muqueuse vésicale qui aboutit souvent à des inflammations ou à des ulcérations.

Quant à l'écoulement qui survient au bout de deux, trois ou quatre jours, il n'y a pas lieu de s'en préoccuper, à moins qu'il ne fût très-abondant et lié à une inflammation intense du canal, ce qui est très-rare.

2° *Divulsion.*

La *divulsion* (*dilatation rapide, brusque, forcée*) est une méthode qui comprend un grand nombre de procédés. Nous ne décrirons bien entendu que les principaux.

Procédé de Mayor : Dilatation par le cathétérisme simple et forcé. — Le chirurgien de Lausanne se servait d'une série de 6 cathéters. Le n° 1 avait 4 millimètres de diamètre, et le n° 6 avait 9 millimètres ; en sorte qu'il y avait entre chaque numéro 1 millimètre de différence. Il avait en outre un 7° cathéter qui résumait toute la série, en ce sens qu'il était conique et présentant un diamètre graduellement croissant depuis l'extrémité vésicale où il était de 4 millimètres jusqu'à l'extrémité opposée où il était de 9 millimètres.

Toutes les bougies étaient successivement introduites de force : « Plus le rétrécissement est prononcé et opiniâtre, en d'autres termes plus l'urèthre présente de difficultés au cathétérisme et à la libre excrétion des urines, plus aussi j'ai soin de m'armer d'un cathéter de plus en plus volumineux. » Cet étrange principe de la méthode suffirait à la faire juger. Ce qui se produit au contraire en pareil cas, on ne saurait plus brièvement et plus clairement le montrer que ne l'a fait Voillemier : « Quand le rétrécissement, dit-il, est étroit et résistant, son ouverture n'est point modifiée ; elle se trouve au centre d'une sorte de cupule formée aux dépens des parois de l'urèthre par l'extrémité arrondie et volumineuse de la sonde. Il résulte de cette disposition que, si l'on enfonce l'instrument avec force, on refoule en arrière le rétrécissement tout entier, en déterminant au-devant de lui une déchirure circulaire de l'urèthre. » — « Plus fréquemment le bout arrondi de la sonde, ne pouvant entamer le rétrécissement, glisse sur ses côtés et produit une fausse. » (Voillemier.) En somme donc, par cette méthode, au lieu de dilater le rétrécissement, on ne fait d'ordinaire que déchirer brutalement et aveuglément l'urèthre. Aussi le bruit qui s'est fait autour d'elle a-t-il été suivi d'un abandon complet et définitif.

En opposition avec celui-ci, les autres procédés de divulsion que nous allons décrire ont pour principe l'introduction préalable à travers le rétrécissement d'un instrument auquel on imprime alors une expansion brusque ou graduelle, ayant pour résultat la dilatation brusque de la coarctation avec ou sans rupture.

Dilatateur de Perrève. — C'est une bougie composée de deux lames métalliques, qu'à l'aide d'un mandrin cylindrique poussé entre elles, on peut écarter, excepté à leur extrémité vésicale où elles sont solidement unies. Cet instrument est conique et présente la forme d'une sonde à bec court et à petite courbure; il a une longueur de 30 centimètres.

L'instrument porté dans le canal, et son bec ayant dépassé le rétrécissement, on pousse dans l'axe le mandrin. L'expansion des lames se fait directement de dedans en dehors. Au lieu d'introduire d'emblée le mandrin suffisamment gros pour restituer à l'urèthre son calibre normal, Perrève faisait plusieurs séances, imprimant chaque fois aux lames un écartement plus considérable.

Dilatateurs de Michéléna, Montain, Rigaud. — Ici encore ce sont deux lames; mais leur écartement s'effectue par un mécanisme différent. Réunies, les deux lames forment un cathéter creux dont les

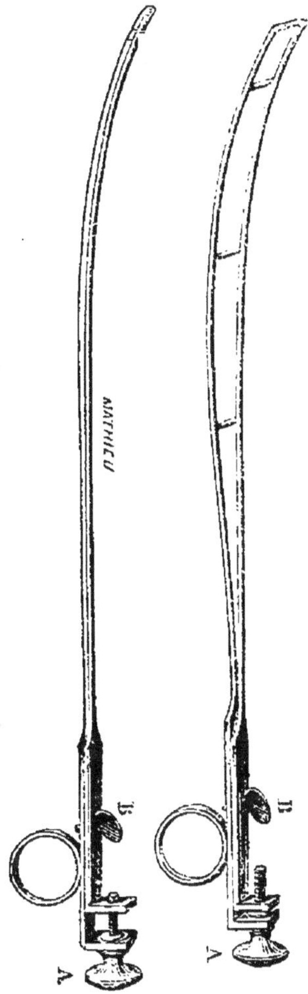

Fig. 41.

deux moitiés sont reliées par de petites languettes métalliques dont chacune est articulée par ses extrémités à l'une et à l'autre de ces moitiés de l'instrument. Il en résulte que, si l'on fait glisser une valve sur l'autre, on les fait en même temps s'écarter, parce qu'on redresse ainsi les petites languettes qui

relient les deux valves. Ces instruments sont donc défectueux en ce sens que l'écartement des lames ne peu s'effectuer
sans un glissement en sens inverse, lequel est douloureux et
offensif pour le canal.

Procédé de Holt. — Holt, de Westminster, se sert d'un instrument semblable à celui de Perrève ; seulement au lieu de
faire plusieurs séances, comme le faisait Perrève, il pousse
d'emblée dans l'instrument un mandrin assez gros pour obtenir,
du premier coup, une dilatation de 7 millimètres (n° 21 de la
filière Charrière). Cette manière de procéder est bien préférable ; car avec les séances répétées on agit sur un rétrécissement enflammé par la première ou les premières divulsions.

Holt a d'ailleurs fait subir à l'instrument quelques modifications heureuses. Il se sert d'un mandrin plus mince à son
extrémité, afin de pouvoir plus facilement le retirer. Il l'a fait
faire en même temps plus gros : de cette façon, comme il déborde les valves de chaque côté, il opérerait, d'après ce chirurgien, une certaine dilatation sur les parois du canal.

« Cette opération détermine une hémorrhagie qui continue
pendant quelques heures, rarement plus de 24 heures, et qui
est peu considérable. Le jet est considérablement augmenté,
et, contrairement à ce qu'on pourrait attendre, il n'existe ni
frisson ni fièvre. M. Holt passe un n° 10 (n° 21 de la filière
française) le second jour après l'opération, puis le 5e ou le 6e
jour, puis une fois par semaine pendant 2 ou 3 semaines ;
puis une fois tous les quinze jours ; puis enfin une fois par
mois. Pendant les 3 ou 4 premiers mois la tendance à la récidive ne paraît pas très-considérable ; plus tard il est pro-
bable qu'il en est de même qu'après la dilatation ordinaire. Grâce
à la complaisance de M. Holt, j'ai eu il y a plusieurs années,
l'occasion de surveiller avec soin et d'examiner six cas opérés
ainsi par lui à l'hôpital. Dans un cas seulement, se sont produits
des symptômes fébriles très-légers qui ont disparu en moins
de 48 heures. Ces résultats sont plus favorables que je ne l'au-
rais cru *à priori*. Il y a un fait digne d'être noté, c'est que la

rupture complète d'un rétrécissement semble, dans certains cas, être moins sujette à produire des frissons et les autres symptômes généraux de la fièvre uréthrale, que le simple cathétérisme. Ce dernier, porté seulement à un numéro de la filière plus élevé que la limite marquée, produit dans certains cas des symptômes généraux graves et beaucoup de douleur, quoique la force nécessaire à la rupture, exercée de dedans en dehors et par un instrument plus'volumineux, ne soit suivie d'aucun de ces symptômes. » (Thompson.)

Procédé de Thompsom : over distension. — Préoccupé de ce fait que le méat normal ne laisse pas passer des instruments d'un plus gros calibre que les numéros 21 ou 23, tandis que d'autre part le calibre normal de l'urèthre au point où siègent d'habitude les rétrécissements, peut-être représenté par les numéros de 26 à 30. Thompson se sert pour pratiquer la divulsion, d'un instrument qui se compose, comme les précédents de deux lames susceptibles d'être écartées après qu'on a fait pénétrer le dilatateur fermé à travers le rétrécissement. Seulement l'écartement des lames ne s'effectue qu'au niveau de la coarctation : le méat n'est plus dès lors un obstacle à une expansion des lames suffisante pour arriver au but que se propose Thompson, et qui est de « distendre outre mesure ou rompre » le rétrécissement. Le mécanisme de cet instrument permet d'imprimer à volonté aux lames une expansion complète, brusque, ou une expansion qui ne s'effectue que graduellement dans un espace de temps de 7 à 10 'minutes par exemple. C'est ce dernier mode qu'emploie généralement le chirurgien anglais, et alors il a recours à l'anesthésie chloroformique.

Divulseur cylindrique de Voillemier. — Dans tous les procédés que nous venons de passer en revue, la distension forcée du rétrécissement est obtenue au moyen de l'écartement de deux valves dont l'action s'exerce en deux points opposés. Avoir « un instrument dont on pût augmenter le volume tout en lui conservant sa forme cylindrique, afin que son action fût répartie également sur tous les points de la circonférence de l'urèthre », tel est le problème dont Voillemier s'est attaché à réaliser la solution. L'autorité du chirurgien, les résultats obtenus du procédé imposent l'attention. Nous laisserons donc la parole à Voillemier :

« Cet instrument que j'appellerai *divulseur cylindrique* (fig. 42) se compose : 1° d'un conducteur formé de deux petites lames d'acier, soudées à leur extrémité vésicale, dans l'étendue de 4 centimètres, et courbées dans cette partie comme une sonde. Ces lames sont très-minces, planes en dedans et convexes en dehors, de façon que, réunies, elles forment un petit cathéter fendu dans sa longueur, et dont le diamètre n'est que de 2 millimètres ; 2° d'un mandrin se terminant par une extrémité conique, et portant sur son talon, un bouton plat. Ce mandrin est plein et cylindrique dans toute sa longueur; deux de ses côtés opposés sont creusés d'une gouttière longitudinale, plate peu profonde, destinée à recevoir les lames du conducteur qui la remplissent entièrement. Les bords de la gouttière étant légèrement rapprochés,

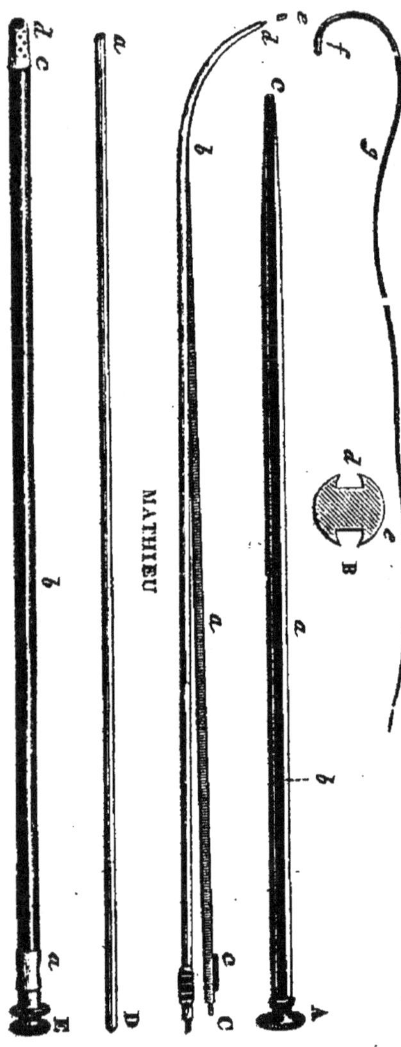

Fig. 42.

la transforment en une véritable rainure, en queue d'aronde, d'où les lames du conducteur ne peuvent s'échapper une fois qu'elles y sont engagées. Quand l'instrument est armé, il est parfaitement cylindrique.

« Le conducteur ne varie pas de volume : on peut lui adapter des mandrins de toute grosseur; mais celui dont je me sers habituellement a 7 millimètres $^2/_3$ de diamètre.

« La manœuvre opératoire est des plus faciles : on commence par introduire le conducteur jusque dans la vessie; cela fait, on écarte un peu ses deux branches, et on les engage dans les rainures du mandrin qu'on enfonce d'un seul coup dans l'urèthre. Alors on retire l'instrument tou armée, ou, si l'on rencontre un peu de résistance, on enlève d'abord le mandrin, et ensuite le conducteur.

« L'opération terminée, on place dans l'urèthre une sonde qu'on laisse à demeure pendant vingt-quatre heures.

« Vers le sixième ou le quinzième jour, on peut commencer à faire usage des bougies d'étain pour calibrer le canal, et l'on en prolonge l'emploi suivant les résultats qu'on a obtenus.

« Le conducteur n'ayant que 2 millimètres de diamètre, son introduction dans l'urèthre est ordinairement très-facile. Pour plus de sécurité on peut ajouter, à son extrémité, une petite bougie. — Quand on a largement ouvert le rétrécissement avec un gros mandrin, on y fait passer très-aisément une sonde de moyenne grosseur, pour peu qu'on ait l'habitude du cathétérisme. Mais si l'on craint de rencontrer quelque difficulté, comme le talon du conducteur porte un pas de vis, on peut y ajouter un long stylet, qui servira à faire glisser jusque dans la vessie, une sonde percée par les deux bouts. Une sonde toute de gomme élastique suffirait à la rigueur, mais il vaut mieux que son extrémité vésicale soit munie d'un ajutage d'argent de 2 centimètres. Ce bout de métal s'ajuste plus exactement sur le stylet, et ses bords convexes risquent beaucoup moins d'érailler le canal ; il est en outre percé, sur les côtés, de trous nombreux pour assurer la sortie des urines. » (Voillemier.)

Procédé de Horteloup. — Se basant sur le fait de l'extensi- 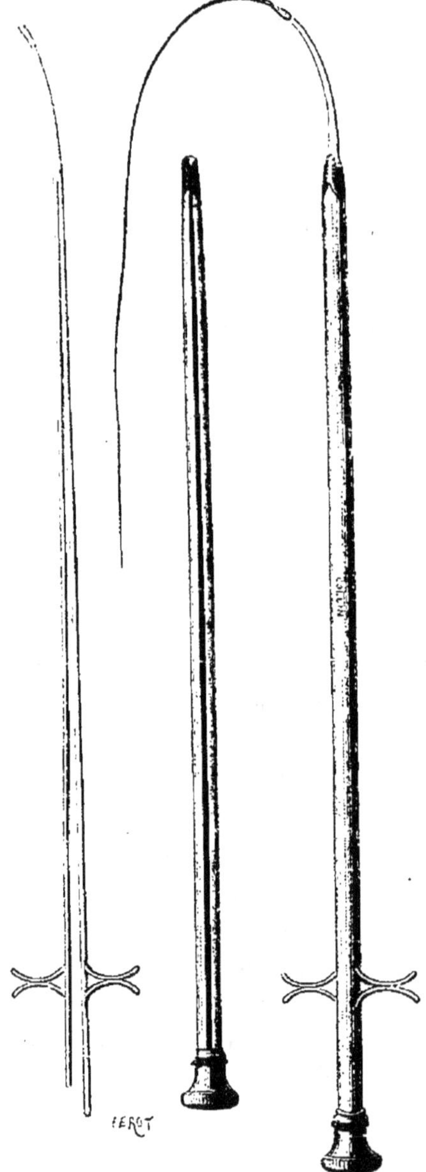 bilité de la muqueuse uré- thrale, Horteloup considère le rétrécissement comme pouvant ètre ocupé à travers celle-ci sans la trancher elle-même, si l'on se sert d'un *uréthrotome à lame mousse* qu'il a fait cons- truire dans ce but. Il s'ap- puie, pour soutenir ce qu'il avance, à la fois sur l'expé- rimentation et sur l'obser- vation clinique : Son instru- ment introduit dans un tube de caoutchouc serré par un fil, coupe le fil sans en- tamer le caoutchouc ; les expériences sur le cadavre lui ont montré la muqueuse intacte après la section du rétrécissement ; enfin il a, sur divers malades, sec- tionné des rétrécissements sans qu'il se produisît des phénomènes de nature à lui faire supposer que la muqueuse avait été incisée. Quelquefois cependant, il y a eu une petite cuillerée de sang ; mais il rappelle qu'après tous les procédés de divulsion l'hémorrhagie est la règle. Ces résultats

Fig. 43.

sont consignés dans la thèse de Peyneaud qui donne en

même temps une description détaillée de l'instrument et du manuel opératoire.

L'uréthrotome à lame mousse, d'Horteloup, rentre dans la classe des instruments à lame cachée, mais sa lame, au lieu d'être tranchante comme celle de tous les uréthrotomes, est complétement mousse. L'instrument a la forme d'une sonde courbe ; il est muni à son extrémité d'une bougie filiforme conductrice. Près de son extrémité terminale, se trouve un renflement destiné à indiquer le lieu du rétrécissement. La lame cachée sort un peu en avant du rétrécissement, mais parallèlement à l'axe de celui-ci. On peut, bien entendu, graduer à volonté la projection de la lame, principalement en avant.

L'auteur a fait construire quatre instruments de volume variable, en prévision de la résistance variable des rétrécissements.

Dilatation immédiate progressive de Léon Lefort. — Le professeur Léon Lefort a communiqué à l'Académie de médecine, en 1876, un nouveau procédé de traitement des rétrécissements de l'urèthre, auquel il donne le nom de *dilatation immédiate progressive.* Ce procédé, dit-il, consiste à placer dans l'urèthre pendant 24 heures, une bougie dont la présence dans le rétrécissement a pour résultat d'enflammer légèrement les tissus, de les ramollir, et de les rendre plus extensibles. Cette bougie porte un ajutage métallique auquel on visse un premier cathéter conique dont la partie la plus large a 3 millimètres de diamètre ; le cathéter poussant devant lui la bougie qui le guide et l'empêche de faire fausse route, est engagé dans le rétrécissement dont il commence la dilatation. On le retire, et il entraine avec lui la bougie qui s'était repliée dans l'urèthre ; mais on ne laisse sortir hors du méat que le talon de la bougie. Le cathéter nº 1 est dévissé, et remplacé par le cathéter nº 2, dont le cône plus marqué a vers sa base 5 millimètres. On l'engage de la même façon dans le rétrécissement, et on le remplace par un troisième dont le diamètre va jusqu'à 7 millimètres. — On peut ainsi, dans une seule séance, dilater des rétrécissements serrés, même ceux dont les parois indurées offrent une certaine résistance à la dilatation. L'opération est des plus faciles, puisque, grâce à la bougie conductrice, toute fausse route est impossible ; la douleur est si faible qu'on ne saurait songer à l'anesthésie ; l'écoulement de sang, absolument exceptionnel, se borne même alors à quelques gouttes apparaissant au méat; enfin depuis 7 ans qu'il emploie cette méthode, son auteur n'a jamais vu d'accidents, et les phénomènes morbides se sont bornés dans les cas les plus graves à un accès de fièvre uréthrale dont le sulfate de quinine a fait facilement justice.

Ce mode opératoire est applicable même dans les cas de rétrécissements dits infranchissables : se fondant sur ce fait qu'une pression exercée sur un rétrécissement de cette espèce, pendant 5 à 10 minutes, avec une bougie olivaire d'un volume moyen, permet de passer aussitôt une mince bougie qu'aucune manœuvre n'avait permis d'introduire, Léon Lefort pose les règles suivantes : « Lorsque vous vous trouverez en présence d'un rétrécissement de l'urèthre que vous ne pouvez franchir, introduisez jusqu'au rétrécissement une bougie à bout olivaire, ou même une sonde des numéros 15 ou 18 ; pressez pendant 10 minutes le bout de la sonde sur le rétrécissement en tirant un peu sur la verge afin de la tendre. Retirez la sonde, et immédiatement essayez de passer une bougie de l'un des trois premiers numéros de la filière. Si vous passez, laissez la bougie à demeure pendant 48 heures, puis remplacez-la par une bougie garnie à son talon d'un ajutage métallique ; passez le n° 1, puis le n° 2 de mes cathéters ; si le rétrécissement est dur, résistant, remettez à quelques jours le passage du n° 3. Après avoir passé le n° 2, placez à demeure une sonde du n° 12, et deux ou trois jours après, en passant mon cathéter métallique conique n° 3, lequel répond au n° 21 de la filière, vous aurez rendu au canal une dimension largement suffisante. La guérison définitive sera obtenue si le malade continue pendant plusieurs semaines à se passer lui-même, tous les jours, une bougie du n° 18, et pendant plusieurs mois à se passer cette même bougie au moins une fois par semaine.» (Léon Lefort.)

Procédé de Tillaux : Dilatation extemporanée progressive. — Ce chirurgien emploie d'abord la dilatation permanente. Puis, aussitôt que l'emploi des bougies d'étain devient possible, c'est-à-dire quand il a obtenu une dilatation de 4 millimètres (n° 12), il recourt aux cathéters de Béniqué. Chaque séance il en introduit successivement un nombre variable en allant jusqu'au numéro qui ne peut plus pénétrer. Une séance a lieu tous les 4, 5, 6 ou 8 jours suivant les cas.

Procédé de J. Corradi. — Le professeur Broca indique ainsi le but que s'est proposé le chirurgien de Florence : « Supprimer la longue période du début du traitement par la dilatation, tel est le but que s'est proposé M. le docteur Corradi. Partant de cette notion que les rétrécissements non inodulaires ne sauraient opposer une grande résistance, il a imaginé un instrument destiné à pratiquer instantanément la dilatation des rétrécissements jusqu'au degré d'amplitude qui permet d'introduire des bougies des numéros 11 et 12. Cette variété de dilatation diffère de celle qui a été usitée jusqu'ici par ce caractère important qu'elle n'excède jamais les limites de l'élasticité de la muqueuse et du tissu propre de l'urèthre, qu'elle ne divise pas les tissus, qu'elle ne les fait pas éclater, qu'elle n'y produit, ni hémorrhagie, ni inflammation, qu'elle ne provoque même presque aucune douleur. »

Quant à la description des instruments et du mode opératoire, nous l'emprunterons à Bos qui relate dans sa thèse la pratique de Corradi.

Outre son uréthrotome qui lui sert aussi pour opérer la dilatation rapide de l'urèthre, Corradi emploie deux instruments : le *dilatateur à grains de chapelet* et le *dilatateur à archet.*

1° *Dilatateur à grains de chapelet.* — C'est une sonde métallique d'environ 24 centimètres de longueur, dont la partie antérieure est rigide, tandis que l'extrémité vésicale est flexible et peut prendre toutes les courbes au gré du chirurgien (fig. 44).

Un fil résistant en cuivre ou en métal anglais, comme le

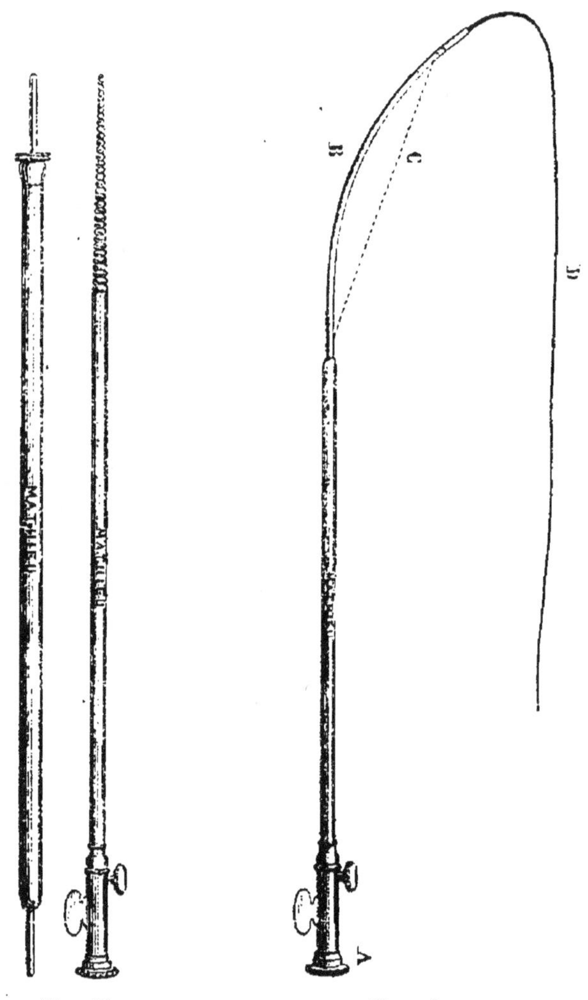

Fig 44..   Fig. 45.

reste de l'instrument, occupe toute la longueur du dilatateur ; il va en s'amincissant vers son extrémité vésicale terminée

par une petite olive. C'est sur cette partie du fil que sont enfi-
lées de petites perles métalliques, augmentant presqu'insensiblement de volume, et dont on peut avoir plusieurs séries
graduées, suivant le degré de dilatation que l'on veut obtenir.
Chacun de ces petits corps sphériques, qui ressemblent à des
grains de chapelet, d'où le nom de l'instrument, s'emboite
avec son voisin, un peu plus gros que lui, et forme un cordon
composé d'une suite de renflements augmentant peu à peu de
volume. Ce cordon occupe un quart de la longueur totale de
l'instrument, et en constitue la partie flexible que l'on peut
au besoin allonger en ajoutant d'autres grains. Ordinairement
24 à 28 suffisent, du n° 5 au n° 14 de la filière millimétrique.

La partie rigide est formée par une canule à travers laquelle
passe le fil. L'extrémité vésicale de la canule se termine en
forme de grains de chapelet, et représente le dernier renflement
du cordon. L'extrémité libre, plus grosse que le corps de la
canule, sert de pavillon. Ce pavillon est parcouru par une vis
que l'on fait avancer ou reculer en tournant un bouton terminal. Le fil qui la traverse y est fixé par une vis à pression,
passant par une petite fente longitudinale pratiquée sur la
partie supérieure du pavillon. Le fil suit les mouvements imprimés à la vis intérieure, qui avance et recule sans tourner
sur son axe ; la vis à pression, engagée dans la rainure longitudinale, l'en empêche. Il peut ainsi être tendu ou relâché à
volonté ; il suffit pour cela de tourner le bouton dans un sens
ou dans un autre ; et le degré de tension est exprimé par le
nombre de pas de vis qui se montrent en dehors du bouton
à mesure qu'on le tourne.

Le fil tendu serre d'autant les grains de chapelet les uns
contre les autres, jusqu'à pouvoir rendre rigide le cordon
formé par leur réunion. On a ainsi l'avantage de pouvoir
rendre l'instrument flexible ou inflexible, instantanément et à
tous les moments de son introduction.

La partie inférieure du pavillon est munie d'une petite poignée qui sert à maintenir de la main gauche le dilatateur;

pendant que de la droite on tourne le bouton ; elle donne une plus large surfa<e de contact et de prise quand on manie l'instrument.

L'extrémité libre du fil de cuivre se termine en pas de vis pour recevoir une tige métallique qui sert de mandrin, sur lequel on guide les sondes en gomme élastique qui doivent achever la dilatation commencée par les grains de chapelet. Ce mandrin, long de 30 à 32 centimètres, n⁰ˢ 6 à 7 de la filière, est muni à l'une de ses extrémités d'une vis d'écrou pour s'adapter au fil et former avec lui une seule tige sur laquelle on conduira les sondes dilatatrices.

Ces sondes, ou mieux bougies dilatatrices, doivent être d'un tissu un peu plus ferme que celui qui sert à faire les sondes en gomme élastique ; le tissu de la sonde anglaise convient parfaitement. Elles sont droites, sans yeux, de 18 centimètres de longueur ; l'extrémité vésicale est perforée d'un trou central en rapport avec la capacité du mandrin pour pouvoir facilement glisser sur lui. Il faut avoir une série graduée de ces sondes ; ordinairement 6 suffisent, entre 4 et 6 millimètres de diamètre, du n⁰ 12 au n⁰ 18 de la filière.

L'instrument peut être employé droit ou courbe. Dans ce cas, on donne avec les doigts à la partie flexible, la courbure que l'on juge convenable.

L'opérateur introduit délicatement jusque sur le rétrécissement le dilatateur, préalablement huilé. Il est bon de relâcher le fil, pour donner plus de flexibilité à l'extrémité vésicale. Il arrive souvent que des rétrécissements, qui n'ont pu être surmontés avec les bougies les plus fines, en cire ou en gomme élastique, sont franchis par l'olive du dilatateur à grains de chapelet.

Le rétrécissement est franchi par l'extrémité olivaire du dilatateur à grains de chapelet. Une fois dans la bonne voie, et alors seulement commence la dilatation qui doit être faite lentement et sans brusquerie. A ce moment, il suffit de donner un ou deux tours de vis au bouton terminal pour rendre plus rigide la partie flexible. Les premiers grains passent facilement puisqu'ils sont plus petits que l'olive ; les autres, formant un cordon renflé qui va en grossissant presqu'insensiblement, passent les uns après les autres, et après chaque renflement, la progression de l'instrument subit un petit temps d'arrêt. On ne court pas ainsi le risque ni de faire fausse route, en voyant l'instrument s'enfoncer rapidement on ne sait où, ni de déchirer le rétrécissement en lui faisant subir une distension brusque et sans repos.

On peut ainsi porter la dilatation jusqu'au n° 13 ou 14 ; mais elle peut être portée plus loin séance tenante.

L'instrument ayant pénétré dans la vessie, on visse à l'extrémité libre du fil le long stylet conducteur ; on lâche la vis à pression et on retire la canule. Il ne reste plus dans l'urèthre que le fil et les grains.

L'opérateur soutient de la main gauche la verge entre l'annulaire et le médius, et le stylet conducteur entre le pouce et l'index. Un aide, situé à gauche du lit, enfile sur le stylet jusqu'au méat, le n° 1 des sondes dilatatrices correspondant au n° 12 de la filière.

Le chirurgien la prend de la main droite par son extrémité libre pour la glisser dans l'urèthre, tout en soutenant la verge de la gauche. Pendant l'introduction et l'extraction de la sonde, il faut que le stylet conducteur reste immobile et ne suive pas les mouvements de la sonde. A cet effet l'aide tient fixe le stylet par son extrémité libre, tandis que la sonde chemine jusque contre la série des grains de chapelet. L'opérateur la retire ensuite, et dès qu'elle a dépassé le méat, il la confie à son aide et tient fixe de nouveau le stylet entre le pouce et l'index.

On passe avec les mêmes précautions la deuxième, la troisième sonde dilatatrice, et ainsi de suite. La dernière doit être retirée avec l'instrument. On arrive ainsi à passer en une seule séance des sondes d'un gros calibre, jusqu'aux n°ˢ 18 et 20 sans que la douleur soit trop forte, et bien souvent sans faire saigner le canal. Le malade peut aussitôt après uriner à gros jet. Les jours suivants, et à intervalles d'autant plus espacés qu'on s'éloigne du moment où la dilatation rapide a été faite, on passe de grosses bougies pour compléter le traitement. Les sondes Béniqué sont très-utiles dans cette dernière période.

2° *Dilatateur à archet.* — Il est plus connu que le précédent (fig. 45). Mais l'auteur lui ayant fait subir des modifications après l'avoir présenté à l'Académie de médecine, nous emprunterons également sa description à Bos.

C'est un très-petit cathéter métallique (1 1/2 à 2 millimètres de diamètre), parcouru par un fil également en métal de 1 millimètre de diamètre que l'on peut à volonté faire saillir de la concavité de l'instrument ou y rentrer, en tournant un bouton terminal. Cet instrument était primitivement construit en argent, et on le retirait ouvert de l'urèthre. Il est maintenant en acier non trempé. On le tient ouvert dans l'urèthre, on le ferme avant de le retirer, en sorte qu'il agit simplement par l'écartement du fil et de la canule et non plus par traction.

L'extrémité vésicale peut être terminée en olive, ou bien par quelques grains de chapelet, comme le dilatateur de ce nom, ou bien par une vis pour y adapter l'ajutage d'une bougie filiforme de Maisonneuve.

Le pavillon ressemble à celui du dilatateur à grains de chapelet. Il contient la vis qui sert à tendre et à détendre le fil, suivant le sens où l'on tourne le bouton terminal.

La partie concave de la canule est simplement en gouttière, et le fil mis en tension s'en dégage et soustend comme une corde rigide l'arc formé par la courbure de l'instrument.

L'instrument est introduit comme une bougie ordinaire, et d'autant plus délicatement qu'il est d'un très-petit volume ; lorsque l'on estime que le rétrécissement occupe le milieu de l'arc, on tend le fil en tournant le bouton de gauche à droite ; le nombre de pas de vis qui font saillie, indique l'écartement obtenu entre le fil et la canule. Quand on juge la dilatation suffisante, on tourne le bouton en sens inverse, et le fil rentre dans la gaine qui le contenait. On retire l'instrument comme on l'a introduit. On passe de suite après une sonde n° 16 à 20, suivant la dilatation obtenue, et le traitement est continué par le passage intermittent de grosses bougies.

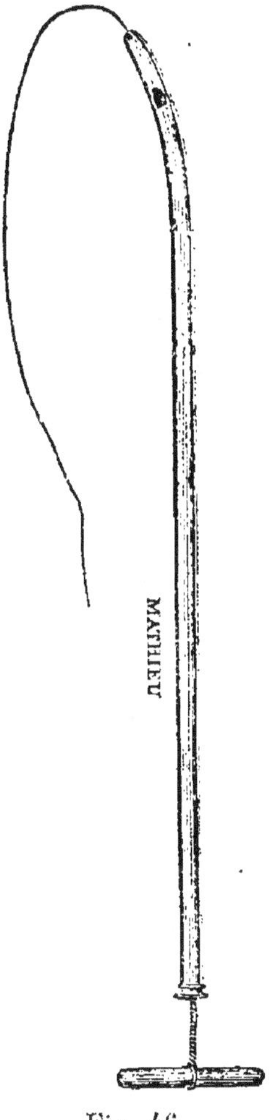

Cet instrument a l'extrémité vésicale plus résistante que la bougie de Maisonneuve, et il est moins gros que le dilatateur à grains de chapelet. Il doit être réservé pour les rétrécissements les plus étroits et les plus forts, qui ne se sont pas laissé franchir par les autres instruments.

Dilatation rapide sur conducteur. — C'est un procédé assez défectueux d'ailleurs, et qui est assez souvent employé en Angleterre. On se sert d'un cathéter, d'un stylet et d'un jeu de tubes cylindriques en gomme élastique et d'un diamètre progressivement croissant (fig. 46). Le cathéter ayant été poussé à travers le rétrécissement jusque dans la vessie, on adapte le stylet à son extrémité munie d'un pas de vis. Les deux tiges ainsi réunies en une seule forment le *conducteur*. On passe le plus petit tube sur le stylet que l'on donne à tenir à un aide ; saisissant alors la verge de la main gauche, on pousse sur le conducteur le tube à travers le rétrécissement; on le retire ensuite pour passer successivement, de la même manière, toute la série des sondes.

Fig. 46.

Parallèle des divers procédés de divulsion. — Nous avons englobé sous la dénomination commune de *divulsion* toute opération ar laquelle le chirurgien se propose de restituer rapidement à l'urèthre son calibre normal sans inciser la muqueuse. C'est une méthode de traitement intermédiaire à la *dilatation progressive* et à l'*uréthrotomie interne.*

La dilatation progressive est lente, l'incision présente des inconvénients et même des dangers : éviter d'une part ces dangers, obtenir d'autre part un résultat rapide, tel était le problème le plus difficile à résoudre qu'il pourrait sembler tout d'abord. Tous les procédés, dont nous n'avons, bien entendu, signalé que les principaux, pourraient être divisés en deux groupes : le premier comprend tous les procédés qui, dérivant de la dilatation, tendent à *distendre* rapidement ou même instantanément la coarctation ; dans le second viennent se ranger tous ceux par lesquels on vise à effectuer la *rupture* du rétrécissement. Dans un cas comme dans l'autre d'ailleurs, on se propose toujours d'arriver au but sans intéresser la muqueuse. Suivant leur tempérament chirurgical et leurs doctrines thérapeutiques, c'est dans l'une ou dans l'autre de ces deux voies que se sont engagés les partisans de la divulsion.

Dans le premier groupe de procédés, nous voyons qu'on se sert de deux espèces d'instruments. Le *divulseur* de Voillemier qui, étant cylindrique, exerce son action sur tous les points à la fois de la circonférence, nous paraît supérieur aux autres qui sont composés essentiellement de deux branches : celles-ci pendant leur écartement comprimant l'urèthre seulement en deux points opposés. (Dilatateurs de Perrève, de Holt, etc.) L'instrument dont se sert Thompson pour pratiquer l'*over distension* présente le même inconvénient ; mais il a sur les instruments à branches divergentes un avantage : c'est qu'il exerce son action dilatante exclusivement au niveau du rétrécissement, ce qui permet d'obtenir une distension plus considérable qu'avec les autres, dont l'ampliation se trouve forcément limitée par le méat, même non rétréci. C'est en outre un instrument mixte, puisqu'on peut à volonté avec lui effectuer soit la dilatation progressive rapide, soit la rupture du rétrécissement. Il est d'un emploi plus difficile que les autres.

21.

L'uréthrotome de Horteloup dont la lame mousse exerce son action sur un point seulement de·la circonférence nous semble passible de critiques sérieuses; mais nous les réserverons, car nos objections ne sauraient avoir qu'une valeur théorique, l'expérience n'ayant pas encore prononcé sur la valeur exacte de cet instrument.

Quant aux dilatateurs dont les deux branches courent en sens inverse en même temps qu'elles s'écartent, ce sont des instruments qui ne présentent aucun avantage susceptible de compenser cet inconvénient.

Le cathétérisme forcé de Mayor ne nous arrêtera pas, nous avons déjà vu que c'est une opération aveugle et barbare à la fois, dont les résultats ne peuvent être à peu près constamment que désastreux.

On doit distinguer des procédés précédents (*procédés de rupture*), les procédés de *distension rapide*.

Les instruments de Corradi nous paraissent susceptibles de rendre des services dans quelques cas spéciaux, au début notamment de la cure de certains rétrécissements difficiles à franchir. Mais s'il s'agit de la pratique préconisée par ce chirurgien, c'est une autre question : si la dilatation rapide est une bonne chose pourquoi ne pas l'appliquer jusqu'au bout. Et nous croyons de plus que la dilatation progressive se fait dans des conditions défavorables, après une dilatation rapide préalable. Corradi nous dit bien pourquoi il ne pousse que jusqu'au n° 12 la dilatation rapide : parce que, dit-il, il veut s'arrêter juste avant la *rupture* du rétrécissement; il n'a fait ainsi que *distendre* l'anneau coarcté. Dans la dilatation progressive ordinaire, quand on vient un jour à passer un numéro qui *force* seulement dans le rétrécissement, le progrès de la dilatation subit de ce fait un temps d'arrêt, voire même un recul ; et pourtant l'idée d'une rupture en pareil cas, ne saurait venir à l'esprit. Nous ne saurions donc, quant à nous, croire aux bienfaits de l'association de la dilatation rapide et de la dilatation lente. L'une et l'autre peuvent être utiles, mais à la condition d'être employées chacune exclusivement d'un bout à l'autre de la cure.

La *dilatation extemporanée progressive* de Tillaux n'est pas passible des mêmes objections ; nous avouerons cependant que l'introduction dans une même séance d'un nombre variable de bougies jusqu'à ce qu'on arrive à un numéro qui se refuse à entrer sans violence déterminée, ne laisse pas que de nous inspirer quelques réserves.

En somme, parmi tous les procédés de *distension rapide*, celui de Léon Lefort (*dilatation immédiate progressive*) nous a paru le meilleur : l'hémorrhagie est rare, et en tout cas peu considérable et la douleur presque nulle ; on est à l'abri des accidents que peut provoquer, quoiqu'on les ait exagérés, la rupture brusque de la coarctation ; ce procédé enfin est d'une exécution facile, et donne un prompt résultat. Quant aux rédives, ce procédé ne saurait avoir évidemment plus qu'un autre la prétention de les prévenir.

3° *Uréthrotomie interne.*

Instruments (fig. 47 et 48). — C'est l'*uréthrotome de Maisonneuve* qui est à peu près exclusivement employé. Il se compose des pièces suivantes :

1° Une *bougie conductrice*. Celle-ci doit être assez souple pour pouvoir s'enrouler sur elle-même quand elle aura pénétré dans la vessie ; elle doit être assez mince pour passer à travers des angusties étroites. Son extrémité vésicale est à pointe conique, et son extrémité externe porte, creusé dans son intérieur, un pas de vis.

2° Un *cathéter cannelé*, présentant une courbure semblable à celle de la sonde de Gély ; la cannelure occupe la concavité. Sa longueur est de 30 centimètres et son diamètre de 1 à 3 millimètres. Son extrémité vésicale porte un pas de vis extérieur qui peut s'adapter au pas de vis intérieur que nous avons signalé à l'extrémité externe de la bougie conductrice. A l'autre extrémité du cathéter, du côté correspondant à la convexité

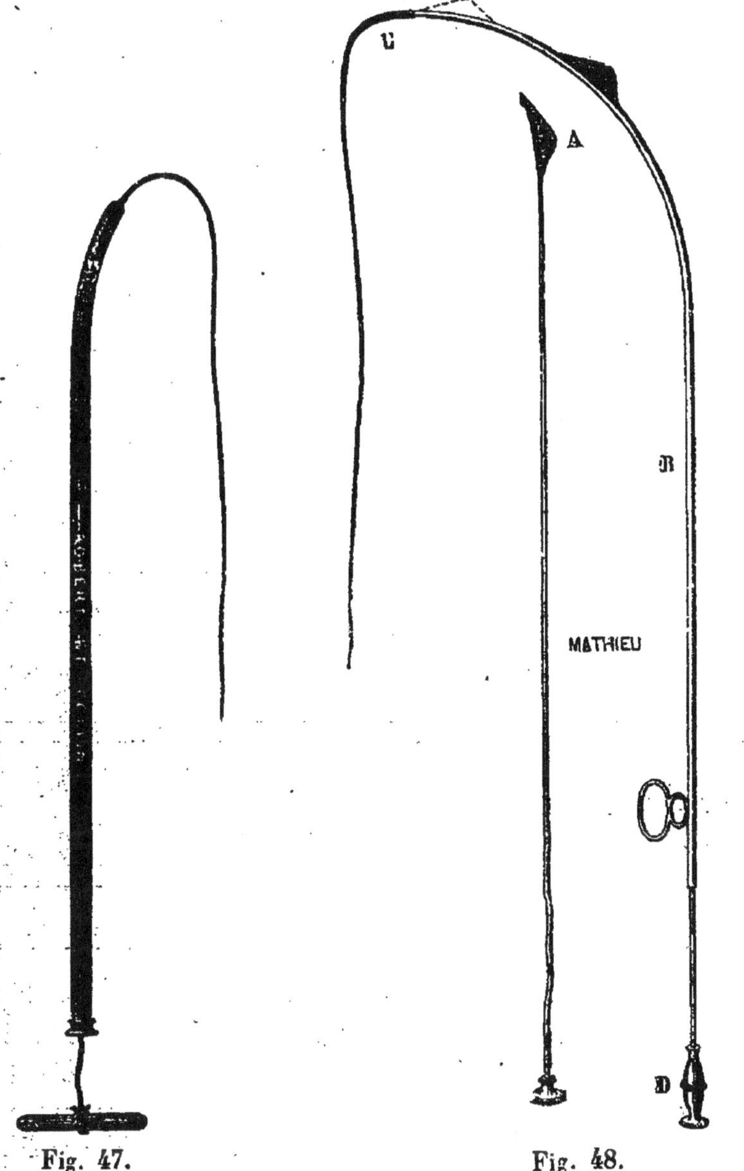

Fig. 47.

Fig. 48.

et opposé par conséquent à la cannelure, se trouve un anneau
qui sert à maintenir l'instrument.

3° Un *mandrin* long de 30 centimètres, et armé à son extrémité d'une lame ressemblant assez bien à un triangle isocèle, dont la base continue le mandrin à son extrémité. Les deux autres côtés sont tranchants ; et au lieu d'être disposés en ligne droite, ils sont légèrement excavés. Le sommet est mousse. La largeur de la lame est le plus souvent de 7 à 8 millimètres. Dans certains cas cependant, on emploie des lames de 9 millimètres. Quant à l'épaisseur, à la base surtout, elle doit être telle que, le mandrin poussé suivant l'axe du cathéter, la lame glisse facilement dans la cannelure qu'il parcourt.

4° Un *stylet* métallique muni à l'une de ses extrémités d'un pas de vis extérieur pouvant se visser sur l'ajutage de la bougie conductrice, quand on voudra substituer le stylet au cathéter.

5° Une sonde en gomme élastique ouverte à ses deux bouts. Elle doit être d'un diamètre en rapport avec la largeur de la lame, assez lisse intérieurement pour glisser facilement sur le stylet conducteur, et assez souple pour ne pas exercer de compression. Quoiqu'elle soit ouverte par les deux bouts, nous croyons enfin qu'elle doit encore, près de son extrémité vésicale, présenter plusieurs ouvertures ; autrement, comme l'a très-justement fait remarquer Voillemier, la vessie, en se contractant pour se vider, peut, coiffant l'extrémité de la sonde, obturer l'orifice, et l'urine alors s'écoulerait entre la sonde et les parois du canal.

Manuel opératoire. — Une opération d'uréthrotomie comprend les manœuvres suivantes : 1° introduire dans la vessie la bougie conductrice ; — 2° visser sur elle le cathéter cannelé et le pousser à son tour dans l'urèthre jusqu'à ce que son extrémité franchisse le col vésical et pénètre dans le réservoir urinaire ; — 3° placer la lame dans la rainure du cathéter, lui faire, à l'aide du mandrin, parcourir cette rainure jusqu'au rétrécissement, lui faire enfin franchir ce dernier par voie d'incision ; — 4° placer la sonde à demeure.

De là quatre temps dans l'opération de l'uréthrotomie interne.

1er *Temps. — Introduction de la bougie conductrice.* — La bougie est introduite et poussée jusque dans la vessie suivant les règles qui président au cathétérisme par les instruments flexibles. Ordinairement cette manœuvre s'effectue aisément. Quelquefois cependant il peut en être différemment : la bougie peut, une fois engagée dans l'angustie, s'y trouver énergiquement serrée, et refuser d'avancer ; d'autres fois, au lieu de s'engager dans le rétrécissement, elle se pelotonne au-devant de lui, ou bien elle s'engage, soit dans une fausse route, soit même dans une de ces lacunes qui se rencontrent sur la paroi uréthrale. On aura recours alors à tous les expédients usités dans les cas de cathétérisme difficile ; mais on n'oubliera jamais surtout le précepte capital, qu'il faut toujours agir avec douceur, sans précipitation ni impatience. Nous rappellerons cependant quelques moyens : bougie tortillée, bougie tordue en baïonnette (Guyon), bougie tenue poussée quelque temps contre le rétrécissement, cataplasmes, bains, etc. On a eu même recours à la chloroformisation. Dans un cas où toutes les tentatives de cathétérisme étaient restées infructueuses, nous avons pu pénétrer sans difficulté après l'administration de 3 milligrammes d'hyosciamine. Au besoin, le plus souvent, on pourrait temporiser et renvoyer au lendemain de nouvelles tentatives.

On ne doit pas, en tout cas, pratiquer l'incision sans être sûr que la bougie est bien dans la cavité vésicale, ce qu'une main un peu exercée reconnaîtra toujours : une bougie qui se replie fournissant une sensation spéciale d'élasticité, tandis que « on pourra toujours être certain que la bougie est arrivée dans la vessie quand, en la poussant en avant, on la sentira plonger, pour ainsi dire, dans le vide, sans donner à la main la moindre sensation d'élasticité. » (Reverdin.) Pour plus de sûreté d'ailleurs, on fera toujours bien d'imiter la sage précaution de Guyon : « On n'a qu'à visser sur l'armature de la bougie, la longue tige métallique qui doit servir plus tard à l'introduction de la sonde à bout coupé que l'on laissera à demeure. — On pousse alors celle-ci lentement jusqu'au niveau des bourses, à peu près ; la bougie chassée devant la tige comme elle le sera tout à l'heure par le conducteur, se replie dans la vessie sans donner la moindre sensation de résistance. Convaincu alors qu'il est dans la bonne voie, le chirurgien n'a plus qu'à retirer la tige métallique et à la remplacer par le conducteur. » (Martinet.)

2ᵉ Temps. — Introduction du cathéter cannelé. — On visse le cathéter sur l'ajutage de la bougie conductrice, puis on introduit l'instrument comme s'il s'agissait d'une sonde de Gély, c'est-à-dire de manière à ce que le mouvement de propulsion en avant et le mouvement d'abaissement soient confondus.

Ici encore, et toujours d'ailleurs, il faut rester fidèle à la méthode de douceur. Par la violence on ne pourrait arriver qu'à faire une fausse route. Mieux vaut au besoin, laisser à demeure la bougie conductrice et ajourner l'opération : dans une séance ultérieure, le rétrécissement laissera toujours passer le cathéter. C'est à ce point de vue, d'éviter toute brusquerie, que nous signalerons ici une amélioration heureuse de l'instrument : « M. Guyon a fait ajouter à la grosse extrémité de la bougie conductrice une petite tige de baleine longue de quelques centimètres qui, fixée dans la douille métallique, va peu à peu en s'amincissant. On évite ainsi le passage brusque de la rigidité du conducteur à la souplesse de la bougie, et on ne risque pas de voir cette dernière se replier devant le conducteur. » (Martinet).

3ᵒ Temps. — Section du rétrécissement. — Le cathéter doit être tenu par un aide, tenu solidement, et, selon le conseil de Guyon, dans une position oblique en haut et en avant, afin d'éviter la lésion de la vessie par le bec du cathéter. Reliquet recommande en outre que le cathéter soit maintenu dans une position telle que sa courbure réponde exactement à celle de l'urèthre, et maintenu appliqué en même temps contre la paroi postéro-inférieure de l'urèthre. Le chirurgien, enfin, devra tenir la verge tendue sur l'instrument afin d'effacer les plis de la muqueuse.

Ces recommandations ont une grande importance, car c'est en s'y conformant qu'on évitera la lésion des tissus sains pendant l'opération.

La main gauche de l'opérateur tenant la verge tendue sur l'instrument tenu par l'aide dans la position indiquée, de la main droite le chirurgien introduit la lame dans la cannelure du cathéter, et, sur ce conducteur, la pousse dans l'urèthre, où elle chemine sans obstacle jusqu'à la coarctation. Là se produit un temps d'arrêt ; on pousse alors avec une force proportionnée à la résistance, mais graduellement, avec précaution. Le rétrécissement incisé, la lame redevient libre en avant ; on la retire alors, toujours avec douceur et ménagement et surtout en se gardant bien de suivre le conseil donné par Richard, de « jouer du violon dans l'urèthre ». On ne doit pas davantage, après l'incision d'avant en arrière, s'attacher à en faire une autre d'arrière en avant en retirant la lame ; c'est une manœuvre au contraire qu'il faut prendre garde de ne pas effectuer involontairement. Car après la section du rétrécissement, on a atteint le but qu'on se proposait ; une plaie de plus serait donc inutile, et constituerait en outre sans compensation d'aucune sorte, une condition défavorable de plus pour la réparation.

4e *Temps. — Introduction de la sonde à demeure.* — La lame retirée, on introduit la sonde à demeure destinée à empêcher le contact de l'urine avec la plaie, et à prévenir les accidents qui pourraient résulter de ce contact. Pour cela, on retire le cathéter et la bougie jusqu'à ce que l'extrémité externe de cette dernière apparaisse au dehors ; on dévisse le cathéter et on visse à sa place sur l'ajutage de la bougie conductrice flexible, le stylet. On passe la sonde sur le stylet et sur la bougie ; sur cette dernière la sonde traverse l'urèthre et arrive dans la vessie. On retire stylet et bougie, puis on fixe la sonde qu'on fait aboutir à un urinoir, et qu'on laissera à demeure de 24 à 48 heures. C'est la pratique généralement suivie, et notamment « c'est à peu près les limites qui ont été adoptées par M. Guyon ; le plus souvent la sonde a été retirée au bout de 24 heures, d'autres fois elle a été laissée au plus 36 heures. Nous n'avons pas vu d'accidents résulter de cette manière d'agir, qui a ses avantages ; moins on laisse la sonde, moins on s'expose à enflammer la plaie ; si au bout de 24 à 36 heures on peut l'enlever sans avoir à craindre l'absorption urineuse et les frissons qui en résultent, comme nos observations le démontrent, il faut le faire. Dans quelques cas de rétrécissements très-durs, très-épais, qui ont nécessité une section plus profonde que d'habitude, la prudence exige peut-être de laisser la sonde un peu plus longtemps. — Le mieux est alors, nous le croyons, de surveiller attentivement la sensibilité du canal et d'enlever la sonde dès qu'elle produit de la douleur. » (Reverdin.)

Nous avons décrit l'opération telle qu'on la pratique avec l'uréthrotomie de Maisonneuve à lame unique supérieure. Quelques chirurgiens emploient la lame inférieure, d'autres se servent de deux lames latérales. Au point de vue du tissu même du rétrécissement, le choix est indifférent, puisqu'aussitôt après l'incision, les deux lèvres s'écartent ; qu'on ait sectionné sur un point mince ou épais, l'effet cherché est toujours obtenu. Mais à d'autres points de vue, il n'en est plus de même ; ainsi les deux lames latérales n'effectuent pas une incision suffisamment profonde. Pour ce qui est de la lame unique supérieure comparée à la lame unique inférieure, plusieurs raisons militent en faveur de la première : le chemin à parcourir est plus court ; on évite un inconvénient signalé par Maisonneuve pour la lame inférieure qui, parcourant la paroi inférieure tendue sur elle par le ligament suspenseur, couperait dans tous les cas, qu'il y eût ou non rétrécissement. Quant à l'hémorrhagie, possible avec les instruments à lame basculante dont le développement était difficile à limiter exactement, elle n'est pas à craindre avec la lame qui nous occupe, d'autant moins à craindre qu'elle traverse, dans les cas pathologiques où on l'emploie, un tissu fibreux peu riche en vaisseaux. En tout cas la lame supérieure garderait encore ici sa supériorité, car une hémorrhagie serait bien plus à redouter à la paroi inférieure au-dessous de laquelle se trouve le bulbe.

Nous avons vu que la lame triangulaire était tranchante sur ses côtés latéraux échancrés comme un soc de charrue, et mousse à son sommet. Cette disposition nous explique comment elle respecte les tissus sains, qui fuient devant elle, et comment elle ne coupe que le rétrécissement. Une expérience qu'on peut faire rend compte de cette particularité importante : « En faisant glisser, dit Reliquet, la lame sur le cathéter introduit dans un tube membraneux, en peau de gants, par exemple, voyons ce qui se passe : si le diamètre du tube est au moins égal à celui de la lame, le sommet mousse en écarte les parois, et les élève constamment au-devant du bord tranchant qui ne peut pas les atteindre. Mais supposons que dans la continuité du tube il y ait un point où le diamètre soit plus étroit que celui de la lame, là l'extrémité effilée de la lame s'engage d'abord, et le sommet mousse ne pouvant plus écarter les parois, malgré la tension qu'il produit, il y a contact du bord tranchant et du rétrécissement ; il suffit alors, pour pratiquer la section, de pousser la lame, et l'on voit le sommet mousse s'engager dans l'incision dont il limite la profondeur. Au delà de ce point rétréci, le tube étant dans les conditions voulues, le sommet mousse en protège les parois. Naturellement si le tube présente plusieurs points plus étroits que la lame, la section de chacun se répétera de la même façon. »

Primitivement, le tranchant de la lame au lieu d'être échancré, était rectiligne, en sorte qu'il était offensif pour la partie saine de l'urèthre. Mais cette amélioration n'a été obtenue, aux yeux de Voillemier, qu'au prix d'un inconvénient : on ne fait

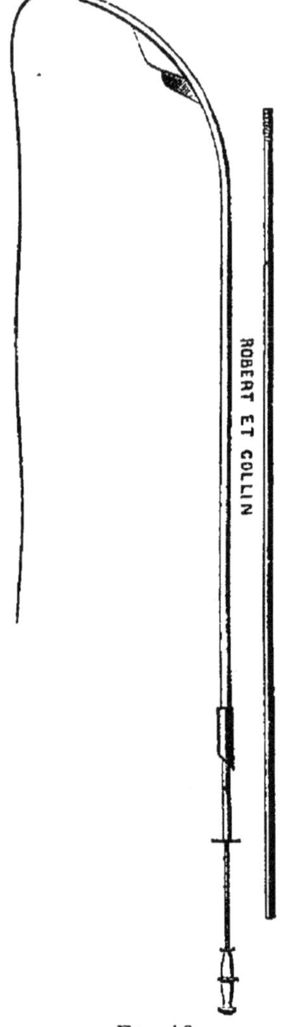

Fig. 49.

plus ainsi, dit-il, que des incisions très-peu profondes. C'est pour éviter ce double écueil qu'il imagina son uréthrotome que nous décrirons parce qu'il est employé par plusieurs chirurgiens. Les pièces sont les mêmes, à part le mandrin et la lame de Maisonneuve, auxquels Voillemier a substitué deux mandrins s'emboîtant l'un dans l'autre. « Le premier, qui est le plus long, est armé d'une lame semi-elliptique, *coupant par tous les points de son arête* ; sa longueur est de 15 à 20 millimètres et sa largeur de 6 à 9. Le second, plus court, porte une petite plaque destinée à accompagner et à cacher la lame ; cette plaque est assez épaisse, et ses bords sont arrondis de manière à ne pas érailler la muqueuse de l'urèthre. »

Quant au manuel opératoire, il diffère dans le temps pendant lequel on pratique la section. Au lieu de la lame de Maisonneuve, on introduit dans le cathéter cannelé la lame et la plaque protectrice adossées de manière que cette dernière protège la muqueuse contre le tranchant de la lame. On les pousse ainsi adossées jusqu'au rétrécissement. En ce moment, tandis qu'on retient le mandrin correspondant à la plaque dont on arrête ainsi la progression, on pousse en avant le mandrin correspondant à la lame, en sorte que celle-ci s'avance seule et nue à travers le rétrécissement qu'elle sectionne. Cela fait, la plaque restant toujours immobile, on ramène en arrière le mandrin de la lame de manière à adosser de nouveau l'une et l'autre ; puis on les retire ensemble.

Bien d'autres uréthrotomes ont été imaginés, dont l'énumération seule serait longue. Les uns coupent d'avant en arrière comme celui de Maisonneuve et celui de Voillemier, d'autres coupent d'arrière en avant, en sorte qu'il faut d'abord faire franchir au rétrécissement la lame cachée dans une olive. L'instrument de Civiale modifié par Caudmont mérite une mention spéciale. Il en est enfin, comme celui de Charrière, qui peuvent couper d'avant en arrière, et d'arrière en avant.

Soins préliminaires et traitement consécutif. — Nous avons décrit les instruments et la manière de les utiliser. Mais il ne suffit pas que l'opération soit bien faite : elle exige, pour porter ses fruits, des précautions préalables et un traitement consécutif.

Dès les jours qui précèdent l'opération, Gosselin fait prendre au malade, en assez grande quantité des boissons émollientes qui, diluant l'urine, la rendent moins offensive pour l'urèthre. On pourrait, en outre, croyons-nous, ajouter dans le même but, des substances telles que acide benzoïque, benzoates, etc.

Guyon prescrit la veille de l'opération un purgatif ou un lavement, afin d'éviter que le bol fécal n'irrite la plaie de l'urèthre.

Ricord, pour prévenir la fièvre uréthrale, ordonne du sulfate de quinine.

Ayant plusieurs fois constaté les bons effets de l'aconitine dans les cas de fièvre urineuse, nous croyons que cette substance, d'une administration plus facile, serait encore préférable. Il faudrait en donner non-seulement le jour même de l'opération, mais encore les jours précédents et les jours qui suivent. Nous croyons en outre qu'on ferait bien de prescrire en même temps l'hyosciamine, dont l'action sur le spasme de l'urèthre nous a paru évidente.

Comme enfin aucune précaution utile ne doit être négligée, nous signalerons encore la suivante : « forcer les malades à garder le lit pendant les cinq ou six jours qui suivent l'opération. Nous avons vu survenir des accidents chez des malades indociles, et bien des accès de fièvre urineuse après l'uréthrotomie ne reconnaissent pas d'autre cause que le refroidissement. » (Martinet.)

Au bout de quinze jours environ après l'uréthrotomie, on passera des sondes dans l'urèthre en ayant soin de choisir un numéro qui passe aisément. Il faut avoir soin de ne jamais forcer. On prendra de préférence des cathéters en étain de Béniqué, calibrés au sixième de millimètre. Si le rétrécissement était résistant, avant de passer le numéro supérieur à celui qui passait à la dernière séance, on introduirait préalablement coup sur coup les deux ou trois numéros précédents. On irait jusqu'au numéro correspondant aux numéros 18 à 20 de la filière Charrière.

Alors on apprend au malade à se sonder lui-même, et on lui recommande de se passer régulièrement des bougies dans l'urèthre de la manière que nous avons indiquée après la dilatation progressive. C'est à ce prix seulement que la guérison peut se maintenir. Sans cela, il en est de l'uréthrotomie comme de la dilatation progressive lente, de la dilatation rapide, de la divulsion avec rupture brusque, etc. : l'opération par elle-même ne met pas à l'abri des récidives.

« De quelque méthode qu'on ait fait usage, il faut bien répéter que les charlatans seuls peuvent promettre une guérison sans récidive. D'une manière générale, la récidive est la règle; seulement on la prévient d'une façon certaine en passant de temps à autre une sonde de gros calibre dans le canal. » Ces paroles de Malgaigne sont aussi vraies aujourd'hui que de son temps.

Accidents de l'uréthrotomie. — La *douleur* est généralement peu vive.

L'*hémorrhagie* primitive est insignifiante ; quant à l'hémorrhagie consécutive. elle est peu fréquente et l'on s'en rendra facilement maître par l'introduction d'une sonde assez grosse pour comprimer légèrement par son volume la plaie qui est le point de départ du sang.

L'*uréthrite* de cicatrisation guérit spontanément : elle n'est pas d'ailleurs très-vive. à moins qu'on n'ait à faire à un sujet particulièrement irritable ou qu'on n'ait commencé trop tôt la dilatation. Chez les sujets à uréthre susceptible on fera donc bien non-seulement de ne pas la commencer avant quinze jours, limite moyenne, mais encore même on attendra au vingtième jour, et plus s'il faut. — Quant à l'uréthrite qui persiste et qui s'accompagne de blennorrhée, on la traitera par des applications de topiques locaux.

Le moyen employé habituellement en pareil cas par Guyon, nous parait le plus simple : « Avec les explorateurs perforés, on peut du même coup faire le diagnostic du siège des lésions, et porter à leur niveau les topiques qu'on jugera convenables. La boule de l'explorateur chemine dans l'uréthre sans causer de douleur, mais arrivée au point de la muqueuse qui fournit l'écoulement, la sensibilité des parties est aussitôt éveillée : on n'a alors qu'à pousser à travers l'instrument quelques gouttes d'une solution très-faible de nitrate d'argent, ou de sulfate de zinc, et l'on est sûr que le liquide arrivera juste sur les parties malades. » (Reverdin.)

Les *érections* lorsqu'elles se produisent les premiers jours qui suivent l'opération constituent un accident qui contrarie la cicatrisation, et sur lequel, à ce titre, on n'a pas assez insisté. On fera donc bien de les prévenir à l'aide du bromure de potassium ou du bromure de sodium, ou mieux encore avec le bromure de camphre.

S'il survient un *abcès* urineux, on l'ouvre et on recommande au malade de n'uriner qu'avec une petite sonde en gomme.

Quant aux accidents plus graves, tels qu'*infiltration d'urine, infection purulente, abcès multiples,* etc., ils sont peu fréquents.

La *fièvre* s'observe assez souvent. A part la fièvre très-légère et de nature traumatique qui est constante après l'opération, de véritables accidents fébriles commandent un examen attentif des reins, de la vessie, des testicules. Car une phlegmasie de ces organes en est souvent le point de départ. D'autres fois on ne découvre aucune lésion, et c'est l'intoxication urineuse qui paraît devoir être incriminée.

Mortalité. — Les résultats fournis par les diverses statistiques sont très-disparates et cela n'a rien qui doive étonner, l'opération ayant été faite dans les conditions les plus diverses; certains chirurgiens appliquant cette méthode à peu près indistinctement à tous les cas, d'autres la réservant pour les cas spéciaux, ou même la considérant comme une méthode d'exception, etc. — Je suis arrivé à ce résultat, dit Voillemier, que le nombre des cas de mort est de 1 sur 30. — « Ce chiffre est sans doute considérable, ajoute-t-il, quand on applique l'uréthrotomie indistinctement à tous les rétrécissements; il est faible au contraire si l'on ne pratique l'opération que pour des rétrécissements graves et rebelles à la dilatation. » — Guyon, sur soixante-trois cas d'uréthrotomie, n'a compté qu'un cas de mort. « Nous pouvons dire, sans crainte d'aller trop loin que, dans nos cas du moins, l'uréthrotomie est comparable, sous le rapport de la gravité, avec les opérations les moins dangereuses de la chirurgie. » (Reverdin.) — Les faits de Caudmont et de Delefosse ne poussent pas moins à l'optimisme : « En thèse générale, dit Delefosse, on peut dire que l'uréthrotomie interne n'est pas une opération grave. Sur une centaine d'uréthrotomies pratiquées par M. Caudmont ou par moi, nous n'avons pas eu de mort à déplorer. » — Nous pourrions multiplier ces citations prises parmi les travaux les plus récents.

Nous en tirerons cette conclusion que l'uréthrotomie est une opération précieuse et qui ne présente pas d'aussi grands dangers qu'on a bien voulu le dire ; mais en revanche cependant, pour autant qu'on arrive à restreindre le nombre des mauvaises chances, on n'en court pas moins la chance de la mort et la chance d'accidents très-graves. En sorte que cette méthode ne saurait en aucune manière être érigée en méthode générale de traitement, et qu'elle doit être réservée pour certains cas spéciaux : constituer enfin une méthode d'exception à laquelle il ne faut pas hésiter à recourir le cas échéant, mais dont il ne faut pas non plus étendre le champ plus qu'il ne convient.

4° *Cautérisation.*

Agents caustiques. — Les substances qu'on a le plus fréquemment utilisées pour la cautérisation des rétrécissements sont : le *nitrate d'argent* (Lallemand, etc.), et la *potasse caustique* (Watcley).

Procédés opératoires et porte-caustiques. — Les divers modes d'application du caustique peuvent être ramenés aux trois procédés suivants : 1° on applique l'agent chimique contre le rétrécissement, que l'on se propose de détruire, d'avant en arrière *(cautérisation d'avant en arrière, cautérisation directe)*; — 2° on le porte dans le trajet même du rétrécissement *(cautérisation latérale)* ; 3° enfin c'est par son orifice postérieur que l'on attaque la coarctation *(cautérisation d'arrière en avant)*. — Des instruments divers ont été imaginés pour appliquer ces divers procédés, lesquels ont eux-mêmes, d'ailleurs, subi d'assez nombreuses modifications.

1° *Cautérisation directe (cautérisation d'avant en arrière).* — C'est à ce procédé qu'ont eu recours A. Ferri, A. Paré ; c'est celui qu'employa Loyseau dans le traitement auquel il soumit Henri IV. Parmi les nombreux instruments imaginés pour appliquer ce procédé, tombé en désuétude, nous signalerons seulement celui de Hunter. Il se compose d'un tube creux en argent ouvert à ses deux extrémités, et d'une tige métallique portant un bouton à l'une de ses extrémités, et un crayon de nitrate d'argent à l'autre. On introduisait la tige dans le tube de manière que le bouton fermât l'extrémité vésicale. On portait l'appareil dans l'urèthre jusqu'à l'orifice antérieur du rétrécissement. Alors, maintenant la canule immobile, on retirait la tige, on la retournait, on l'introduisait de nouveau, mais cette fois par le bout armé du nitrate d'argent. On maintenait celui-ci contre le rétrécissement, de manière à le détruire d'avant en arrière, en plusieurs séances.

2° *Cautérisation latérale.* — On peut la pratiquer avec le porte-caustique de Ducamp, celui de Lallemand ou celui de Ségalas. Au lieu du nitrate d'argent on a aussi employé la potasse caustique (Wateley). La potasse caustique a le grave inconvénient de se liquéfier et de fuser, ce qui ne permet pas de limiter la cautérisation.

L'instrument de Lallemand se compose essentiellement d'un tube creux métallique dont on pousse l'extrémité vésicale jusque dans le trajet du rétrécissement. Dans l'axe de cette canule, on a introduit un stylet plus long qu'elle-même. L'extrémité vésicale du stylet se termine par une petite olive qui obture l'orifice correspondant de la sonde. Immédiatement au-dessus de l'olive, est une capsule contenant le nitrate d'argent. La canule empêchait jusqu'ici le contact du caustique avec les tissus ; mais si l'on pousse le stylet dans la sonde, l'olive sort, et derrière elle se présente la cuvette pleine d'azotate. Celui-ci mis par cette manœuvre en contact avec les parois correspondantes du rétrécissement, la cautérise. On peut cautériser successivement les diverses parois de la coarctation en leur présentant successivement la capsule, ce qui s'obtient à l'aide d'un mouvement de rotation imprimé au mandrin. La cautérisation effectuée, on retire le mandrin d'une quantité telle que la cuvette rentre dans la canule, et que l'olive revienne obturer l'orifice. On n'a plus qu'à retirer l'instrument.

La cautérisation circulaire ne peut, bien entendu, s'effectuer de la manière que nous venons d'indiquer qu'à l'aide du porte-caustique droit. Le porte-caustique courbe est construit de façon à permettre d'agir sur la paroi inférieure de l'urèthre,

spécialement au niveau de la prostate. Les modifications imaginées par Leroy permettent, cependant, d'agir circulairement
avec l'instrument courbe.

3° *Cautérisation d'arrière en avant.* — Ce procédé a été proposé par Leroy qui a, pour l'appliquer, imaginé un instrument.
C'est une canule creuse, ouverte à son extrémité externe, terminée en olive à son extrémité opposée, et fenêtrée au-dessus
de l'olive. On introduit l'instrument dans l'urèthre ; l'olive
est portée au delà du rétrécissement, et maintenue appliquée
contre son orifice postérieur. Un mandrin porte-caustique est
introduit dans la canule, et le caustique est mis en contact avec
le rétrécissement au niveau de la fenêtre.

Accidents. — Cette méthode imaginée à l'époque où l'on
considérait les rétrécissements comme des fongosités, des carnosités, des végétations qu'il fallait détruire, est aujourd'hui
bien déchue.

La *douleur* qu'elle provoque est ordinairement très-vive.

L'eschare peut obturer l'urèthre et amener la *rétention d'u-
rine.* Le même accident peut d'ailleurs être amené par l'inflammation que provoque la cautérisation.

Mais l'inconvénient le plus grave c'est la *cicatrice* consécutive : en se proposant de détruire le tissu du rétrécissement,
on provoque la formation à courte échéance d'un tissu dur et
rétractile, d'un nouveau rétrécissement, en un mot, bien plus
rebelle encore d'ailleurs que le premier.

5° *Électrolyse (galvano-caustique chimique).*

A proprement parler, l'*Électrolyse* n'est pas une méthode :
c'est un procédé de cautérisation.

L'expérience n'a pas encore prononcé sur la valeur exacte
de ce procédé. Peut-être ses promoteurs se sont-ils exagéré les
bienfaits de cette pratique ; mais on l'a parfois, d'autre part,
prématurément condamnée. Nous réserverons donc, jusqu'à

plus ample informé notre appréciation, nous bornant à exposer impartialement le procédé.

Proposé par Mallez et Tripier, ce mode de traitement a été basé par eux sur les données suivantes :

« L'application d'un courant continu à un corps vivant, au moyen d'électrodes inaltérables, détermine la formation d'une eschare au niveau du point d'application de chacun des électrodes.

« La production des eschares par l'électrolyse se faisant à froid, et l'action analytique étant exactement limitée aux points de contact des électrodes, toutes les régions accessibles à une sonde ou à un stylet peuvent être aisément cautérisées sans crainte de léser les parties voisines.

« L'eschare positive est comparable à celles produites par les acides et le feu ; l'eschare négative à celles produites par les alcalis.

« Aux différences que présentent les eschares des deux pôles, correspondent des caractères différents dans les cicatrices qui succèdent à la chute de ces eschares. Les cicatrices positives étant dures et rétractiles, les cicatrices négatives sont molles, minces et peu ou point rétractiles.

« L'importance de la galvano-caustique négative tient surtout à la facilité qu'elle donne de pratiquer des cautérisations alcalines dans des conditions où celles-ci étaient entièrement impraticables. » (Mallez et Tripier.)

Quant à *l'appareil instrumental* et au *mode opératoire*, les voici tels qu'ils sont décrits dans le mémoire de Mallez et Tripier.

« La pile employée dans nos premières opérations, comprenait 12 petits couples au bisulfate de mercure associés en tention. Celles des observations rapportées plus loin où il n'est pas fait mention de l'électromoteur, ont été appliquées avec une pile de 18 couples de dimension moyenne, au proto-sulfate de mercure. Une pile de 15 à 18 couples de Daniel conviendrait également...

« L'électrode uréthral consiste en un mandrin dont l'extrémité ferme comme un embout, l'ouverture d'une sonde de gomme destinée à protéger les parties sur lesquelles ne doit pas porter la cautérisation. Nous avions adopté d'abord un mandrin mince de maillechort à renflement terminal olivaire; puis, nous avons remplacé l'olive par un cylindre de 2 à 3 centimètres de long, afin de pouvoir agir latéralement sur une plus grande étendue ; aujourd'hui, conservant cette extrémité cylindrique, nous avons remplacé la tige rigide par une plus souple, faite de fils métalliques tordus. Indépendamment de la plus grande solidité qu'offre ici la soudure, cette disposition donne, en raison de la flexibilité du mandrin, plus de sécurité quand on opère dans la partie courbe de l'urèthre.

« Le chirurgien se tenant à la droite du malade, on fixe l'exitateur positif sur la partie interne de la cuisse gauche ; il consiste en un large bouton de charbon séparé de la surface cutanée par deux ou trois disques d'agaric mouillé. Une bande de caoutchouc maintient ce contact d'une manière égale ; on n'a plus à s'en occuper.

Tout étant disposé pour l'opération, le bouton de charbon étant fixé sur la cuisse, et l'excitateur uréthral recouvert de la sonde protectrice étant amené contre la face antérieure du rétrécissement, on ferme le circuit sur l'excitateur positif. Bientôt survient une sensation de cuisson, qui, faible dès le début, diminue encore à mesure de la formation de l'eschare. On pousse alors légèrement le mandrin, cautérisant ainsi à la fois d'avant en arrière et latéralement. En poussant de temps en temps la sonde sur le mandrin, de façon à n'en laisser saillir qu'une faible partie, on limite à volonté la durée et par suite la profondeur de la cautérisation latérale, celle d'avant en arrière continuant sans interruption. Enfin, quand l'obstacle est détruit, la sonde passe sans difficulté par-dessus le renflement terminal du mandrin...

« Avec l'opération, se termine le traitement : aucune manœuvre ultérieure ne doit le compléter. »

La douleur est nulle ; l'hémorrhagie est rare et en tout cas peu considérable.

Quant à la cicatrice ultérieure, elle serait molle, condition qui préviendrait les récidives. C'est là le point important et sujet encore à discussion.

Nous croyons pourtant devoir signaler un inconvénient que présente ce procédé : on détruit le rétrécissement sans être guidé par un conducteur préalablement introduit : c'est le caustique qui marche en avant, un peu à l'aveugle, en sorte qu'il peut être difficile, dans certains cas, de savoir s'il progresse bien toujours suivant l'axe de l'urèthre.

6° Uréthrotomie externe.

Cette méthode consiste à attaquer le rétrécissement par une incision pratiquée de dehors en dedans.

Suivant que le rétrécissement est considéré comme *franchissable* ou *infranchissable*, suivant qu'il y a ou non *rétention* d'urine, suivant qu'il existe une ou plusieurs *fistules* périnéales, ou qu'il n'en existe pas, etc., surgissent des indications variables : de là les nombreux procédés imaginés et qui ont été tour à tour prônés outre mesure et vivement critiqués. Tous ces procédés peuvent être rangés sous deux chefs principaux, suivant que l'opération est faite *sur conducteur* ou *sans conducteur*.

1° **Uréthrotomie externe sur conducteur.** — *Procédé de Syme.* — « Dans mon opération, dit Syme (d'Édimbourg), on introduit dans le rétrécissement un conducteur cannelé, d'une dimension telle qu'il puisse passer sans qu'on ait besoin d'employer la force et sans produire aucun écoulement de sang douloureux, et j'affirme qu'il n'y a point de rétrécissement qui n'admette un instrument de cette espèce. Les cuisses du malade étant alors relevées, une incision d'environ 4 centimètres de longueur est faite exactement sur la ligne

22.

médiane du périnée, à travers les téguments et le fascia.

« L'opérateur tenant le conducteur de la main gauche, guide le bistouri sur l'index de la main droite, de manière à en insinuer la pointe dans la cannelure, au bulbe même ; puis le porte en avant, à travers toute la partie contractée du canal. Dans quelque partie de l'urèthre que soit situé le rétrécissement, l'opération se fait de même. Mais comme on n'en rencontre jamais au delà de la partie bulbeuse, il n'est jamais nécessaire, comme on l'a dit, de diviser toute l'épaisseur de la partie molle du périnée, ni même autre chose que les téguments, le fascia et le corps spongieux. De plus, l'incision étant faite sur la ligne médiane, les artères principales du corps spongieux restent à l'abri de toute atteinte, et une hémorrhagie ne peut avoir lieu. Un cathéter d'argent de grosseur moyenne est maintenu dans la vessie pendant deux jours, et le seul traitement consécutif consiste à introduire parfois dans le canal, après dix ou douze jours, ou même après autant de semaines, une bougie de volume ordinaire. »

2º Uréthrotomie externe sans conducteur. — Syme avait voulu faire de son procédé une méthode générale de traitement des rétrécissements de l'urèthre, et il partait de cette affirmation qu'il n'y a pas de rétrécissement infranchissable, d'où cette conclusion que l'uréthrotomie ne doit jamais être pratiquée sans conducteur. Affirmant au contraire qu'il existe certains rétrécissements qu'il est absolument impossible de franchir, d'autres chirurgiens réservent pour ces cas spéciaux l'uréthrotomie externe, qu'ils pratiquent par conséquent sans conducteur.

Procédé de Demarquay. — « Le malade affecté d'un rétrécissement infranchissable, est placé sur le bord d'une table assez élevée, absolument comme s'il devait subir l'opération de la taille. Lorsque le sommeil chloroformique est complet, le chirurgien fait au-devant de l'anus une incision courbe, comme s'il voulait pratiquer la taille bilatérale ; il incise le tissu cellulaire, lie ou tord les petits vaisseaux qu'il divise.

Cela fait, il coupe tout doucement les fibres musculaires antérieures du muscle sphincter ; dans cette section, il importe
de lier les vaisseaux hémorrhoïdaux antérieurs que l'on rencontre dans l'épaisseur du muscle ; cela fait, on continue la
section des tissus, en se divisant de bas en haut et d'avant en
arrière, entre l'intestin rectum et la portion membraneuse de
l'urèthre ; on arrive de la sorte au sommet du triangle dont
un des côtés est formé par le rectum, l'autre par l'urèthre.
Au sommet de ce triangle, on trouve la pointe de la prostate
et l'origine de sa portion membraneuse. Un doigt, porté de
temps en temps dans le rectum et un autre dans la plaie,
indiquent nettement la position des parties. Il importe de ne
pas trop se porter en haut, pour ne pas intéresser le bulbe,
ni en bas, afin de ménager le rectum. Quand le premier temps
de l'opération est accompli, qu'il ne s'écoule plus une goutte
de sang, et que, par le toucher et la vue, on a reconnu la
pointe de la prostate et l'origine de la portion membraneuse,
on incise alors avec un bistouri convexe , couche par couche
et transversalement, la portion membraneuse. Dès qu'elle est
ouverte, une sonde de femme ayant une forme spéciale est
introduite dans la vessie ; l'urine s'écoule, et une exploration attentive est faite dans la cavité vésicale et de son
col.

« Le second temps de l'opération accompli, la conduite du
chirurgien sera différente suivant le cas : 1° si le rétrécissement infranchissable est accompagné de fistules urinaires et
d'induration des tissus, une nouvelle incision, perpendiculaire à la première et partant des bourses, divisera tous les
tissus malades et découvrira le bulbe, siège le plus habituel
des rétrécissements ; cela fait, une sonde cannelée, recourbée,
est introduite d'arrière en avant, à travers la portion membraneuse et le bulbe, à la rencontre d'un cathéter spécial, introduit par la partie antérieure de l'urèthre. Si la sonde cannelée
franchit le rétrécissement, j'incise sur celle-ci toutes les parties indurées du canal ; si au contraire, je ne puis franchir le

rétrécissement, j'ouvre le canal en avant de la partie malade, comme je l'ai ouvert en arrière ; et, si alors je ne puis franchir la partie rétrécie avec un stylet dirigé d'avant en arrière ou *vice versa*, j'incise tous les tissus altérés, en ayant soin de ne pas dépasser la limite supérieure du canal, ce qu'il est toujours assez facile d'éviter avec un peu d'attention, attendu que les fausses routes sont, le plus souvent, à la partie inférieure ou latérale de l'urèthre; — 2° si, au contraire, il n'y a point de fistules, je me borne autant que possible à ma première incision courbe, ainsi que je l'ai fait deux fois. J'ai pu, la portion membraneuse étant ouverte en arrière de la partie rétrécie, introduire un stylet cannelé dans celle-ci, l'inciser comme s'il se fût agi de l'uréthrotomie par le procédé de Syme. »

3° Uréthrotomie externe quand il existe une ou plusieurs fistules au périnée. — *Procédé de Voillemier.* — On commence par dilater la plus grande, et, de préférence celle qui est la plus proche du raphé, soit avec des sondes, soit en pratiquant un débridement modéré dans sa cavité. Lorsque la voie est suffisamment élargie, on y glisse un petit gorgeret d'argent jusque dans l'urèthre, et on le confie à un aide qui le tient très-solidement. Aussitôt après, le chirurgien introduit par le méat urinaire un cathéter cannelé sans cul-de-sac, qu'il pousse jusqu'à ce que celui-ci soit arrivé dans le gorgeret ; ce qu'il est facile de reconnaître à la sensation que donne la rencontre des deux corps métalliques. Cela fait, avec un bistouri tenu de la main droite comme une plume à écrire, il incise l'urèthre en avant du rétrécissement, et coule la lame de l'instrument dans la cannelure du cathéter jusqu'à ce que sa pointe soit arrivée dans le gorgeret ; puis il divise dans toute leur épaisseur les tissus compris entre le cathéter et le gorgeret. (Voillemier.)

4° Uréthrotomie externe quand il y a complication de rétention d'urine. — *Procédé de Coulson.* — Contrairement à Syme qui s'abstient quand il y a rétention d'urine, Coulson pratique l'opération pour, à la fois, guérir le rétrécissement et évacuer l'urine.

Pour cela, un cathéter cannelé étant porté dans l'urèthre jusqu'à l'extrémité antérieure du rétrécissement infranchissable, le chirurgien pratique à travers le périnée une boutonnière à la portion membraneuse. Par cette ouverture il fait passer un stylet cannelé qu'il engage d'arrière en avant à travers la coarctation, et le plus en avant possible, à la rencontre du cathéter. Il incise sur le stylet cannelé. Le rétrécissement divisé, on vide la vessie dans la même séance.

7° *Excision du rétrécissement.*

Le malade étant placé dans la position de la taille, le chirurgien s'assied devant le périnée. Un cathéter est introduit dans l'urèthre jusqu'à l'extrémité antérieure de la stricture, dont l'extrémité postérieure est indiquée par la fistule. On fait entre ces deux points une incision comprenant les téguments jusqu'au rétrécissement. On saisit alors celui-ci avec une érigne que l'on donne à tenir à un aide, et on le dissèque latéralement ; puis on l'enlève soit avec le bistouri, soit avec des ciseaux. On retire alors le cathéter, et à sa place on introduit une sonde en gomme élastique poussée jusque dans la vessie, et qu'on laisse à demeure.

Mais l'opération n'est pas toujours aussi facile, et les circonstances doivent guider le chirurgien.

Cette opération qui a été faite par Dugas, J. Roux, Bourguet (d'Aix), Voillemier, est essentiellement une opération d'exception : elle ne doit plus être tentée qu'après l'uréthrotomie externe, opération d'exception elle-même. Nous en dirons autant de la formation d'un canal collatéral, sans excision proprement dite.

*Appréciation des diverses méthodes de traitement des rétré-
cissements de l'urèthre.*

Dilatation permanente. — Elle ne saurait être envisagée
aujourd'hui comme une méthode générale de traitement. Nous
rappellerons que la dilatation permanente exige pendant tout
le temps, assez long en somme, durant lequel elle s'effectue,
le séjour au lit, ou tout au moins l'immobilité sur une chaise
longue : exigence que ne justifie pas la gravité de la maladie.
Nous n'insisterons pas sur les autres inconvénients (ulcération
de l'urèthre, uréthrite, cystite, orchite, etc.), celui que nous
venons de signaler suffisant pour constituer à la dilatation
permanente un état d'infériorité notable en regard de la dilatation progressive *temporaire*. Elle doit donc être réservée
pour des cas spéciaux, et notamment pour les cas de rétrécissements très-étroits : la bougie laissée à demeure amène vite
une dilatation que l'on poursuit suivant les indications, à l'aide
de la dilatation *progressive temporaire,* de la *dilatation rapide,*
de la *divulsion* ou de l'*uréthrotomie.*

Dilatation progressive temporaire. — Elle peut être considérée comme la méthode générale de traitement des rétrécissements de l'urèthre, les autres devant être regardées, à
des titres divers, comme des méthodes d'exception, répondant
à des indications spéciales. C'est la conclusion, d'ailleurs, à
laquelle sont arrivés aujourd'hui la plupart des chirurgiens.

Dans sa thèse rédigée sous les auspices de Guyon, Curtis
résume ainsi les indications de la dilatation progressive temporaire : « On peut dire d'une manière générale que la dilatation temporaire convient comme traitement à appliquer
surtout aux rétrécissements *simples, d'origine non traumatique,* assez *récents, non récidivés* à la suite d'un traitement
antérieur, surtout n'ayant pas subi d'opération antérieure

(uréthrotomie ou divulsion) et présentant un *degré modéré d'étroitesse.* »

Parmi les contre indications, les suivantes doivent surtout être signalées : nature cicatricielle des rétrécissements traumatiques, — opérations antérieures, — étroitesse excessive, — rétrécissements irritables, — rétrécissements élastiques, — misère physiologique, — néphrite; — sans parler de conditions que nous examinerons plus loin, et qui, sans être à proprement parler des contre indications de la dilatation progressive temporaire, constituent des indications plus ou moins nettes de la divulsion ou de l'uréthrotomie. — Dans les cas enfin où, par le fait de la dilatation, il survient des accidents aigus (cystite, poussées aiguës de néphrite chronique), on doit renoncer à la méthode.

Divulsion. — On ne doit songer à la distension brusque du rétrécissement que dans les cas où des introductions répétées de bougies seraient nuisibles, et dans ces cas de rétrécissements étroits ou bien élastiques, dans lesquels la dilatation serait impuissante.

Aux divulseurs à branches divergentes, on préfèrera le *divulseur cylindrique* de Voillemier. Dans ces circonstances en outre, c'est instantanément, en une seule séance que la rupture de la coarctation devra être effectuée, car sans cela, comme le fait très-justement remarquer Voillemier, on aurait à faire, dans les séances subséquentes, à des tissus enflammés et friables dont la déchirure exposerait à des accidents sérieux.

Un tissu cicatriciel très-dur, épais et résistant constituerait une contre indication : c'est à l'incision qu'il faudrait alors avoir recours.

Quant aux indications de la *dilatation immédiate progressive* de Léon Lefort, nous les avons examinées plus loin. Nous ne reviendrons pas non plus sur les appréciations que nous ont suggérées les divers procédés de divulsion ou de dilatation brusque.

Uréthrotomie interne. — Les indications ont été diversement posées, les idées se modifiant nécessairement à mesure que la question était plus étudiée et mieux connue. Nous ne ferons pas l'histoire de ces variations ; nous nous bornerons à poser les indications telles qu'elles nous semblent arrêtées actuellement.

Un principe qu'il ne faut jamais perdre de vue, principe d'où découlent toutes les indications de l'uréthrotomie interne, c'est que cette opération constitue une méthode d'exception à laquelle on a recours seulement quand les procédés ordinaires ne suffiraient pas à remplir les indications, ou même quelquefois présenteraient des inconvénients. Les circonstances dans lesquelles, en vertu de ce principe, l'uréthrotomie interne doit être recommandée, ne laissent pas que d'être assez *nombreuses*, mais il ne faudrait pas en conclure, chose bien différente, qu'elles soient *fréquentes*.

Les considérations qui font choisir, à un moment donné, l'uréthrotomie interne, sont des considérations de circonstances accidentelles, partant relativement rares. Cette opération restera donc longtemps, et sans doute toujours une précieuse ressource ; mais le champ de son application ne pourra que se restreindre par les progrès de la thérapeutique.

Pour Reliquet, toutes les causes qui entravent la dilatation temporaire progressive sont des indications de l'uréthrotomie interne :

1° La résistance physique du rétrécissement qui ne permet pas de passer une bougie d'un calibre plus élevé ;

2° La rapidité avec laquelle le rétrécissement revient sur lui-même, après le rétablissement du calibre de l'urèthre obtenu par la dilatation simple ;

3° La dilatation physique se fait bien ; mais le cathétérisme dilatateur est suivi du frisson et de l'accès de fièvre ;

4° Toutes les fois qu'au premier examen on juge la dilatation temporaire, ou impossible, ou trop lente dans son action, il y a indications immédiates de l'uréthrotomie interne.

a. — Les rétrécissements traumatiques, reconnus par les antécédents ;

b. — Les rétrécissements difficiles à franchir ;

c. — L'urèthre est rompu en arrière du rétrécissement; il y a infiltration d'urine ;

d. — Rétrécissement avec tumeur urineuse ou fistules urinaires ;

e. — Pour préparer l'urèthre au passage des instruments lithotriteurs ;

f. — Il y a des accidents généraux d'intoxication urineuse plus ou moins graves, survenus spontanément ou consécutivement à des manœuvres infructueuses de traitement dans l'urèthre.

Guyon réserve également l'uréthrotomie interne pour des cas spéciaux. « L'uréthrotomie interne est indiquée quand la dilatation progressive est impuissante ou nuisible, » tel est le principe posé par Reverdin dans son mémoire rédigé sous les auspices de Guyon. Il groupe les indications sous deux chefs :

1° Indications immédiates ou primitives (la dilatation est jugée impuissante d'emblée, et il y a indication immédiate de pratiquer l'uréthrotomie);

2° Indications secondaires ou consécutives à la dilatation (cette impuissance ne devient évidente qu'après des tentatives de dilatation restées sans effet).

1° Indications immédiates :

A. — Indications fournies par le rétrécissement lui-même :

a. — Rétrécissement du méat ;

b. — Rétrécissements cicatriciels ;

c. — Rétrécissements étroits ou difficiles à franchir ;

d. — Rétrécissements compliqués de fausses routes qui viennent d'être faites.

23

B. — Indications tirées des complications du rétrécissement.

a. — Dilatation de l'urèthre, incontinence ;

b. — Tumeurs, abcès et infiltrations urineuses ;

c. — Cystite et rétention d'urine. Néphrite. Accidents fébriles. Rétrécissement coïncidant avec un calcul vésical que
l'on se propose de traiter par la lithotritie ou par la taille.

2° Indications consécutives à la dilatation.

A. — Impuissance de la dilatation :

a. — Rétrécissements irritables ;

b. — Rétrécissements élastiques (souvent d'ailleurs réfrac-
taires à l'uréthrotomie interne comme à la dilatation)

c. — Fistules périnéales et scrotales.

B. — Nocuité de la dilatation :

Dilatation de l'urèthre, incontinence ; — tumeurs, abcès et
infiltrations urineuses ; — cystite et rétention d'urine ; néphrite ; — orchite ; — accidents fébriles.

Ajoutons enfin que, redoutant l'uréthrotomie interne, bien
des chirurgiens en restreignent encore les indications au pro-
fit soit de la distension brusque avec notamment le divulseur
cylindrique de Voillemier, soit de la dilatation rapide.

La **cautérisation** présente de graves inconvénients : elle
provoque des accidents nombreux et sérieux, et surtout laisse
après elle un tissu de cicatrice particulièrement dur et rétractile. Aussi est-elle universellement abandonnée comme méthode générale de traitement ; ce n'est pas qu'elle ne puisse
dans quelques cas exceptionnels rendre des services, mais
seulement à titres de moyen accessoire et spécial. Ainsi, d'a-
près Voillemier, le rétrécissement peut être infranchissable
ou tellement irritable que le contact momentané d'un corps
étranger suffit pour déterminer de graves accidents : la cauté-
isation pourra parfois servir alors à détruire des brides irré-

gulières qui embarrassent l'entrée du rétrécissement, ou bien à modifier l'extrême sensibilité de la muqueuse.

Elle peut aussi, d'après Phillips, modifier avantageusement les rétrécissements placés près de la portion membraneuse; « lorsqu'ils sont durs et secs, elle les ramollit, et elle provoque une sécrétion qui permet de faire utilement la dilatation : mais il ne faut pas perdre de vue que l'application du caustique doit être faite légèrement; seulement pour modifier la vitalité des tissus et jamais pour produire une perte de substance et pour détruire la saillie qui diminue la capacité de l'urèthre. » On ne l'appliquera jamais dans la portion spongieuse, car c'est là surtout que son emploi provoque la douleur, les hémorrhagies et la transformation fibreuse.

L'électrolyse ayant été appréciée plus haut, nous n'y reviendrons pas.

L'**uréthrotomie externe** et l'**excision** sont des opérations absolument exceptionnelles. On n'y saurait avoir recours que dans les cas d'impuissance bien démontrée des autres méthodes. L'uréthrotomie interne est venue en restreindre encore les applications : on pourra presque toujours en effet répondre au même besoin par l'incision interne. Si le rétrécissement cependant était infranchissable on aurait recours à l'uréthrotomie externe sans conducteur. — Quant à l'uréthrotomie sur conducteur, nous croyons, avec Guyon, qu'elle pourrait être utilement appliquée notamment dans certains cas de rétrécissements élastiques, récidivés après l'uréthrotomie externe.

CHAPITRE VIII.

Spasme de l'urèthre.

Définition. — C'est un état de convulsion tonique de l'u-
rèthre susceptible d'offrir une persistance, une étendue, des
localisations, des degrés, des causes variables.

Étiologie et pathologénie. — Il est des cas dans lesquels il
peut être bien difficile, ou même impossible de préciser la
cause du spasme : mais presque toujours un examen attentif
permet d'en déterminer le point de départ, et cet état pathologique se présente alors comme un phénomène secondaire :
comme un phénomène réflexe ayant son point de départ soit
dans l'urèthre lui-même, soit en dehors de ce canal.

A. — En tête des causes productrices des états spasmodiques
de l'urèthre se trouvent les diverses irritations dont la muqueuse du canal peut être le siège. L'*inflammation* joue le
principale rôle, qu'elle soit aiguë, subaiguë ou chronique, localisée, ou plus ou moins étendue, et quelle qu'en soit d'ailleurs
la cause.

Les *rétrécissements* provoquent le spasme par l'intermédiaire
de l'état pathologique qu'ils créent derrière eux dans la muqueuse : inflammation, ulcération, irritation entraînées par
le séjour de l'urine et des produits pathologiques.

Nous en dirons autant de l'*herpétisme*, du *rhumatisme*, de la
scrofule, de *calculs* ou de *graviers* arrêtés dans l'urèthre, du
passage intempestif de *sondes* ou de *bougies*, d'*opérations* diverses, etc. : c'est par l'intermédiaire de l'irritation variable
qu'elles provoquent dans la muqueuse, que ces causes amènent
les spasmes.

La *dysurie* causée par un gonflement de la prostate ou par

tout autre obstacle siégeant au col de la vessie amène le même résultat. Voillemier a fait bien voir le mécanisme en pareil cas de ce trouble fonctionnel : « Dans l'état normal, dit-il, et quand la miction s'opère régulièrement, l'urètre est passif pendant tout le temps que la vessie met à se vider ; il ne se contracte à son tour que pour expulser les dernièresgouttes d'urine qui le traversent. Mais dans le cas de dysurie cette succession physiologique des contractions de la vessie et du canal est singulièrement troublée. Ebranlé par les efforts que le malade fait pour uriner, tout le système musculaire des organes génito-urinaires s'alarme et se convulse d'une façon désordonnée. Le crémaster soulève les testicules vers les anneaux inguinaux ; les bulbo et ischio-caverneux chassent le sang dans la verge qui entre dans une demi-érection, et les muscles propres de l'urèthre se contractent avec la plus grande énergie. Alors le spasme est porté au plus haut degré. Si une petite quantité d'urine parvient à sortir de la vessie, elle est arrêtée dans le canal et ne s'en échappe que par jets interrompus.»

Sans être enflammée, la muqueuse uréthrale peut être le point de départ de l'état spasmodique : lorsqu'elle est notamment le siège d'un état congestif. Celui-ci peut être accidentel, comme après l'ingestion de substances diverses telles que condiments, épices, etc. Les cantharides peuvent agir tantôt par l'intermédiaire de cet état congestif, tantôt par l'intermédiaire d'une véritable inflammation. — Ces congestions peuvent se répéter ou devenir habituelles ; elles amènent alors un état spasmodique susceptible d'en imposer pour un véritable rétrécissement (goutte, rhumatisme, herpétisme, hémorroïdes, etc.) Ces états pathologiqnes sont assez mal connus, et ne se voient guère dans les hôpitaux ; mais dans la pratique civile, chez les gens atteints de maladies chroniques, et spécialement chez les gens dont l'existence est large ou surmenée, on les observe plus fréquemment qu'on ne saurait croire.

Nous en dirons autant de la condition pathogénique suivante, que nous avons, pour notre compte maintes fois observée. Ici il ne s'agit plus d'une hypertrophie de la prostate, d'une inflammation de la muquense, ni même d'une simple congestion de cette membrane ; les organes sont sains. Mais les urines chargées de matériaux excrémentitiels ont acquis des propriétés irritantes qui créent dans l'appareil urinaire un état d'éréthisme, de spasme parfois intermittent, mais souvent permanent avec ou sans exacerbations prononcées. Il est bien difficile et parfois impossible de distinguer si la diathèse urique agit directement par l'irritation que provoquent les matériaux excrémentitiels, ou bien si elle a entraîné une congestion qui entretient l'état d'éréthisme. Dans le premier cas : avec la diminution des matériaux excrémentitiels, la dilution plus grande des urines, l'état spasmodique cesse ; tandis que, dans le second, il persiste, avec la congestion qui l'entretient. Cette règle est loin d'être absolue d'ailleurs, mais elle ne mérite pas moins d'être prise en sérieuse considération ; car on sait combien sont persistants les états congestifs des muqueuses dans la diathèse urique. Par conséquent, toutes les fois que le spasme disparaît consécutivement à la dilution plus étendue des urines, il est à peu près certain qu'il n'existait pas de congestion goutteuse, mais seulement une irritation par les matériaux excrémentitiels.

La diathèse goutteuse ne produit pas seule ces retentissements sur l'appareil urinaire ; une affection du tube digestif peut, en troublant la nutrition générale, amener le même résultat.

B. — Le réflexe qui produit le spasme uréthral peut avoir son point de départ ailleurs que dans le canal. Nous citerons seulement les conditions pathogéniques suivantes : maladie du col de la vessie, calcul vésical, névralgie du testicule, hémorrhoïdes, fistules rectales, fissures anales, prurit anal, vers intestinaux. Dans un cas, nous avons été consulté par un malade qui réclamait nos conseils pour des troubles urinaires. Nous trouvâmes un spasme de l'urèthre fort pénible pour le malade. Toute introduction d'instrument fut d'abord impossible, et tous les expédients opératoires auxquels on a recours en pareil cas restèrent infructueux. Mais après l'administration d'un milligramme d'atropine, nous pûmes faire passer sans effort une sonde de 7 millimètres. Il n'existait donc pas de rétrécissement ; il n'y avait non plus aucune affection de l'urèthre ou de l'appareil génito-urinaire ; on ne pouvait pas songer à la diathèse urique. Nous finîmes par découvrir un rétrécissement organique du rectum.

Il y a des cas enfin dans lesquels une émotion morale provoque le spasme de l'urèthre, et, d'après A. Cooper, la contention de l'esprit « peut influer à tel point sur le système nerveux, qu'il en résulte un rétrécissement spasmodique de l'urèthre ».

Symptômes et diagnostic. — Le spasme se caractérise par une diminution du calibre de l'urèthre qui peut empêcher parfois absolument l'introduction de tout espèce d'instrument. Cet état du canal peut se prolonger un temps variable ; mais il n'est jamais permanent, comme le *rétrécissement* proprement dit. Il peut présenter au point de vue de son degré, de sa durée, de son mode de reproduction, de la douleur qui l'accompagne, les plus grandes variétés. Et ce n'est point là d'ailleurs, mais dans les circonstances concomitantes, dans les conditions pathogéniques, qu'il faut chercher les notions qui dicteront le pronostic et le traitement. C'est l'affection génératrice qu'il s'agit de découvrir et de combattre.

Pronostic. — Il est subordonné à la cause.

Traitement. — On recherchera d'abord l'état pathologique qui préside à l'apparition et à la persistance du spasme, et l'on instituera le traitement de cet état pathologique, quels que soient son siège et sa nature.

Quant aux moyens que l'on peut diriger contre le spasme lui-même, ils sont variables, et quelques-uns sont inconstants dans leurs effets. Ainsi le passage répété des bougies qui finit par émousser la sensibilité du canal, comme l'a fort justement dit Civiale, ne fait qu'exaspérer au contraire parfois l'état spasmodique.

La même remarque s'applique à la sonde à demeure : après avoir franchi le rétrécissement on laisse à demeure la bougie ; il se produit un petit écoulement, et au bout de trois ou quatre jours, quand on retire la bougie, le spasme a disparu. Mais il est des cas où la bougie ne peut être supportée, ou cause du moins une irritation telle qu'il est prudent de l'enlever.

Ce n'est pas tout : le passage répété des instruments, ou leur séjour à demeure n'est pas toujours facile : il y a des cas où le spasme s'oppose invinciblement à tout cathétérisme.

Ce dernier devra être fait avec une bougie à olive plutôt qu'avec une bougie conique ; on devra essayer de vaincre le spasme en laissant pendant un temps variable, et assez long, l'extrémité d'une grosse sonde maintenue contre le point convulsé.

Nous avons eu plusieurs fois à nous louer de l'administration en pareil cas de *l'atropine* ainsi que de *l'hyosciamine* : ces médicaments nous ont plusieurs fois permis d'introduire facilement des instruments auxquels le canal tout d'abord refusait invinciblement tout passage.

On a encore préconisé les bains, les cataplasmes sur le périnée, les lavements au laudanum. Voillemier recommande la préparation suivante, qui doit être administrée par le rectum :

Eau simple	200 gr.
Camphre	1 gr.
Jaune d'œuf	n° 1.
Laudanum de Sydenham	10 gouttes.

La dose de laudanum peut être portée à 15 ou 18 gouttes, et celle du camphre à 2 grammes.

Dans les cas rebelles Voillemier préférait le bromure de potassium qu'il prescrivait à la dose de 1 gramme. Cette dose pourra souvent avoir besoin d'être augmentée.

Quand on croira devoir recourir aux fortes doses, nous croyons qu'il vaudrait mieux avoir recours au bromure de sodium qui, moins toxique, est toujours mieux supporté, surtout par des individus non accoutumés.

Outre son action antiaphrodisiaque, le bromure de camphre nous a paru, dans certains cas, avoir une action très-nette sur le spasme uréthral; aussi le croyons-nous susceptible de rendre ici de précieux services.

CHAPITRE IX.

Névralgie, hyperesthésie de l'urèthre.

Définition. — C'est une affection caractérisée par une exagération de la sensibilité de l'urèthre.

Étiologie et pathogénie. — Presque toutes les affections de l'appareil génito-urinaire, et particulièrement de l'urèthre, sont susceptibles d'amener un état hyperesthésique ou névralgique du canal. En général même on peut dire que tous les états morbides susceptibles de développer le spasme sont susceptibles de développer la névralgie, soit concurremment, soit isolément. Nous citerons seulement, parmi les lésions locales, les affections de la prostate et du col de la vessie, les calculs vésicaux ; renvoyant pour les autres causes, à l'étiologie du spasme uréthral.

Symptômes et diagnostic. — Le siège, l'étendue, le degré, la forme de la douleur sont éminemment variables. Ordinairement cependant elle est sourde, profonde et intermittente. — La véritable difficulté du diagnostic consiste à découvrir l'état pathologique sous l'influence duquel s'est développé et se maintient le phénomène douloureux.

Pronostic. — Il est subordonné à la gravité de la cause.

23.

Traitement. — Il faut surtout découvrir et traiter la maladie génératrice. Quant à la névralgie elle-même, on pourra diriger contre elle divers moyens, tels que passages répétés de sondes, injections avec une solution faible d'azotate d'argent; lavements au laudanum, au bromure de potassium ; administration à l'intérieur des bromures de potassium, de sodium, de camphre, ou bien d'atropine, d'hyosciamine (V. Spasme de l'urèthre). Dans la névralgie à forme intermittente, on a conseillé l'emploi du sulfate de quinine.

CHAPITRE X

Poches et tumeurs urinaires. — Abcès urineux. — Infiltration d'urine. —Fistules urinaires.

L'urine peut s'accumuler dans une dilatation de l'urèthre (*poche urinaire*).

Elle peut s'infiltrer à travers la paroi du canal, et former une infiltration sous-muqueuse circonscrite (*tumeur urinaire.*)

Il ne s'agit plus d'une simple tumeur urinaire, mais bien d'un *abcès urineux* si la tumeur renferme à la fois de l'urine et du pus : qu'il s'agisse d'un phlegmon provoqué par l'invasion de l'urine dans le tissu cellulaire, ou bien d'un épanchement d'urine dans un abcès déjà existant.

On réserve enfin le nom d'*infiltration d'urine* pour les cas où le liquide s'infiltrant dans les mailles du tissu cellulaire, forme une sorte d'œdème urinaire plus ou moins étendu.

Au lieu d'une simple éraillure de la muqueuse permettant à l'urine de s'infiltrer dans les tissus, vient-il à se produire au niveau d'un point quelconque des voies urinaires un trajet par lequel elle peut s'écouler au dehors, il y a *fistule urinaire*.

§ I. — POCHES URINAIRES.

Définition. — Nous réserverons le nom de poche urinaire à l'accumulation de l'urine dans une dilatation de l'urèthre.

Étiologie et Pathogénie. — Les poches urinaires congénitales ayant été étudiées à propos des vices de conformation de l'urèthre, celles qui sont accidentelles nous occuperont seules.

Elles ont toujours pour point de départ un obstacle à la miction, et celui-ci peut être, au moins d'une façon générale, persistant ou transitoire. Dans le premier cas il s'agit d'un *rétrécissement* de l'urèthre, et dans le second d'un corps étranger : un *calcul* presque toujours.

La vessie se contracte pour vaincre l'obstacle ; et quand celui-ci siège assez en avant, notamment au niveau du bulbe, le flot d'urine poussé avec force et gêné dans son débit, distend l'urèthre en arrière soit de la coarctation soit du corps étranger. Les premières fois l'urèthre revient sur lui-même, et se débarrasse de son contenu. Mais la répétition de ce phénomène ne tarde pas à amener une dilatation du canal, une *poche*, dans laquelle séjourne dès lors une quantité variable d'urine.

Ces poches urinaires présentent des caractères et une rapidité de développement différents suivant qu'elles s'établissent derrière un rétrécissement ou derrière un calcul. Et cela n'a rien qui doive surprendre ; car, ainsi que l'a très-justement fait remarquer Voillemier, les parois de l'urèthre, dans le cas de calcul, sont saines, souples et éminemment dilatables ; tandis que, dans le cas de rétrécissement, elles sont dures, friables et peu extensibles.

Siège. — Ces poches occupent ordinairement la région périnéale. C'est leur siège à peu près exclusif quand elles sont consécutives à un rétrécisement, ce qui s'explique par le siège habituel des coarctations. Les points où s'arrêtent les calculs étant plus variables, plus variable aussi est le siège des poches qui se développent derrière eux. La dilatation s'effectue ordinairement au périnée, en arrière des bourses ; mais on peut l'observer sur divers points de la portion spongieuse du canal.

Leur **forme** et leur **volume** sont variables. Au périnée elles offrent une forme ovoïde ; et une forme plus allongée dans la région spongieuse. Leur volume, considérable surtout s'il s'agit d'un calcul, augmente pendant les efforts de la miction.

Leur **développement** est plus rapide s'il s'agit d'un calcul, et plus lent s'il s'agit d'un rétrécissement.

C'est surtout en arrière d'une coarctation que les **parois** sont épaisses et dures ; dans ce cas, on observe une altération de la muqueuse caractérisée par une inflammation et un ramollissement ; il y a parfois des ulcérations ; quelquefois des brides ; l'urine est en état de décomposition ammoniacale.

La **miction** est troublée tout à la fois du fait de l'ectasie uréthrale elle-même, et du fait de la cause : rétrécissement ou calcul. Après que la vessie s'est vidée de son contenu, le jet cesse, mais un écoulement d'urine continue de se faire parce que la poche distendue, en revenant sur elle-même, expulse une partie du liquide accumulé dans son intérieur. Souvent même, les malades aident à ce résultat en pressant sur le périnée.

L'éjaculation présente des troubles analogues : au lieu d'être projeté comme à l'état normal, le sperme ne sort qu'en bavant parce qu'il s'accumule dans la poche dont les parois cèdent sous la pression de la colonne liquide.

Traitement. — L'indication causale est ici celle que le chirurgien doit tout d'abord s'attacher à remplir. S'il s'agit d'un calcul ou d'un corps étranger introduit dans l'urèthre, il sera donc extrait le plus tôt possible. S'il existe un rétrécissement du canal, on devra s'attacher sans retard à le faire disparaître en ayant recours à telle ou telle méthode suivant le cas.

On devra aussi modifier l'état local de la muqueuse quand

celle-ci sera enflammée. En même temps, on maintiendra les urines diluées par des médicaments appropriés, afin de les rendre le moins offensives possible.

§ II. — TUMEURS URINAIRES.

Définition. — Lorsqu'en s'infiltrant à travers la paroi du canal, l'urine forme une infiltration sous-muqueuse circonscrite, il en résulte une *tumeur urinaire.*

Étiologie et Pathogénie. — S'il survient une érosion de la muqueuse assez étendue, elle va donner passage à une quantité notable d'urine, et ce liquide, en s'insinuant à travers les mailles du tissu cellulaire, va former une sorte d'œdème urinaire plus ou moins diffus.

Un résultat analogue va se produire avec une petite éraillure, surtout si l'orifice de celle-ci est dirigé en arrière et recouvert par une sorte de valvule. Soulevant ce repli, le liquide toujours poussé en avant, s'engage dans l'orifice. Seulement deux cas alors peuvent ici se présenter : ou bien la fuite persiste, et il y a, comme dans le cas précédent œdème urinaire, infiltration d'urine proprement dite ; ou bien, pour n'importe quelle raison, la filtration est suspendue ; alors le liquide déjà transsudé, n'étant plus poussé en avant se collecte en quantité variable sous la muqueuse, formant en ce point une *tumeur urinaire* de volume variable.

D'après Voillemier, la cavité serait préexistante : un abcès sous-muqueux s'étant vidé dans le canal, l'urine viendrait dans le kyste remplacer le pus par le mécanisme que nous venons de voir.

Mais, sans cavité kystique préexistante, la tumeur urinaire peut aussi se former par le mécanisme de l'infiltration : la filtration cessant à un moment donné, l'infiltration se circonscrit et le liquide se collecte.

Une dilatation de l'urèthre enfin peut se compliquer de

tumeur urinaire ou *d'infiltration d'urine* par érosion des parois.

Il se passe donc dans les voies urinaires quelque chose d'analogue à ce qu'on voit dans le système artériel ; et l'on peut comparer la poche urinaire, la tumeur urinaire, l'infiltration d'urine aux anévrysmes vrais et aux anévrysmes faux, soit circonscrits soit diffus.

Symptômes et diagnostic. — Les symptômes sont à peu près les mêmes que ceux des poches urinaires. Il y a encore ici une tumeur de siège et de volume variables, et formée par l'urine accumulée dans sa cavité. La poche, cependant, ne se vide pas par la pression au périnée aussi facilement que dans le cas d'ectasie du canal, et cela s'explique aisément par l'étroitesse de l'orifice. Il y a donc ici des variations de volume moins considérables.

Un signe sur lequel a très-justement insisté Voillemier, c'est l'état des urines. Tandis qu'elles sont claires dans le cas de poche par dilatation de l'urèthre, au moins dans le commencement, avant l'altération de la muqueuse, il n'en est plus de même dans le cas de tumeur urinaire. « Si, dit-il, l'urèthre a été déchiré au moment de l'accident qui a produit la tumeur périnéale, elles sont colorées en rouge pendant un jour ou deux ; plus tard, elles deviennent brunâtres, et entraînent de petits caillots de sang ; enfin elles sont mélangées d'un pus sanieux. Même après qu'elles ont chassé tout le sang de la tumeur, elles sont mélangées d'une certaine quantité de pus, parce qu'elles sont contenues dans une poche dont les parois sont enflammées et dont elles entretiennent l'inflammation par leur séjour. »

Pronostic. — Il est subordonné au volume de la poche et à l'étendue de l'érosion. Quand la poche est grande, la fistule urinaire est à peu près inévitable.

Traitement. — On a conseillé de presser doucement et fréquemment la tumeur pour la vider de son contenu, et de placer une sonde à demeure dans l'urèthre pour empêcher que le kyste ne se remplisse à nouveau. Ce conseil devra toujours être suivi ; malheureusement cette tentative ne sera pas constamment couronnée de succès. D'une part en effet, l'orifice étant très-étroit, la poche ne sera pas facilement vidée ; d'autre part, tandis qu'une sonde trop petite peut être inutile en laissant passer l'urine sur elle, une sonde trop grosse risque de provoquer, en érodant le pertuis, un abcès urineux ou une infiltration d'urine.

Quand la tumeur est volumineuse, on ne doit pas s'arrêter à ces moyens. Le mieux est d'inciser d'emblée le kyste et de transformer la tumeur urinaire en une fistule que l'on oblitérera ensuite par un traitèment approprié. Cette terminaison surviendrait fatalement d'elle-même au bout d'un temps donné ; mieux vaut la provoquer immédiatement, d'autant plus qu'elle s'effectue dans de bien meilleures conditions de curabilité, créée par le bistouri du chirugien que produite spontanément.

§ III. — ABCÈS URINEUX.

Définition. — On désigne sous ce nom, les collections purulentes qui contiennent de l'urine en même temps que du pus.

Variétés. — L'abcès urineux peut être aigu ou chronique : il peut être constitué par un phlegmon consécutif à un épanchement limité de l'urine, ou par l'irruption de l'urine dans un phlegmon déjà existant.

Étiologie et pathogénie. — Cette affection peut se présenter dans deux ordres de conditions différentes : tantôt il y a rupture de la muqueuse, infiltration circonscrite d'urine, et, consécutivement à l'irritation provoquée par la présence de ce liquide, abcès urineux ; tantôt il y a primitivement abcès, puis, consécutivement à celui-ci, érosion de la muqueuse et irruption de l'urine dans le phlegmon qui se trouve ainsi converti en abcès urineux.

Les principales causes qui peuvent amener un abcès urineux par l'un ou l'autre de ces deux mécanismes, sont les suivantes : une inflammation de la muqueuse, consécutive à une blennorrhagie, au passage d'un fragment de calcul, à l'introduction d'un corps étranger ; — altération de cette membrane en arrière d'un rétrécissement ; — abcès péri-uréthral provoqué par la dilatation d'un rétrécissement, ou par un cathétérisme d'ailleurs bien fait ; — traumatisme de l'urèthre par un cathétérisme maladroit.

Sièges. — Le siège des abcès urineux est en rapport avec celui de la solution de continuité de la muqueuse urinaire :

A la *verge* et au *scrotum* ils succèdent à une érosion de la portion mobile de l'urèthre ;

Au *périnée* et à la *région anale* ils succèdent à une fissure de la portion de l'urèthre située au-dessus de l'aponévrose moyenne ;

A l'*hypogastre* il s'agit d'une perforation de la vessie par rupture de ce viscère ou consécutivement à la taille ou à la ponction sus-pubienne ;

Quant aux abcès de la *région iliaque*, beaucoup plus rares que les précédents, ils peuvent succéder à une rupture de la vessie.

Symptômes. — Ils diffèrent suivant qu'il s'agit d'un abcès *aigu* ou d'un abcès *chronique*.

Dans le premier cas, on voit, à la suite de l'une des circonstances énumérées plus haut, survenir sur l'un des points que nous venons de signaler, une tumeur de volume variable, douloureuse, présentant tous les caractères d'un abcès aigu. Seulement ici la fluctuation est ordinairement très-obscure. Bientôt, il s'écoule par le canal, une quantité variable de pus. Si le chirurgien n'ouvre pas la tumeur avec le bistouri, elle ne tarde pas à rougir, à s'ulcérer et à s'ouvrir spontanément en laissant s'écouler du pus mêlé d'urine en proportion variable.

La fluctuation est encore plus obscure, ou même elle manque

complétement quand l'abcès affecte la forme *chronique ;* parce qu'alors les parois sont épaissies et indurées. Le volume augmente très-lentement. Il n'y a pas de changement de couleur à la peau, ni de douleurs.

Qu'ils soient aigus ou chroniques, ces abcès s'ouvrent dans des points variables ; mais bien plus rapidement s'il s'agit d'abcès aigus :

1° L'écoulement qui s'effectue par *l'uréthre* ne vide pas l'abcès, parce que l'urine, s'introduisant toujours dans le kyste, entretient la production du pus ;

2° Quand l'abcès urineux s'ouvre à la *peau,* il en résulte une *fistule urinaire ;*

3° Si le contenu est versé dans le *tissu cellulaire,* le cas est bien plus grave, car il s'agit alors d'une infiltration d'urine et de pus.

Pronostic. — Il est toujours sérieux, car l'abcès laisse après lui une fistule urinaire, et expose à une infiltration d'urine particulièrement grave.

Traitement. — Il faut aussitôt que possible, donner une large issue au pus en ouvrant largement l'abcès. Quant à la fistule urinaire, si elle survient, on dirigera contre elle un traitement approprié. On fera toujours bien de mettre une sonde à demeure pour la prévenir si l'on peut. S'il existe un rétrécissement on le dilatera pour prévenir la récidive des accidents.

§ IV. — INFILTRATION D'URINE.

Définition. — On dit qu'il y a *infiltration d'urine* quand, par suite d'une solution de continuité s'effectuant au niveau d'un point quelconque des voies urinaires, ce liquide excrémentiel s'épanche dans le tissu cellulaire, constituant ainsi brusquement une sorte d'œdème urinaire plus ou moins étendue.

Étiologie et Pathogénie. — Toute solution de continuité

du canal de l'urèthre et de la vessie, permettant le passage de l'urine en dehors des voies naturelles, peut avoir pour conséquence l'infiltration de ce liquide.

A. — En tête de ces causes diverses se trouvent les *rétrécissements* de l'urèthre.—En arrière de la coarctation la muqueuse est distendue et altérée; *une double cause préside donc à la déchirure: la pression du liquide et l'altération du conduit.* Si la déchirure est large et la pression forte, c'est une infiltration plus ou moins étendue qui se fait. Dans le cas contraire, les phénomènes se circonscrivent et l'on observe alors un abcès urineux. C'est un fait qui a été très-bien mis en lumière notamment par Voillemier : « Dès qu'un rétrécissement est arrivé à un certain degré, dit-il, les urines ne pouvant sortir librement, tendent à dilater l'urèthre en arrière de l'obstacle qu'elles rencontrent. Plus le rétrécissement devient étroit, plus cette dilatation du canal augmente. Après chaque miction, une certaine quantité d'urine s'arrête dans cette sorte de poche ; elle y séjourne et s'y altère ; sa présence ne tarde pas à en enflammer les parois, qui deviennent plus friables et moins résistantes. Si, dans cet état de choses, le malade, dont la dysurie est chaque jour plus grande, se livre à des contractions violentes pour débarrasser sa vessie, le flot des urines, faisant effort contre les parois de l'urèthre, finit par les déchirer en arrière du rétrécissement. On comprend alors que l'urine s'épanche en grande quantité et qu'elle s'infiltre plus ou moins loin dans l'épaisseur des tissus, car elle n'est retenue par aucun obstacle. — Encore faut-il qu'elle ait produit une déchirure du canal assez considérable. Autrement elle filtre peu à peu dans le tissu cellulaire ; malgré ses propriétés éminemment toxiques, elle détermine au-devant d'elle une inflammation adhésive qui limite ses progrès, et il se forme un abcès urineux, et non une véritable infiltration. »

A ces deux conditions : altération du canal et accumulation de l'urine en arrière de la coarctation il faut en ajouter une autre, *l'hypertrophie compensatrice* de la vessie, qui s'établit pour vaincre l'obstacle.

En sorte que le fait de l'épanchement est constitué par l'enchaînement successif des phénomènes suivants : rétrécissement du canal, — dilatation de l'urèthre en arrière du rétrécissement, — séjour de l'urine dans cette poche, et altération de la muqueuse, — hypertrophie compensatrice de la vessie, — à un moment donné enfin, déchirure de la muqueuse en arrière de l'obstacle, et, à la faveur de cette déchirure, épanchement du liquide en dehors de ses voies naturelles.

Mais ces conditions ne sont pas les seules. Il en est d'autres qui ont été très-bien étudiées par A. Menzel et par Muron et dont le degré d'influence peut n'être pas encore exactement déterminé, mais dont l'importance ne saurait être contestée. Les qualités de l'urine qui s'infiltre ne sont pas, il s'en faut, les mêmes dans tous les cas : ainsi, notamment, les urines peuvent être acides ou alcalines ; doivent-elles leur état alcalin au phosphate ammoniaco-magnésien, au carbonate de chaux, au sulfhydrate d'ammoniaque ? sont-elles plus ou moins diluées ou plus ou moins chargées de matériaux excrémentiels ? se décomposent-elles rapidement ? De sorte qu'on peut dire à *priori* « qu'il y a deux urines, l'une douée de propriétés septiques au suprême degré, l'autre au contraire presque inoffensive.... Entre ces deux termes extrêmes, il existe une série d'autres états, d'abord plus ou moins rapprochés du premier extrême, qui vont peu à peu s'en éloignant, pour arriver en fin de compte à un degré plus ou moins voisin du second extrême » (Muron). « Est-ce là tout ? nous ne le croyons point, dit-il ailleurs. Les tissus eux-mêmes, leur force de vitalité, l'organisme en un mot, doit être pris en haute considération, et même est-ce peut-être le point le plus important. »

B. — Parmi les autres causes susceptibles d'amener une solution de continuité des voies urinaires, et, consécutivement, une infiltration, nous citerons encore les abcès de la prostate, ainsi que les plaies, accidentelles ou opératoires, intéressant soit l'urèthre soit la vessie.

Siège et Marche. — Déterminée par les dispositions anatomiques, la marche de l'infiltration d'urine est très-différente suivant que la déchirure s'est effectuée au-dessus de l'aponévrose moyenne, ou, ce qui est le cas le plus fréquent, au-dessous de cette aponévrose. « Si l'ouverture des voies urinaires a lieu dans un point situé au-dessous de l'aponévrose moyenne, le liquide tombe dans la gaîne ou loge périnéo-pénienne, la remplit, la distend, et l'on voit alors la région périnéale antérieure se soulever, et la verge, devenue rouge et luisante, acquérir un volume double ou triple de l'état normal. Bientôt, le liquide continuant à affluer, la gaîne, dont les parois ne présentent point partout la même résistance, cède dans son point le plus faible, c'est-à-dire à la face dorsale de la verge, sur les côtés du ligament suspenseur, et l'urine s'engage dans la couche sous-cutanée, où plus rien ne s'oppose à sa marche envahissante. On la voit alors s'infiltrer rapidement dans le scrotum, au-devant du pubis, puis dans la partie inférieure de l'abdomen, en suivant le plan incliné que lui présentent les adhérences de la lame sous-cutanée profonde à l'arcade crurale, et, dans quelques cas, s'avancer jusque sous les aisselles. Pendant ce temps, la région périnéale postérieure, protégée par la réflexion de l'aponévrose inférieure au-devant de l'anus, et aussi, il faut bien le dire, par la densité en ce point de la couche sous-cutanée, ne reçoit pas une goutte de liquide, ainsi que l'ont parfaitement démontré Blandin et Velpeau.

« Si la solution de continuité des voies urinaires a lieu au-dessus de l'aponévrose moyenne, la marche de l'infiltration est bien différente, et se rapproche beaucoup de celle que suivent les collections purulentes ; c'est-à-dire que l'urine, ne pouvant s'échapper ni en avant ni en bas, ou bien se porte dans le tissu cellulaire du bassin, après avoir vaincu la résistance de l'aponévrose pelvienne, ou bien et de préférence dans les fosses ischio-rectales, en s'infiltrant dans les mailles de la couche prostato-péritonéale, beaucoup plus perméable que l'aponévrose supérieure. Aussi remarque-t-on que, dans ces cas, c'est presque toujours autour de l'anus que le liquide urineux vient se faire jour (Richet). »

Voillemier fait remarquer avec raison que si la déchirure porte sur la partie antérieure de l'urèthre, l'urine passe rapidement dans le tissu cellulaire lâche de la verge et des bourses; mais que « les désordres sont rarements considérables, à cause de la position superficielle des parties et de la facilité qu'on a de limiter l'infiltration au moyen de quelques incisions ».

Symptômes et Diagnostic. — Le plus souvent les choses se passent de la façon suivante : la vessie distendue ne peut se vider, et le malade présente pendant un espace de temps variable les signes de la rétention ; les accidents augmentent progessivement d'intensité. Tout à coup le patient éprouve une sensation plus ou moins obscure ou plus ou moins distincte de rupture, suivie presque aussitôt d'un sentiment de soulagement et de bien-être. Si le chirurgien arrive sur ces entrefaites, il constate que la vessie ne s'élève plus à la même hauteur au-dessus des pubis, qu'elle s'est vidée d'une partie plus ou moins considérable de son contenu. Et pourtant il n'y a pas eu la moindre émission d'urine par les voies naturelles. Il peut y avoir parfois un frisson, mais il est court et léger, souvent inaperçu, ne troublant guère l'apaisement subit qui vient de se faire.

Cette accalmie ne dure pas : tout à coup survient un frisson violent ; une angoisse profonde envahit le malade.

Après le stade de froid survient la réaction : coloration du visage, pouls large, fréquent, sueurs abondantes. Celles-ci sont fétides, et le malade exhale bientôt une odeur urineuse. Puis enfin, si la marche reste abandonnée à elle-même, surviennent les accidents ultimes caractérisés surtout par l'adynamie.

Quant aux accidents *locaux*, ils varient avec le siège de l'infiltration. Si la rupture s'est effectuée au-dessous de l'aponévrose moyenne, on constate, et cela de bonne heure à cause de la laxité du tissu cellulaire dans presque toutes ces régions, une tuméfaction œdémateuse des bourses, du fourreau de la verge et du prépuce, du pubis, des aines et du périnée.

Si la déchirure s'est faite au-dessus de l'aponévrose moyenne, on trouve un empâtement de la région péri-anale en avant et sur les côtés.

Les téguments ne tardent pas à perdre leur coloration normale : il se couvrent de taches d'un rouge livide, disséminées, mal circonscrites, plus foncées à leur centre.

Puis surviennent des phlyctènes remplies d'une sérosité foncée et trouble. Sur divers points des gaz développés dans les mailles du tissu cellulaire donnent lieu a de la crépitation comme au niveau des tissus emphysémateux. Au-dessous des phyctènes quand on les déchire, le derme mortifié se montre violacé, noirâtre.

Indolore au début, la région infiltrée devient bientôt douloureuse ; le derme mortifié est devenu insensible.

Quand l'infiltration gagne en étendue, ces phénomènes se montrent à l'abdomen, à la poitrine, et jusqu'aux aisselles.

Quand des incisions ont été pratiqüées, il s'écoule d'abord en assez grande quantité du sang plus ou moins mélangé d'urine. Puis l'écoulement sanguin cesse, et il ne sort plus que de l'urine, des liquides sanieux et des débris de tissus mortifiés. Les téguments sont détruits sur une étendue parfois très-grande, les testicules, par exemple, sont parfois complétement dénudés ; mais ces désordres n'ont pas toujours, il s'en faut, une gravité en rapport avec leur aspect effrayant. Si la marche destructive s'arrête, en effet, on voit apparaître des bourgeons charnus, et la cicatrisation s'effectuer, grâce surtout à la peau des régions voisines qui, attirée concentriquement, concourt à réparer les pertes de substance.

Pronostic. — Il est toujours grave, mais il est plus ou moins sévère suivant le siège, l'étendue de l'infiltration, suivant l'état des voies urinaires et la nature de l'urine, suivant surtout l'état général du malade. Il n'est pas rare en effet, comme le dit fort bien Voillemier, de voir « des malades, épuisés par une suppuration longue et abondante, mourir d'épuisement au moment où l'on avait tout lieu d'espérer leur guérison ».

Traitement. — Ouvrir une issue aux liquides infiltrés, rétablir la miction, telle est, de l'avis unanime des chirurgiens, la double indication à remplir. Mais le rétablissement de la miction n'est pas une chose dont le chirurgien ait à s'inquiéter pour le moment, c'est ultérieurement qu'il devra s'en préoccuper. Ce qui presse ici tout d'abord c'est d'ouvrir une voie, et une large voie aux liquides infiltrés.

De là la recommandation faite par tous les chirurgiens de pratiquer sur-le-champ sans hésitation des incisions *multiples* et *profondes.* « La sonde n'a rien à faire ici, dit Thompson. L'urine a fait irruption dans le tissu cellulaire, ouvrez-lui passage, et largement. Taillez profondément de chaque côté du périnée, ne limitez pas vos incisions à 5 ou 7 $^1/_2$ centimètres, car, en réalité, c'est en pleine urine que vous coupez, et non pas en pleine chair. Grâce à l'énorme distension des parties, vous ne divisez en somme que bien peu de tissus, et telle incision qui vous paraît d'abord longue et profonde, sera relativement petite après le dégorgement. » Cette longueur et cette profondeur des incisions varient d'ailleurs avec la région : à l'abdomen, aux lombes et sur les côtés du tronc, elles devront avoir une dizaine de centimètres, le double qu'au périnée. Au pénis, ce sont plutôt de larges mouchetures que des incisions qu'il faudra faire ; mais au lieu de les pratiquer sur la face dorsale, on les pratiquera sur les côtés, où elles seront plus efficaces.

Quant au nombre il varie nécessairement avec l'étendue de l'infiltration : ordinairement six ou huit suffisent.

La profondeur à laquelle il convient de porter le bistouri est subordonnée au point incisé. Superficielles au tronc, aux aines, à la verge, où il suffit d'intéresser la peau et la couche sous-cutanée, les incisions seront plus profondes au niveau des bourses et au niveau du périnée. Sur ce dernier même, il ne suffirait pas d'inciser la peau, la couche sous-cutanée et l'aponévrose superficielle, si l'infiltration siégeait au-dessus de l'aponévrose moyenne. Une division plus profonde, et faite avec prudence devient alors indispensable.

Signalons enfin une circonstance de nature à induire le chirurgien en erreur et à rendre insuffisante son intervention.

« Quand l'urine a traversé l'aponévrose moyenne, et est arrivée jusque sous la peau, dit Voillemier, on pourrait croire qu'il s'agit d'une infiltration superficielle ; on serait d'autant plus facilement entretenu dans cette erreur qu'une simple incision de la peau donnerait issue à une assez grande quantité de liquide. Cependant, si l'on enfonce le bistouri plus avant, ou si l'on déchire les tissus avec une sonde cannelée, on voit tout à coup sortir un flot d'urine mélangée de pus, et il ne reste plus de doute sur le siège profond de l'épanchement. Alors il faut agrandir l'incision en bas et en arrière, dans la même direction que l'on donne à la plaie dans la taille latéralisée. Cette opération délicate exige la plus grande prudence pour éviter une hémorrhagie qui, dans les conditions où se trouve le malade, serait un accident grave. »

Les incisions faites, on lave les plaies avec une solution d'acide phénique au 200ᵉ ; on place de la charpie imbibée d'une solution d'acide phénique au 1000ᵉ, et on a soin de renouveler très-fréquemment la charpie, surtout au début, parce qu'elle est rapidement imbibée d'urine.

Au bout de trois ou quatre jours on songera à remplir la seconde indication : rétablir la miction. Ce n'est que bien rarement que le cathétérisme, dans ces cas, est difficile. Si l'on avait toutefois quelque peine à réussir, il faudrait persévérer, car il faut alors, coûte que coûte, rétablir le cours normal des urines.

§ V. — FISTULES URINAIRES.

Définition. — Par *fistule urinaire* on désigne un trajet accidentel faisant communiquer un point quelconque des voies urinaires soit avec l'intérieur soit avec une cavité naturelle, et donnant passage à une quantité variable d'urine ou de produits morbides. — L'épispadias, l'hypospadias, les fistules urinaires ombilicales congénitales sont des vices de conformation, des anomalies, mais non point des trajets accidentels, des fistules.

Variétés. — Le canal accidentel peut communiquer avec les reins, les urétères, la vessie ou l'urèthre d'une part, et, d'autre part, s'ouvrir soit dans telle ou telle cavité naturelle, soit sur tel ou tel point du tégument externe ; il y a conséquemment des fistules survenant exclusivement dans chaque sexe et des fistules pouvant être observées indistinctement dans l'un et dans l'autre. — De là diverses espèces présentant chacune une variété plus ou moins distincte.

I. — Fistules urinaires communes aux deux sexes.

La fistule peut faire communiquer un point quelconque des voies urinaires avec l'ombilic, la région hypogastrique, la région inguinale, l'intestin grêle ou la région lombaire.

1° FISTULES OMBILICALES. — La plupart sont congénitales. Dans certains cas même où il s'est fait à un moment donné une ouverture extérieure qui n'existait pas d'abord, il s'agissait surtout d'un vice de conformation congénital : l'ouraque était resté perméable jusqu'à l'ombilic ; la vessie se trouvant distendue, et un calcul bouchant le col, l'ombilic s'était rompu sous l'influence d'un effort (cas de Raussin).

Il existe cependant, quoiqu'elles soient excessivement rares, de véritables fistules ombilicales. Tel est le cas de Betti : le malade portait une fistule ombilicale par laquelle l'urine s'écoulait ; à l'autopsie on trouva une ulcération des parois vésicales, qui livrait passage au liquide. Dans le cas rapporté par Chopart, quoique l'autopsie n'ait pas été faite, car la malade guérit, il s'agissait aussi très-probablement d'une fistule consécutive au traumatisme.

D'autres cas ont été rapportés, mais il serait difficile d'affirmer s'il s'agissait d'une véritable fistule accidentelle, ou d'une perméabilité incomplète de l'ouraque.

2° FISTULES HYPOGASTRIQUES. — La plupart surviennent après la ponction de la vessie, par suite du séjour de la canule. On en a vu s'établir après une plaie de la vessie, après une contusion avec abcès, une tumeur formée par la vessie incisée parce qu'on l'avait prise pour un abcès. On peut l'observer enfin après la taille sus-pubienne.

Outre les fistules *vésico-hypogastriques* on peut encore observer des fistules *uréthro-hypogastriques*. Valette (de Lyon) a publié l'observation d'un malade qui semble en avoir présenté un cas. Il s'agissait d'un rétrécissement de l'urèthre qui finit par opposer au cours de l'urine un obstacle absolu; le liquide se fit jour et continua de s'écouler par trois ouvertures qui s'effectuèrent à la partie inférieure gauche de la région hypogastrique. Les trajets pouvaient être suivis jusque derrière les pubis où ils se confondaient. L'uréthrotomie externe sans conducteur fut pratiquée et le rétrécissement, dilaté. Valette supposait que les trajets fistuleux avaient pour point de départ la région profonde de l'urèthre et non la vessie : l'urine pouvait être en effet gardée plusieurs heures, et son émission se faisait par les fistules à peu près dans les mêmes conditions que par l'urèthre.

3° FISTULES INGUINALES. — Très-rares, ces fistules sont toujours consécutives à des hernies de la vessie prises pour des abcès et ouvertes à la suite de cette erreur de diagnostic. «Un paysan, dit Verdier, après quelques difficultés pour uriner, eut une rétention d'urine. Le scrotum, le périnée et l'aine droite s'enflèrent, l'engorgement se communiqua aux vaisseaux spermatiques et au testicule du même côté. Il lui survint une douleur très-vive au périnée et à l'anus. La tumeur de l'aine augmentant toujours, fut regardée comme un abcès par un chirurgien de campagne, qui, ayant reconnu la fluctuation, en fit l'ouverture ; mais au lieu de pus il ne sortit que de l'urine. — Un autre homme avait une tumeur inguinale, circonscrite, fort dure, et sans changement de couleur à la peau. On la crut un bubon vénérien squirrheux ; ennuyé du peu d'effet des cataplasmes et des emplâtres les plus émollients, on y appliqua un caustique, et l'on incisa l'eschare. On aperçut alors une pierre dans le sac qu'on avait ouvert, et la sortie continuelle de l'urine par cette ouverture ne laissa aucun doute sur le vrai caractère de cette maladie. »

Ce dernier cas nous paraît en effet très-net ; mais dans le précédent, on pourrait supposer, il nous semble, une infiltration d'urine plutôt qu'une hernie vésicale.

Il s'agissait aussi évidemment d'une fistule vésico-inguinale dans ces deux cas de Stalpart Vander Wiel où des pierres étaient éliminées par une ulcération inguinale.

4° FISTULES INTESTINALES. — Elles sont constituées par une adhérence de la vessie et de l'intestin grêle et, consécutivement, la perforation des parois de l'un et de l'autre viscère.

5° FISTULES LOMBAIRES. — Elles succèdent à une plaie intéressant les reins, les bassinets ou les urétères, elles peuvent aussi s'établir consécutivement à un abcès calculeux, ainsi que nous en avons observé un cas.

Traitement. — La première indication consiste à rétablir les voies normales de l'urine. S'agit-il d'un calcul, il sera broyé ; d'un rétrécissement, il sera dilaté, de préférence par les procédés rapides.

On ne laissera jamais l'urine distendre la vessie, et le liquide sera évacué au fur et à mesure de sa formation. Dans ce groupe de fistules, contrairement aux fistules uréthrales, la sonde à demeure rendra les plus grands services : que l'urine s'écoule en effet par la lumière de la sonde ou par dessus la sonde, la chose est ici parfaitement indifférente, pourvu que l'urine s'écoule par l'urèthre à mesure qu'elle arrive dans la vessie, au lieu de s'accumuler dans le réservoir pour être de là chassée à travers les trajets fistuleux.

La fistule, ne recevant plus d'urine, s'oblitérera spontanément. On pourra toutefois dans certains cas aider à ce résultat en avivant l'orifice externe au moyen de cautérisations, et en excisant les fongosités s'il en existe.

II. — Fistules urinaires spéciales à l'homme.

A. — *Fistules de la Vessie.*

Le trajet fistuleux peut s'ouvrir *au périnée*, ou *dans le rectum.*

1° FISTULE VÉSICO-PÉRINÉALE. — Elle peut être consécutive à la taille par le procédé de Foubert, abandonné aujourd'hui. Aussi n'y insisterons-nous pas.

2° FISTULE VÉSICO-RECTALE. — **Étiologie et Pathogénie.** — La fistule vésico-rectale est consécutive à l'opération de la taille, que le rectum ait été intéressé par principe ou par accident ; — à la ponction recto-vésicale ; — à un corps étranger du rectum, ayant déchiré ou ulcéré la cloison recto-vésicale ; — à un corps étranger ou un calcul de la vesssie. — Un abcès de la cloison recto-vaginale s'ouvrant dans l'un et l'autre viscère peut amener le même résultat. — Nous en dirons autant d'un cancer de la vessie, ou, plus fréquemment, d'un cancer du rectum.

Symptômes. — L'urine passe dans le rectum, et donne lieu à une sorte de diarrhée qui peut égarer le diagnostic. Un examen attentif du malade cependant ne doit pas laisser subsister l'erreur : la nature des garde-robes, l'irritation de l'intestin, l'érythème et les ulcérations de l'anus mettront sur la voie. En interrogeant le malade, on apprend que, si l'urine passe dans le rectum, les gaz intestinaux de leur côté, et parfois les matières fécales passent dans la vessie et sortent par l'urèthre. De même que le rectum est irrité par le liquide urinaire, la vessie est irritée par les matières intestinales. L'écoulement de l'urine dans l'intestin est continu. Dans certains cas cependant de fistule étroite ou de trajet sinueux, ce liquide paraissait n'être poussé dans le rectum qu'au moment de la miction par les contractions de la vessie. Ce viscère enfin peut être distendu par les gaz intestinaux qui l'envahissent.

Diagnostic. — La sortie de l'urine par l'anus est le premier phénomène qui attire l'attention, et sur la nature duquel il ne faudrait pas se tromper en croyant à l'existence d'une diarrhée. Simultanément on constate la sortie par l'urèthre, de gaz intestinaux, et parfois de matières.

Ces deux signes ne permettent pas de mettre en doute l'existence de la fistule vésico-rectale.

On pourrait encore confirmer le diagnostic en introduisant dans la vessie un liquide coloré : s'il sort par l'anus, il est évident que le doute n'est pas possible. Ce moyen servira surtout à distinguer une fistule vésico-rectale d'une fistule uréthro-rectale, même dans le cas où l'urine ne s'écoulerait que pendant les efforts de la miction.

Quant au siège et à l'étendue de la fistule, ils seront déterminés au moyen du doigt porté dans le rectum.

Pronostic. — Il est grave à cause des désordres que vont forcément créer le passage de l'urine dans le rectum, et celui des matières fécales et des gaz dans la vessie.

Il peut être aggravé encore par une étendue considérable de la fistule.

Mais il devient particulièrement sévère s'il s'agit d'une destruction ou d'une perforation de la cloison recto-vésicale par une tumeur cancéreuse.

Traitement. — Si le pertuis était très-étroit, ou le trajet sinueux, tel en un mot que l'urine ne passât dans la vessie qu'au moment des efforts de la miction, on pourrait au moyen de la sonde à demeure dériver les urines par l'urèthre et prévenir leur passage à travers la fistule qui guérirait alors spon-

24.

tanément. Mais ces cas sont rares : presque toujours le passage du liquide à travers la fistule s'effectue sans difficulté : et comme le pertuis est situé dans un point très-déclive, il reçoit l'urine à mesure qu'elle arrive. Ayant d'ailleurs son bec situé en un point plus élevé, la sonde reste donc impuissante. C'est surtout à la cautérisation qu'il faut avoir recours en pareil cas.

B. — Fistules de l'urèthre.

Les fistules de l'urèthre peuvent s'ouvrir : 1° dans le rectum (*fistules urèthro-rectales*), — 2° au périnée et au niveau des bourses (*fistules urèthro-périnéales et urèthro-scrotales*), — 3° à la face inférieure de la verge (*fistules urèthro-péniennes*).

1° FISTULES URÉTHRO-RECTALES. — **Étiologie et pathogénie.** — Elles sont consécutives à la blessure du rectum pendant l'opération de la taille, ou bien à des abcès de la prostate ouverts dans le rectum, et quelquefois enfin à des abcès stercoraux ouverts à la fois dans le rectum et dans l'urèthre.

Fréquence. — Ces fistules sont loin d'être communes.

Symptômes. — L'urine et le sperme passent dans le rectum ; mais l'écoulement de l'urine n'étant pas continu ni bien considérable, il n'y a pas, dans ce cas, les mêmes désordres que dans le cas de fistule vésico-rectale.

Les gaz et même les matières fécales peuvent, d'autre part, s'échapper par l'urèthre.

Diagnostic. — Cette fistule pourrait être confondue avec une fistule vésico-rectale dont l'orifice étroit et le trajet sinueux ne laissent passer l'urine qu'au moment des efforts de la miction. L'injection d'un liquide coloré faite à l'aide d'une sonde portée dans la vessie permettra de trancher la question : s'agit-il d'une fistule vésico-rectale, le liquide coloré passe dans l'intestin ; dans le cas de fistule urèthro-rectale on n'observe pas ce résultat mais si l'on fait uriner le malade, une partie du liquide injecté passe dans le rectum en traversant l'urèthre.

Pronostic. — Moins grave que celui de la fistule vésico-rectale, il est encore très-fâcheux, vu la ténacité de cette affection.

Traitement. — Si l'urèthre est le siége d'un rétrécissement, on rétablira la perméabilité du canal. On enseignera le malade à se sonder, et on lui recommandera avec insistance de ne jamais uriner autrement qu'à l'aide de la sonde. On lui recommandera en outre de vider sa vessie, toujours au moyen de l'instrument, avant d'aller à la garde-robe. On évitera ainsi le contact de l'urine avec l'orifice de la fistule, et son passage dans le trajet.

Il ne faut pas attendre grand'chose de la sonde à demeure ; car il est démontré qu'au bout de quelques heures au plus, l'urine passe par dessus la sonde, entre celle-ci et la paroi de l'urèthre. — Ajoutons que tous les moyens deviennent illusoires dans le cas d'incontinence d'urine.

Quant au passage des gaz et des matières fécales, il est impossible de l'empêcher. On essaiera toutefois d'y parer dans une certaine mesure en entretenant la liberté du ventre pour prévenir la distension du rectum.

On provoquera en même temps l'oblitération de la fistule par la cautérisation ou l'avivement du pertuis, par des mèches à demeure, par l'incision du rectum entre le canal et la fistule ; mais sans se faire trop d'illusion sur l'efficacité de ces moyens : car il est bon d'être prévenu que ces diverses tentatives seront rarement couronnées de succès.

2º FISTULES URÉTHRO-PÉRINÉALES ET URÉTHRO-SCROTALES. — **Étiologie et pathogénie.** — Le plus ordinairement ces fistules s'établissent à la suite d'une infiltration d'urine ou d'un abcès urineux amenés par un rétrécissement de l'urèthre. — Parfois c'est un abcès péri-uréthral qui se vide dans le canal, puis s'ouvre au dehors. — Les calculs éliminés spontanément par le périnée, laissent presque fatalement après eux une fistule. —

Le même résultat peut s'observer, quoique les conditions soient moins favorables à l'établissement d'un trajet ulcéreux, après une incision pratiquée pour extraire un calcul de l'urèthre. — Après la taille périnéale, il arrive parfois que l'incision ne se cicatrise pas, et ce résultat s'observe spécialement chez les malades anémiés, atteints de catarrhe vésical ancien, et dont les parois vésicales s'incrustent rapidement de plaques calcaires. Ces dépôts phosphatiques se déposent aussi chez eux sur les lèvres de la plaie dont ils empèchent la cicatrisation déjà rendue difficultueuse par l'état général. Ces conditions se trouvent encore aggravées si le calcul est gros ou l'incision étroite, parce que les bords sont contus pendant l'extraction. — Une plaie accidentelle du périnée, une plaie contuse spéciale- ment peut amener la même infirmité.

Anatomie pathologique, signes physiques. — Les fistules n'ont ordinairement qu'une ouverture uréthrale ; celle-ci peut occuper divers points de la paroi inférieure de l'urèthre, et présenter des formes et des dimensions variables. — L'ou- verture externe peut exister au périnée, sur la ligne médiane ou sur les côtés ; sur divers points du scrotum ; aux fesses ; à la partie supérieure des cuisses ; on l'a même vue siéger au sacrum. Au lieu d'un pertuis il en existe fréquemment plusieurs, et parfois un assez grand nombre ; ils peuvent alors occuper des points plus ou moins rapprochés les uns des autres. Ils présentent des dimensions et des formes variables ; mais le plus souvent ils affectent l'aspect dit de cul-de-poule. — Le trajet qui peut être senti sous le doigt dans une étendue variable, se présente sous la forme d'un cordon dur. Quelquefois il est rectiligne ; mais beaucoup plus fréquemment il est sinueux, et quand il existe plusieurs pertuis, il y a plusieurs trajets qui convergent et se réunissent en un canal unique s'ouvrant dans l'urèthre. Quand le trajet n'est pas direct, c'est-à-dire le plus souvent, ses parois sont fongueuses et suintantes. Les tissus, autour du trajet, forment comme une gaîne résistante et parfois assez dure. Si les fistules sont anciennes et les trajets multiples, tous les tissus de la région envahis par cette induration se prennent en une masse résistante et informe.

Il peut y avoir sur les bords de la fistule des dépôts de matières lithiques. — Les téguments enfin peuvent être décollés dans une étendue plus ou moins grande.

Symptômes fonctionnels. — Outre les signes physiques que nous venons de passer en revue, il y a des signes fonctionnels: l'urine et le sperme s'écoulent par les orifices fistuleux.

Le plus souvent la plus grande partie de l'urine s'écoule par le méat : une petite quantité seulement s'échappe par la fistule. Dans ce dernier cas l'urine peut ne pas apparaître à l'orifice fistuleux pendant la miction : c'est seulement peu après qu'on y voit sourdre quelques gouttes. Le liquide s'écoule par plusieurs pertuis à la fois s'il en existe plusieurs ; et, dans ce cas, chaque pertuis livre passage à une quantité d'urine en rapport avec le diamètre et l'état flexueux du trajet secondaire auquel il correspond. On trouve sur le linge du malade des taches laissées par l'urine et les produits pyoïdes.

Quant au sperme, son mode de dérivation par les fistules est subordonné également aux diverses conditions que nous venons de voir présider à la fuite de l'urine.

Diagnostic. — Ordinairement le diagnostic est très-facile, en tenant compte des signes physiques et fonctionnels que nous venons d'étudier. Les commémoratifs le confirment : ainsi l'on apprend que pour vaincre une difficulté d'uriner le malade a fait un effort, à la suite duquel il a éprouvé un soulagement momentané. Puis sont survenus divers accidents qu'on n'aura généralement nulle peine à rattacher à une infiltration d'urine ou à un abcès urineux. Au bout d'un temps variable enfin le malade a découvert, au niveau du point maintenant occupé par le pertuis fistuleux, une petite tumeur. Celle-ci s'est rompue en laissant écouler de l'urine, et depuis, ce liquide excrémentitiel vient sourdre au même point lors des mictions.

Dans quelques cas l'exploration directe des trajets fistuleux vient fournir un nouvel élément de certitude. Un cathéter métallique étant introduit dans l'urèthre, on insinue un stylet également métallique dans le trajet de la fistule : la rencontre, le contact direct de l'extrémité du stylet avec le cathéter constitue évidemment une preuve indéniable. Hâtons-nous d'ajouter que le plus souvent le trajet n'est pas assez direct pour permettre d'obtenir ce résultat.

Nous en dirons autant des injections colorées qu'on pousse dans l'urèthre ; au lieu de s'engager dans le trajet morbide, elles passeront souvent dans la vessie. Dans ce cas, comme dans le précédent, si l'expérience réussit, elle fournit une certitude ; un résultat négatif en revanche ne prouverait absolument rien contre l'existence d'une fistule uréthrale.

A la rigueur les fistules qui nous occupent pourraient être confondues avec une *fistule à l'anus* ou avec une fistule liée à une *altération des os du bassin.*

Les *fistules de l'anus* se distingueront aux caractères suivants: le doigt étant porté dans le rectum et un stylet étant intro‐ duit dans la fistule, l'extrémité du stylet et la pulpe du doigt arriveront au contact direct. Au lieu d'une fistule anale com‐ plète, s'il s'agissait d'une fistule borgne externe, le contact ne serait plus direct, mais on sentirait à travers la muqueuse l'extrémité du stylet. — Dans les cas enfin où il s'agit d'une fistule complète, elle donne passage à des gaz et à des matières venant de l'intestin.

S'il s'agit d'une *altération des os du bassin* (corps ou branche descendante de l'ischion), le stylet porté dans la fistule arrive sur l'os et permet d'en constater la lésion.

Pronostic. — Sans être aussi grave que celui des autres fistules uréthrales, le pronostic de celles-ci ne laisse pas que d'être fâcheux. Il est d'ailleurs subordonné au nombre des orifices externes, à la direction du trajet, à l'étendue de la perte de substance, à la cause de l'affection, à l'état général du malade.

Traitement. — Rétablir la perméabilité du canal, et empêcher les urines de passer par la fistule, telles sont les deux indications à remplir : presque toujours l'oblitération de la fistule s'effectuera consécutivement.

Pour rétablir le calibre de l'urèthre, on donnera la préférence aux moyens qui fournissent un prompt résultat : dilatation progressive rapide, divulsion, uréthrotomie interne ou uréthrotomie externe, suivant le cas.

Pour ce qui est d'empêcher l'urine de s'engager dans les fistules, nous ne croyons pas que ce soit à la sonde à demeure qu'il faille s'adresser. Velpeau, Civiale, Thompson, etc., en ont surabondamment prouvé tout à la fois l'impuissance et les inconvénients. Nous n'insisterons pas sur ces derniers qui nous ont déjà occupé ; nous voulons seulement rappeler une chose qu'on oublie trop souvent, c'est qu'avec la sonde à demeure on va justement à l'encontre du but qu'on se propose : car bien loin d'empêcher le contact de l'urine avec la fistule, on établit précisément un courant capillaire continu entre elle et les parois de l'urèthre. La sonde à demeure est donc le meilleur moyen d'entretenir la présence constante de l'urine dans les trajets fistuleux.

Ce qu'il faut, en conséquence, après avoir rendu à l'urèthre son calibre normal et sa souplesse primitive, ce n'est point l'application d'une sonde à demeure, mais un moyen qui prévienne d'une manière effective le passage de l'urine dans les trajets fistuleux. Ce moyen est simple, et ajoutons sans inconvénients : on apprend au malade à se sonder lui-même avec une sonde en gomme. Cela fait, on lui recommande de ne jamais uriner qu'à l'aide de la sonde, et même de pratiquer le cathétérisme avant d'aller à la garde-robe. On lui parle avec insistance et autorité ; de plus on lui explique les motifs de ce conseil dont on lui montre l'importance capitale : les malades suivant bien plus religieusement, quoi qu'on en puisse dire, les prescriptions dont on leur a fait saisir la raison et l'importance.

Cette double indication remplie, nous ne craignons pas de

dire que toute fistule uréthro-périnéale *simple* disparaîtra dans un temps relativement court.

Dans les cas compliqués, il faut en outre recourir à divers moyens :

1° *Injections dans les trajets fistuleux.* —Elles pourront être faites avec une solution iodée, ou, comme l'a fait Reliquet, avec une solution phéniquée. Nous croyons devoir recommander en pareil cas les injections avec la solution de *salicylate de chaux.*

2ᵉ *Cautérisation.* — Les cautérisations profondes au fer rouge, pratiquées par Bonnet, qui les employait concurremment avec l'incision, présentent des inconvénients extrêmement graves qui doivent les faire rejeter.

3° *L'incision* peut rendre de réels et d'importants services dans certains cas. Tantôt on l'a faite en agrandissant l'une des fistules, tantôt c'est en arrière des orifices fistuleux qu'on l'a pratiquée.

4° *L'autoplastie* est rarement pratiquable au périnée et au scrotum, et cela tient à l'épaisseur trop grande des tissus qui séparent à ce niveau l'urèthre de la surface cutanée. Difficile à exécuter et dangereuse, cette entreprise ne saurait être que rarement couronnée de succès. Aussi dirons-nous avec Voillemier que l'autoplastie doit être conservée dans le traitement des fistules périnéales, mais comme une ressource extrême.

Nous n'insisterons pas sur d'autres moyens qui ont encore été proposés, comme l'*excision*, la *suture*, etc.

3° FISTULES URÈTHRO-PÉNIENNES. — **Étiologie et Pathogénie.** — Ces fistules succèdent ordinairement à un traumatisme accidentel (plaie contuse, plaie par arme à feu), ou opératoire (opération pratiquée pour extraire un corps étranger), ou à une solution de continuité effectuée sur la paroi inférieure par un lien constricteur passé autour de la verge. On peut voir la même infirmité succéder à une lésion syphilitique. — Plus rarement elle a pour point de départ un abcès urineux consécutif à un rétrécissement : cette condition pathogénique s'observe plus particulièrement pour les fistules périnéales et scrotales, par suite du siège des rétrécissements uréthraux plus fréquent dans le voisinage du bulbe que dans la portion spongieuse.

Anatomie pathologique. — Signes physiques. — Ordinairement la fistule est constituée par un simple orifice de grandeur variable, assez fréquemment ellipsoïde, à grand axe dirigé d'arrière en avant, mais plus souvent circulaire.

Quand il y a un trajet, il est très-court et dirigé obliquement d'arrière en avant.

L'urèthre est libre au-devant de la fistule ; dans quelques cas exceptionnels cependant, le canal était oblitéré entre l'orifice anormal et le méat.

Le pertuis peut *siéger* sur les points variables entre la racine des bourses et l'extrémité antérieure de la verge.

Signes fonctionnels. — Ils sont constitués par le passage de l'urine et du sperme à travers l'orifice anormal.

Pronostic. — Cette affection est sérieuse par le trouble qu'elle apporte dans la miction et dans l'accomplissement des fonctions génitales : la fécondation est rendue très-difficile ou même impossible.

Ce qui ajoute à la gravité de cet état, c'est qu'il est éminemment rebelle.

Traitement. — 1° *Sonde à demeure et cathétérisme répété.* — Ici comme pour les fistules urèthro-périnéales, la sonde à demeure est à la fois impuissante et nuisible. — Le cathétérisme pratiqué toutes les fois que le malade doit uriner ne présente plus ici la même efficacité.

2° *Cautérisation.* — La cautérisation a parfois guéri des fistules ; mais quand elle ne réusssit pas à oblitérer le trajet anormal, elle l'agrandit. Les principaux caustiques employés sont : le nitrate d'argent, l'acide nitrique, la teinture de cantharides, le nitrate acide de mercure, le fer rouge, etc.

3° *Uréthrorrhaphie.* — Avant de pratiquer la suture il faut aviver les bords de la plaie, soit avec le nitrate d'argent, ou l'acide nitrique (A. Cooper), ou la teinture concentrée de cantharides (Dieffenbach), soit avec le bistouri (Voillemier).

Quant à la suture elle-même elle peut être 1° entrecoupée, 2° entortillée, 3° en gousset.

On peut la faire avec des fils de lin, ou mieux avec des fils d'argent que l'urine n'altérera pas comme les précédents.

Quant à la suture elle-même, elle ne se fait pas autrement ici que dans les autres régions; elle exige seulement plus de soin et de délicatesse.

Les résultats de l'uréthrorrhaphie sont loin d'être encourageants.

4° *Uréthroplastie.* — Elle comprend un assez grand nombre de procédés.

Les portions de peau attirées au-devant de la fistule peuvent être réunies au niveau même de son ouverture. — Cette réunion peut être faite en dehors de l'ouverture fistuleuse, soit sur un de ses côtés, soit en avant, ou en arrière. De là, d'après Voillemier, deux classes de procédés.

D'autre part, d'après Dieffenbach, trois ordres différents d'indications opératoires surgissent, suivant 1° que la perte de substance est considérable et faite aux dépens de la paroi inférieure et postérieure de l'urèthre; — 2° que l'ouverture occupe la partie moyenne de l'urèthre; — 3° ou qu'elle est à la base du gland. — D'après ce chirurgien, on emploie, pour la restauration autoplastique : dans le premier cas la peau du scrotum; dans le second la peau de la verge ; dans le troisième enfin la peau du prépuce.

Nous n'avons pas l'intention de faire ici l'étude de tous les procédés qui ont été proposés : nous décrirons seulement les principaux.

Procédé de Dieffenbach. — Cet auteur en a proposé plusieurs; nous ne décrirons que le suivant. Le chirurgien avive et décolle un peu les lèvres de la fistule; puis il les réunit au moyen d'une suture entortillée. Ensuite, afin d'éviter le tiraillement des deux lèvres mises en contact, il fait de chaque côté une incision longitudinale dépassant en haut et en bas les commissures de la fistule avivée et suturée ; au point de vue de la profondeur, l'incision va jusqu'à la sonde. Cette dernière est laissée à demeure dans l'urèthre. — Dans un procédé qu'il avait imaginé d'abord, Dieffenbach n'intéressait dans les deux incisions longitudinales latérales, que la peau et le tissu cellulaire sous-cutané. Mais il s'était aperçu que l'urine coulant par-dessus la sonde à demeure, irritait la fistule, en sorte qu'elle ne se cicatrisait pas quoi qu'avivée et suturée. Dans le procédé que nous venons de décrire, les deux incisions latérales plus profondes constituent deux fistules créées sciemment, et par lesquelles s'écoule l'urine en sorte que la fistule avivée et suturée guérit. Malheureusement il arrive quelquefois que les deux plaies latérales ne se referment pas.

Procédé de Nélaton : Autoplastie par dédoublement. — On avive les bords de la fistule. Puis on fait deux incisions transversales : l'une au-devant, l'autre en arrière de la fistule, et chacune assez longue pour dépasser largement les limites de l'ouverture fistulaire. Avec un bistouri mousse, on décolle la peau entre chacune de ces incisions transversales et la fistule. On obtient ainsi un pont rectangulaire de peau ayant à son centre un orifice. On ferme celui-ci au moyen d'une suture entortillée. — On ne met point de sonde à demeure : le cathétérisme est pratiqué chaque fois que le besoin d'uriner se fait sentir. Si malgré cela quelques gouttes d'urine viennent à s'engager sous le pont cutané, elles s'écoulent par l'incision transversale antérieure.

Ce procédé est bien préférable à celui de Dieffenbach. Car ainsi que le fait très-justement observer Voillemier, « les surfaces adossées sont larges ; les lambeaux n'étant point séparés du reste de la peau de la verge, sont bien nourris, ils ne subissent aucun étranglement. En cas de non-réunion, il reste encore les deux ponts de peau placés l'un en avant, l'autre en arrière de la fistule, et celle-ci n'est pas plus grande qu'elle ne l'était avant l'opération. Enfin, et ce n'est pas un médiocre avantage, si quelques gouttes d'urine arrivent dans la plaie, elles trouvent une issue facile par l'incision transversale antérieure qui doit rester momentanément ouverte ».

Procédé de Voillemier. — Ce même chirurgien a pratiqué une opération analogue à celle de Nélaton en appliquant le même principe de l'adossement des surfaces, mais en adossant les bords de la fistule, non plus par leur face profonde, mais par leur face superficielle avivée. Voici comment Voillemier dit avoir procédé dans un cas : « Avec des pinces et un bistouri, j'avivai la peau tout autour de la fistule dans l'espace de 5 millimètres ; j'enfonçai des épingles sur les limites des parties avivées, de manière à glisser dans le tissu cellulaire sous-cutané ; puis, traversant de nouveau la peau à un millimètre des bords de la fistule, je fis une suture entortillée. En serrant les fils, j'eus pour résultat, non-seulement d'adosser les surfaces saignantes de la peau, mais encore de boucher la fistule avec ses propres bords, qui placés en dessous des épingles, se trouvèrent renversés du côté de l'urèthre. — Le malade se sondait lui-même avec une sonde de 4 millimètres. — Les épingles furent enlevées le sixième jour. »

Procédé d'Alliot. — Sur un des côtés de l'urèthre on pratique une incision antéro-postérieure confinant à la fistule et dépassant les limites de celle-ci en avant et en arrière. De chaque extrémité de cette incision longitudinale on fait partir une incision transversale dirigée de dedans en dehors. On dissèque le lambeau ainsi circonscrit, qui peut être relevé comme un couvercle adhérent par son bord externe. — Cela fait, on avive la fistule en enlevant à son niveau un lambeau de peau de même forme et de même grandeur que le précédent ; seulement, au lieu d'être laissé comme le premier adhérent par son bord externe, ce nouveau lambeau est complétement enlevé. — Prenant alors le premier lambeau par son bord interne libre, on le fait glisser par-dessus la fistule, de manière à recouvrir exactement la surface dénudée au niveau de laquelle a été effectuée la perte de substance. — On le maintient au moyen d'une suture.

Ce procédé a l'avantage de parer à cet inconvénient, du passage de l'urine à travers la fistule; mais il présente cette grave infériorité, qu'on effectue une perte de substance, en sorte qu'il n'est praticable que lorsqu'on trouve dans les téguments de la verge, l'étoffe nécessaire.

Procédé d'Arlaud. — Dans ce procédé il y a aussi une perte de substance; mais au lieu de la combler avec les téguments de la verge, on a recours à la peau du scrotum.

En arrière de la fistule on fait une incision transversale qui en dépasse les limites latérales.

En avant, seconde incision parallèle à la précédente, et de même longueur. — Deux incisions latérales antéro-postérieures réunissent ensuite de chaque côté les extrémités des deux incisions transversales. On limite ainsi un lambeau quadran-gulaire dont le centre est occupé par la fistule. — On dissèque ce lambeau, et on l'enlève.

Il s'agit maintenant de tailler dans la peau du scrotum un lambeau qu'on fera glisser, pour la recouvrir, sur la perte de substance qui vient d'être effectuée.

Pour cela, chacune des deux incisions latérales antéro-pos-térieures est prolongée en arrière sur le scrotum. Mais comme la peau ici est très-rétractile, il faut se ménager une surface de peau double de la surface à recouvrir. Ce résultat est obtenu par la précaution suivante : au lieu de les faire parallèles, on fera les incisions divergentes.

On n'a plus qu'à disséquer la peau et qu'à l'attirer en avant de manière à ce qu'elle recouvre exactement la perte de sub-stance. — On suture et on maintient les surfaces en contact à l'aide de bandelettes de diachylon.

Procédé d'A. Cooper. — Après avoir avivé la fistule, on taille un lambeau scrotal pour la recouvrir. Mais ce lambeau quadrangulaire est adhérent non plus par son bord postérieur, mais par son bord antérieur, en sorte qu'il faut le tordre pour le transplanter. On comprend donc que ce procédé est inférieur à celui d'Arlaud, dans lequel on n'a qu'à faire glisser en avant le lambeau.

Procédé de Delpech. — Ce chirurgien fit deux lambeaux, l'un antérieur, l'autre postérieur ; il retrancha celui-ci, et fit glisser le lambeau antérieur d'avant en arrière, de manière à combler la perte de substance.

Ce procédé est inférieur à celui d'Arlaud, où l'on a un lambeau large épais, bien nourri, au lieu que, dans le procédé de Delpech, on n'a qu'un lambeau étroit, mince et mal nourri.

Procédé de Th. Anger. — On taille de chaque côté de la fistule un lambeau rectangulaire. Celui de droite reste adhérent par son côté interne, celui de gauche par son côté externe. — On les dissèque et on les soulève. Celui de droite est rabattu sur la fistule par sa face cutanée ; sur sa face cruentée on attire le lambeau gauche, de manière à ce que la face avivée de celui-ci recouvre non-seulement le lambeau droit, mais encore la perte de substance effectuée en le rabattant.

On a encore fait des lambeaux avec le prépuce (Dieffenbach, Ségalas), la peau de l'aine (Delpech), de la cuisse (Earle).

Boutonnière périnéale. — Ce qui a fait imaginer tant de procédés pour la cure des fistules péniennes, ce qui fait échouer le chirurgien si souvent, c'est le passage de l'urine dans la fistule. C'est pour obvier à cet inconvénient que l'on a eu l'idée de créer une voie aux urines en amont, soit en agrandissant une fistule existant déjà au périnée, soit en pratiquant une boutonnière sur le périnée sain.

C'est Viguerie (de Toulouse) qui semble avoir le premier en 1834 pratiqué cette opération dans le but bien déterminé de guérir des fistules.

En 1840, ayant à faire une autoplastie pour une fistule pénienne, Ségalas créa préalablement au périnée une dérivation en introduisant dans la vessie par une fistule qui existait au périnée, une sonde qu'il laissa à demeure.

En 1841, sur un jeune homme qui avait une fistule pé—

ıienne, mais pas de fistule périnéale, Ricord fit une bouton-
ıière au périnée, pour établir la dérivation avant de faire
ľautoplastie.

L'année suivante Ségalas fit de même, et réussit.

Goyrand (d'Aix) a fait également avec succès la même opé-
ıation.

Cette méthode peut donc rendre de précieux services, mais
on n'y devra recourir que dans les cas de fistules ayant résisté à toutes les méthodes de traitement, et notamment aux
procédés d'Arlaud et de Nélaton.

III.— Fistules urinaires spéciales à la femme.

Elles peuvent faire communiquer un point quelconque des
voies urinaires soit avec l'utérus, soit avec le vagin, soit à
la fois avec le vagin et l'utérus.— La solution de continuité,
dans les voies urinaires, peut exister au niveau de l'urétère,
de la vessie, ou bien de l'urèthre.

De là trois groupes de fistules urinaires spéciales à la femme :
A. — Fistules de l'urétère, B. — Fistules de la vessie, C. —
Fistules de l'urèthre. — Chacun de ces groupes comprend des
espèces différentes suivant que la fistule aboutit à l'utérus, au
vagin, ou à la fois au vagin et à l'utérus.

A.— *Fistules de l'urétère.*

FISTULES URÉTÉRO-UTÉRINES.— Bérard en a observé un
cas très-curieux. Il s'agissait d'une femme qui lui avait été
adressée comme atteinte d'une fistule vésico-vaginale. Il
suintait de l'urine par l'orifice utérin. Mais il ne s'agissait
pourtant pas d'une fistule vésico-vaginale, parce que l'é-
coulement qui se faisait par les voies génitales ne tarissait pas
la vessie et ne l'empêchait pas de se distendre. L'épreuve des
deux stylets introduits l'un dans la vessie l'autre dans le

vagin, resta négative ; une solution colorée injectée dans la vessie, ne passa nullement dans le vagin. Des examens répétés enfin donnèrent à Bérard la conviction que « non-seulement la communication existait entre l'utérus et l'urétère, tout près de son abouchement dans la vessie, mais même que cet abouchement de l'urétère était oblitéré ».

Laugier en a observé un cas.

Courty en a rencontré un autre : « J'ai vu, dit-il, une jeune dame atteinte d'une fistule exclusivement *urétéro-cervico-utérine*, probablement de l'urétère gauche. Quoiqu'elle fût continuellement mouillée, elle rendait toutes les trois ou quatre heures un demi-verre d'urine provenant indubitablement de l'autre urétère : je tentai plusieurs fois d'injecter du lait dans la vessie, de manière à la distendre, et chaque fois la vessie distendue ne laissa suinter aucune goutte de ce liquide, qu'elle rejetait avec force dès qu'on retirait la seringue. Je jugeai que des conditions locales exceptionnelles et les conditions générales d'une santé un peu chancelante rendaient toute tentative opératoire inopportune. »

Quoique ces fistules paraissent être au-dessus des ressources de l'art, nous avons cru devoir, au point de vue pratique, attirer l'attention sur elles ; car elles peuvent exposer à une grave erreur de diagnostic le chirurgien appelé à les constater.

B. — *Fistules de la Vessie.*

1° Fistules vésico-utérines. — **Définition.** — Ces fistules sont constituées par un trajet anormal creusé dans le tissu de la matrice, et faisant communiquer la cavité de la vessie avec celle de l'utérus.

Étiologie et Pathogénie. — Elles sont consécutives le plus souvent à un accouchement laborieux : quand la tête du fœtus est pressée contre le col, et que celui-ci ne se dilate pas, le tissu utérin, dans sa portion cervicale, est comprimé entre la tête fœtale et la face postérieure du pubis. Il en résulte une mortification partielle et, consécutivement, une fistule persistante.

Un cancer de l'utérus peut amener le même résultat.

Anatomie Pathologique. — L'orifice vésical se rencontre le plus souvent sur le trigone. L'orifice utérin est au niveau du museau de tanche. Le trajet est tantôt rectiligne, tantôt flexueux.

La grandeur et la forme des orifices, le diamètre et la longueur du trajet, les dimensions enfin de la fistule sont variables.

Le col utérin altéré par l'urine est ordinairement enflammé et ulcéré.

Symptômes. — Si la fistule est large et rectiligne *l'urine* s'écoule continuellement par le vagin. Si le trajet est sinueux, et l'orifice vésical étroit, l'urine peut s'accumuler dans la vessie ; mais pendant les efforts de la miction il s'échappe de l'urine par le conduit génital.

Par le *toucher* on peut quelquefois constater sur le col entr'ouvert l'orifice de la fistule. D'autres fois ce mode d'exploration ne fournit à ce point de vue aucun renseignement.

L'examen au *spéculum* laisse voir l'orifice de la fistule dans le cas où nous venons de voir que ce pertuis était accessible au toucher. — On voit presque toujours sourdre de l'urine par l'orifice cervical, particulièrement si la malade contracte ses muscles abdominaux comme dans les efforts de la miction, ou si on lui dit de tousser.

Quand l'orifice vésical est grand et quand le trajet de la fistule est large et rectiligne, les urines s'écoulent au fur et à mesure, en sorte que le *cathétérisme* n'évacue point ou n'évacue que très-peu de liquide.

Si l'ouverture anormale est large, une sonde métallique étant introduite dans la vessie, on peut, à l'aide d'un *stylet* métallique porté dans l'orifice cervical toucher directement la sonde.

25.

Diagnostic. — Un examen attentif ne permettra pas de confondre ces fistules avec une fistule urétéro-utérine, ni surtout avec une fistule vésico-vaginale.

Pronostic. — Cette affection constitue pour la femme qui en est affligée une infirmité insupportable. Mais le pronostic devient excessivement grave s'il s'agit d'une perforation consécutive à un cancer utérin.

Traitement. — Jobert (de Lamballe) a imaginé deux procédés différents : — Dans l'un on se propose d'oblitérer le trajet fistuleux ; — dans l'autre, laissant subsister la fistule, on oblitère l'orifice du col utérin par une suture : la cavité utérine n'est plus désormais en communication qu'avec la vessie, et les règles, ainsi que les produits de sécrétion utérine s'écoulent dès lors dans le réservoir urinaire. Il n'en résulte d'ailleurs aucun inconvénient pour la vessie. Seulement la femme est évidemment vouée par ce nouvel état de choses à une stérilité définitive.

2º Fistules vésico-utéro-vaginales. — **Définition.** — La solution de continuité porte à la fois sur le col utérin et la partie correspondante du vagin ; en sorte que ces fistules font communiquer avec la vessie, tout à la fois l'utérus et le vagin.

Les conséquences sont les mêmes que nous avons vues pour les fistules utérines.

Traitement. — On peut employer plusieurs procédés. La pratique de Courty nous semble la meilleure : il incarcère le col dans la vessie. Pour cela, il affronte la lèvre antérieure (vaginale) de la fistule avec la lèvre postérieure du col utérin, ou même avec la partie voisine du vagin. « Il ne faut pas craindre dans ces cas, dit-il, de faire porter l'avivement un peu loin sur les côtés, de manière à envelopper le col par la portion du vagin qu'on y fait adhérer. L'adhésion se fait du reste très-aisément du côté du col, dont le tissu a une grande disposition à proliférer. »

3º Fistules vésico-vaginales. — **Définition.** — On désigne sous ce nom des solutions de continuité faisant communiquer la vessie avec le vagin, et laissant passer l'urine de la première de ces cavités dans la seconde.

Etiologie et Pathogénie. — Ces fistules sont le plus fréquemment consécutives à un accouchement laborieux : Si, après avoir franchi le col utérin, la tête du fœtus se trouve arrêtée au-dessus de l'arcade pubienne, elle presse sur la cloison vésico-vaginale, et la mortifie. Il en peut résulter une perte de substance intéressant toute l'épaisseur de la cloison : une solution de continuité, une fistule vésico-vaginale.

On a vu des pessaires, par suite d'un séjour prolongé dans le vagin amener le même résultat.

Un calcul de la vessie peut ulcérer et perforer la cloison vésico-vaginale.

Parfois ce sont des abcès, ou bien des ulcérations de diverse nature.

Une plaie du vagin enfin, qu'elle soit accidentelle ou chirurgicale, peut laisser après elle une fistule.

Anatomie Pathologique. — La solution de continuité peut faire communiquer la vessie au niveau de son bas-fond avec le vagin à sa partie moyenne. D'autres fois la perte de substance porte sur la cloison vésico-vaginale à son insertion sur le col utérin. Dans d'autres cas enfin, au lieu de la partie moyenne ou postérieure de la cloison, c'est la partie antérieure qui est intéressée : c'est au niveau du col vésical que se produit la fuite.

L'étendue de la perte de substance peut présenter tous les degrés entre une simple fissure et la destruction à peu près totale de la cloison.

La forme de l'orifice est également très-variable.

Le trajet, le plus souvent n'existe pas à proprement parler.

On constate concurremment des lésions de la vessie, de l'urèthre et du vagin :

La capacité de la vessie est souvent diminuée, ce réservoir

n'étant jamais distendu par l'urine. La poche urinaire est ra-
tatinée, parfois fongueuse, ulcérée, notamment quand la fistule est consécutive à une néoplasie.

L'urèthre peut rester normal, ou bien on le trouve revenu
sur lui-même, et rétréci.

Le vagin peut présenter des brides, des fongosités. Mais à
peu-près constamment le passage continu de l'urine a amené
une inflammation, avec ou sans ulcérations, non-seulement
sur la muqueuse de ce conduit mais encore au niveau de la
vulve et de la partie supéro-interne des cuisses.

L'urine enfin laisse quelquefois déposer dans le vagin des
concrétions variables : le plus souvent des plaques calcaires.

Symptômes et Diagnostic. — L'écoulement de l'urine par
le vagin est un signe commun à toutes les fistules qui font
communiquer, chez la femme, les voies urinaires avec les voies
génitales. Dans les fistules uréthro-vaginales l'urine ne s'é-
chappe qu'au moment de la miction, tandis que son écoulement est continu dans les fistules vésico-vaginales, comme
d'ailleurs dans ces fistules vésico-utérines. Il n'en est pourtant pas toujours ainsi, et, chez un assez grand nombre de
malades, cet écoulement est intermittent. Il en est auxquelles
le décubitus dorsal permet de garder leurs urines ; pour d'autres c'est le décubitus latéral, droit ou gauche, ou bien la position assise. Chez certaines enfin le liquide ne s'échappe
qu'après qu'il s'en est accumulé une certaine quantité dans la
vessie.

Par le toucher, on constate sur la paroi antéro-supérieure
du vagin un pertuis de siège, de forme, de dimensions variables suivant le cas.

Le spéculum laisse voir ce même orifice et permet à l'œil
de confirmer les données fournies par le toucher et par l'in-
terrogatoire de la malade. On voit sourdre par cet orifice une
quantité d'urine peu considérable d'ailleurs. On constate en
même temps les désordres consécutifs, inflammations, ulcérations, dépôts lithiques.

Le spéculum étant maintenu en place, on peut faire passer à travers la fistule un stylet métallique avec l'extrémité duquel on pourra souvent toucher une sonde métallique préalablement introduite dans la vessie.

Une injection colorée étant poussée dans le réservoir urinaire, on verra passer dans le vagin, à travers la fistule, le liquide injecté.

Pronostic. — Il est très-fâcheux, car cette infirmité fait des malades un objet de dégoût : chose grave surtout quand il s'agit de jeunes femmes qui, voyant la répugnance qu'elles inspirent à ceux qui les entourent, notamment à leur mari, sont facilement poussées au suicide.

Sans parler des incommodités et de la souffrance que cette affection entraîne.

Ajoutons enfin que jusqu'à ces derniers temps la fistule vésico-vaginale avait passé pour incurable, et qu'aujourd'hui encore, malgré l'immense progrès qu'a fait sur ce point la chirurgie, cette maladie ne laisse pas que d'être d'un traitement parfois bien difficile et toujours fort délicat.

Traitement. — Les divers moyens qui ont tour à tour été tentés avec plus ou moins d'insuccès ne nous arrêteront pas : nous ne nous occuperons que de l'opération telle qu'on la pratique aujourd'hui (Marion Sims, Hayward, Bozeman, Baker-Brown, Simon, Simpson, Courty, etc.): par la méthode appelée à juste titre *méthode américaine*. Mais nous y insisterons, parce que c'est une opération délicate et minutieuse, et qui ne saurait être suivie de succès qu'à la condition d'avoir été exécutée avec un soin scrupuleux.

Opérations préalables. — Il faut avant tout rétablir l'intégrité de l'*urèthre*, si ce canal est oblitéré ou détruit partiellement.

Le *vagin* sera également dilaté au besoin, et les brides, s'il en existe, seront détruites, de manière à permettre l'introduction facile du spéculum.

Traitement médical préalable. — On devra préalablement

relever l'*état général* de la malade par une bonne alimentation, par des toniques, des eupeptiques, (fer, amers, arsénicaux à petites doses, strychnine, etc.). S'il existe un état morbide d'un appareil quelconque, qui ne soit pas de nature à contr'indiquer l'opération de la fistule, on l'amendera.

On s'attachera en même temps à modifier *l'état local* par des bains de siège frais, des lotions, des fomentations, etc.

Soins Préliminaires. — Chez toutes les malades il faut *opérer lorsque les règles* sont passées depuis cinq jours au moins et dix à douze jours au plus (Courty).

On vide l'intestin par un *purgatif* la veille de l'opération et un *lavement* ou deux le matin même.

Chloroforme. — Quelques chirurgiens rejettent son emploi, donnant pour raisons que la douleur occasionnée par l'opération n'est pas assez vive, et que les vomissements provoqués par le chloroforme compromettent la réunion des lambeaux. En outre l'anesthésie n'est pas compatible avec la position que font prendre à la malade certains opérateurs.

D'autres au contraire ont recours à la chloroformisation : « Ce n'est pas indifférent, dit Courty, lorsqu'il s'agit de femmes du monde ou de malades très-irritables, d'une sensibilité extrême, dont le système nerveux est affaibli et exalté par une dépression morale et de longues souffrances. »

Position de la malade. — Trois positions différentes peuvent être adoptées. Chacune d'elles présente des avantages et des inconvénients qui doivent en subordonner le choix au cas particulier. Chacune d'elles cependant a été préférée comme pratique générale par les divers chirurgiens.

1° Décubitus latéral gauche (Marion Sims),

2° Pronation sur les coudes et les genoux (Bozeman),

3° Positions pelvi ou sacro-dorsale : position de la taille, les tubérosités sciatiques étant maintenues relevées (Simon, Courty).

La pronation sur les coudes et les genoux ne présente guère qu'un avantage : celui de permettre au chirurgien d'opérer de haut en bas, et d'être moins gêné par l'écoulement de sang. Mais en revanche elle éloigne la fistule, elle est excessivement pénible pour la malade, et enfin surtout elle ne permet pas l'anesthésie. De toutes les positions c'est donc la plus défavorable, elle doit être réservée pour des cas spéciaux.

La demi pronation (décubitus latéral gauche), généralement employée en Angleterre, présente sur la précédente de grands avantages, en ce qu'elle ne fatigue pas la malade, qui bouge moins et qu'elle se prête, moins bien toutefois que la suivante, à l'administration du chloroforme. En revanche elle facilite moins les manœuvres opératoires.

En somme, la position qui offre à la fois le moins d'inconvénients et le plus d'avantages, c'est la position de la taille, les tubérosités sciatiques relevées. « Ses inconvénients, dit Courty, se réduisent à ne pas empêcher la chute de la muqueuse vésicale, et à obliger le chirurgien à regarder en haut. Avantages : la chloroformisation est possible, le sang ne coule pas dans la vessie et ne peut y séjourner, la fistule ne s'éloigne pas ; enfin, si l'on a soin de bien relever le siège, elle se présente devant l'opérateur avec la paroi vaginale supérieure, plutôt sur un plan vertical ou oblique que sur un plan horizontal, ce qui facilite beaucoup le manuel. » C'est donc en somme, à part les cas exceptionnels, la position qu'on doit préférer dans la pratique générale.

Aides et instruments. — On doit avoir à sa portée le *spéculum* à bec de canne de Sims,—les instruments d'avivement et de suture,— un assez grand nombre d'éponges fixées à l'extrémité de baguettes d'une suffisante longueur, de l'eau vinaigrée, de l'eau de Pagliari, de l'eau de Léchelle, de la glace, du perchlorure de fer, de l'ergotine.

Le spéculum ne doit être confié, pour être maintenu, qu'à un aide intelligent ; d'autres aides intelligents, et en nombre suffisant, entoureront le chirurgien pour donner le chloroforme, tenir le bassin élevé, étancher le sang, soulever les bords de la fistule.

On doit enfin, bien entendu, opérer sous un beau jour et l'on fera même bien de suivre le conseil de Courty pour les fistules profondes : diriger un rayon de soleil sur le siège du mal, à l'aide d'un réflecteur.

Avivement. — Le chirurgien introduit le spéculum (fig. 30),

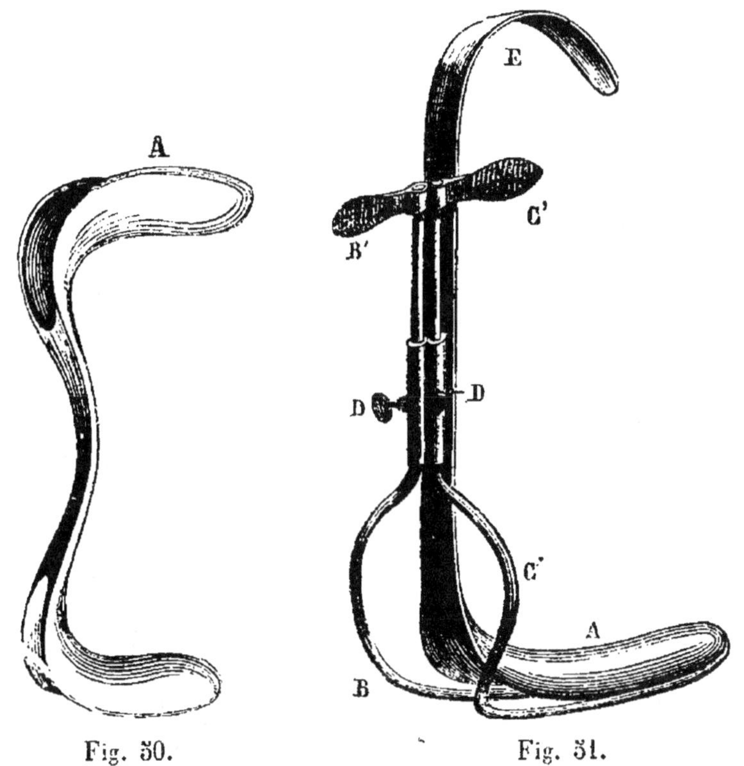

Fig. 30.   Fig. 31.

la concavité tournée du côté de la fistule, la convexité regardant le sacrum, puis il donne le manche à tenir à un aide qui doit presser assez pour donner à l'opérateur le jour nécessaire, mais pas assez pour contondre la paroi postéro-inférieure du vagin.

On abaisse l'utérus en saisissant le col avec des érignes. Le chirurgien avive, non point seulement les bords de la fistule, mais les parties du vagin qui avoisine la solution de continuité,

et cela sur une assez large surface : 7 à 10 millimètres d'étendue.
« Pour avoir la certitude que l'avivement occupe bien

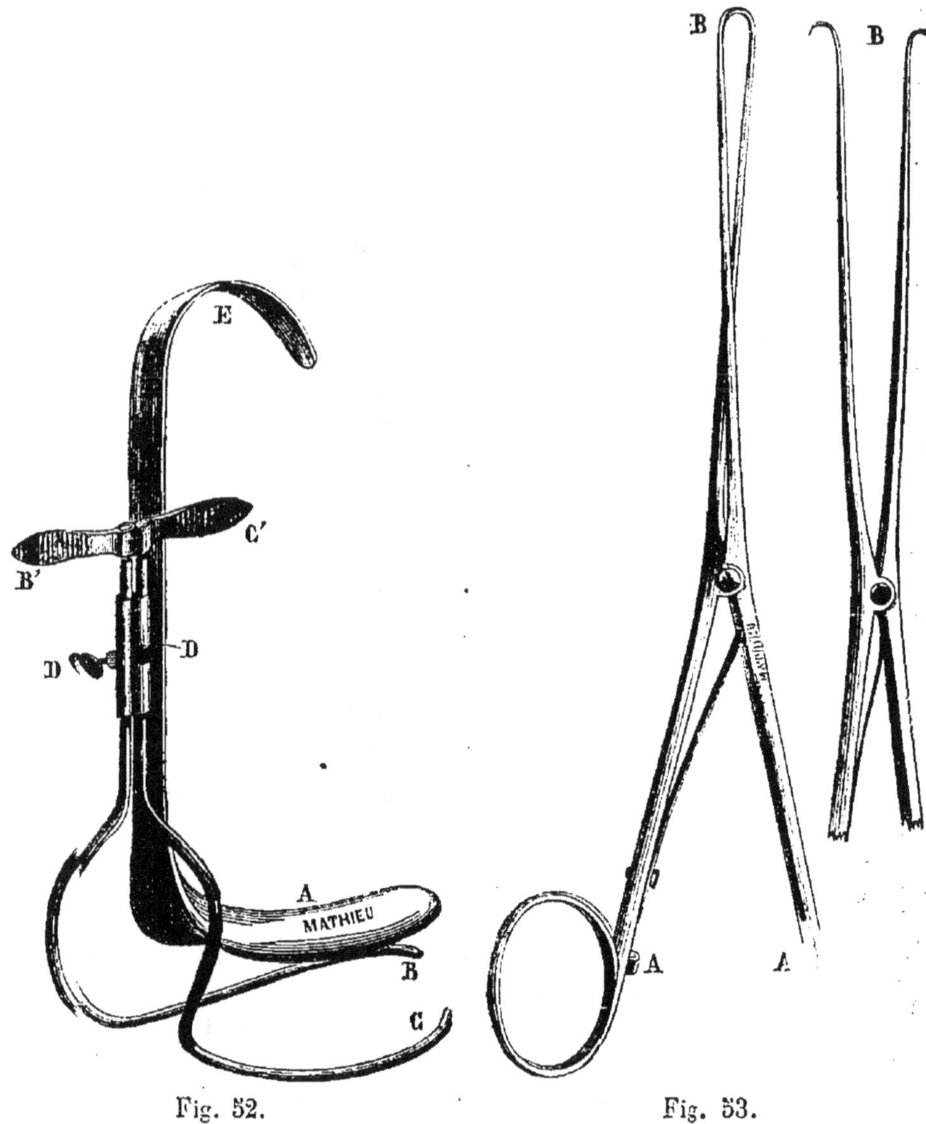

Fig. 52.   Fig. 53.

toute l'étendue qu'on veut lui donner, et qu'aucune portion
de la muqueuse n'a été oubliée au milieu de la surface avivée,

on peut, dans les cas difficiles, commencer par toucher avec
le nitrate d'argent toute la surface qu'on veut dénuder, et la
blanchir en y passant, immédiatement après, un pinceau avec
de l'eau salée. Dans les cas simples, on se contente de tracer

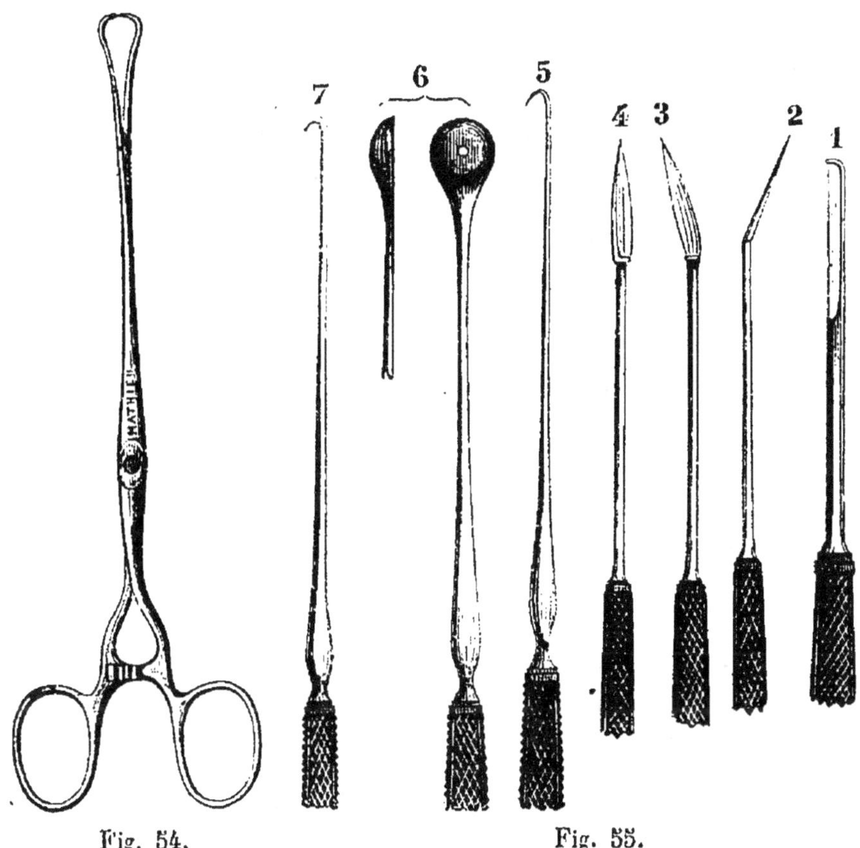

Fig. 54.   Fig. 55.

d'abord les limites de l'avivement par une incision.» (Courty.)
Il ne doit pas porter sur la muqueuse vésicale, mais seulement
sur la muqueuse vaginale. Il doit être régulier. On commencera
par la lèvre postérieure pour être moins gêné par le sang.

On saisit la muqueuse avec le ténaculum de Sims ou avec
une pince à griffe ; on excise soit avec un bistouri courbé sur
le plat soit avec des ciseaux ayant la même courbure.

Affrontement. — Il devra porter sur la plus grande hauteur possible de surface cruentée ; il doit être fait de telle sorte

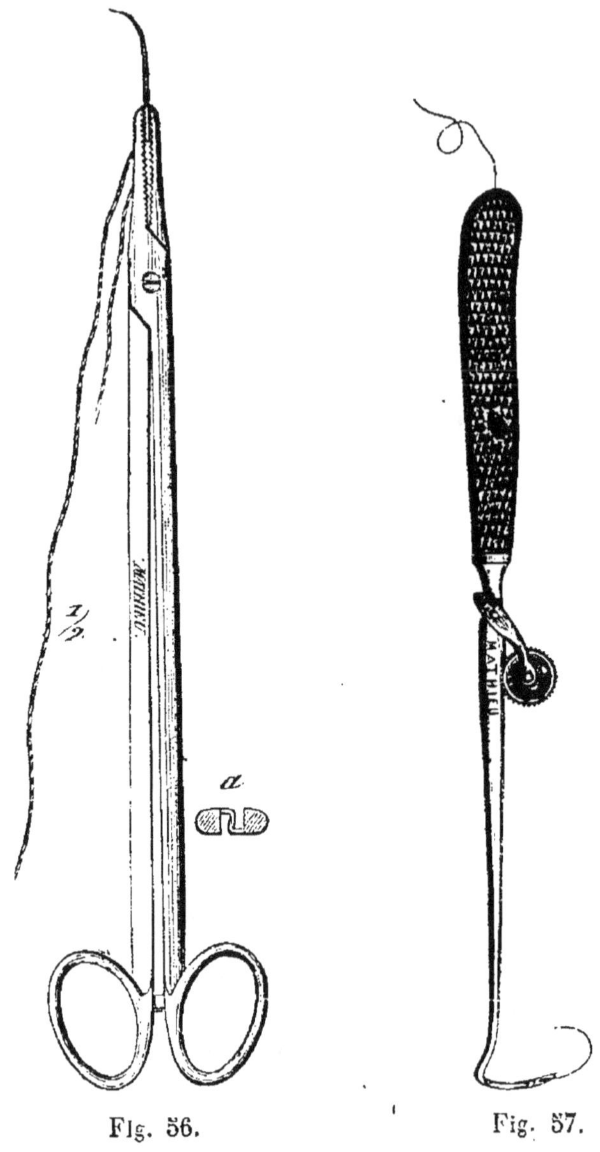

Fig. 56.   Fig. 57.

quie « les bords de la fistule remontent vers la vessie, et y fassent une petite crête saillante défavorable à la pénétration de l'urine. » (Courty.)

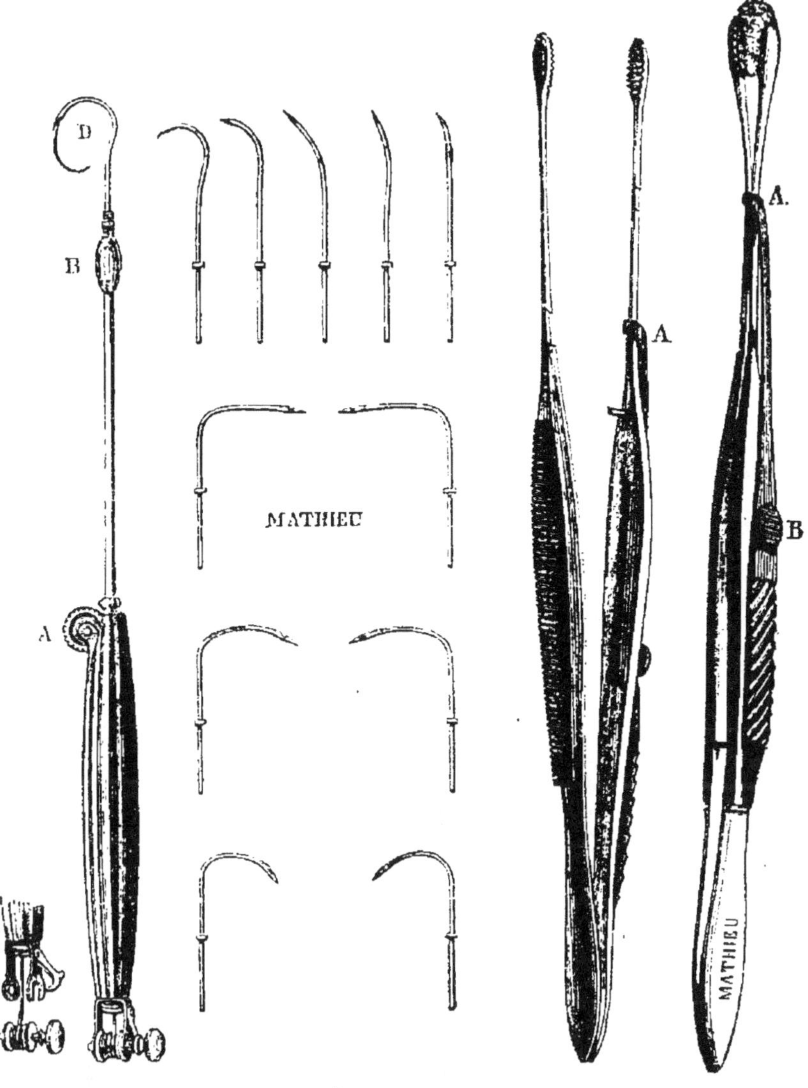

Fig. 58.   Fig. 59.

Suture. — Elle peut être faite avec des fils de soie, des fils d'argent ou des fils de fer. Les fils métalliques sont supérieurs

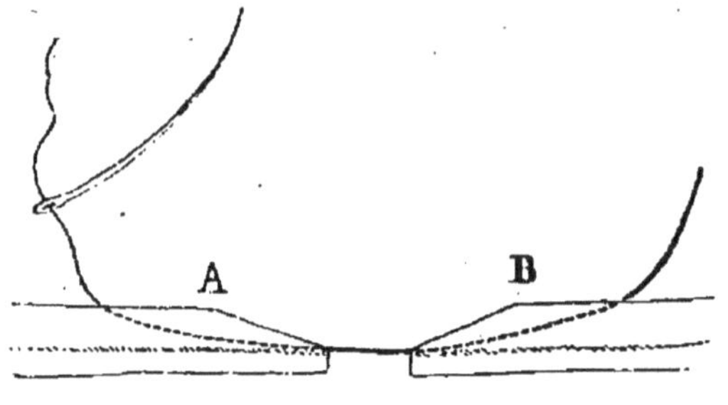

Fig. 60.

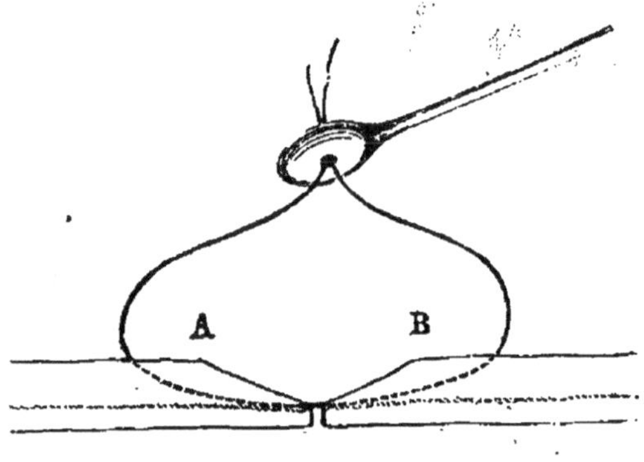

Fig. 61.

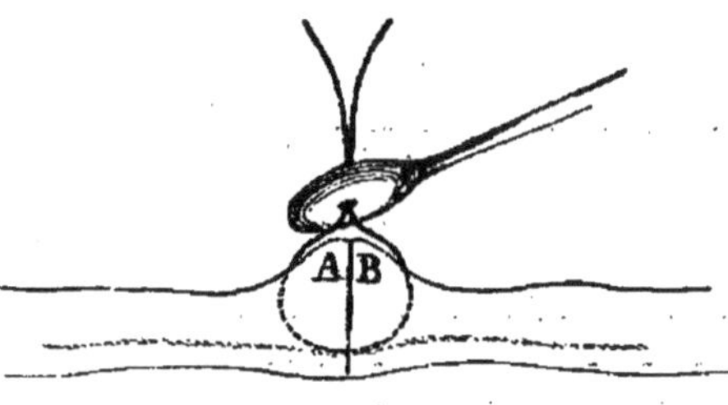

Fig. 62.

Fig. 63.

à ceux de soie, et ceux de fer doivent être préférés à ceux

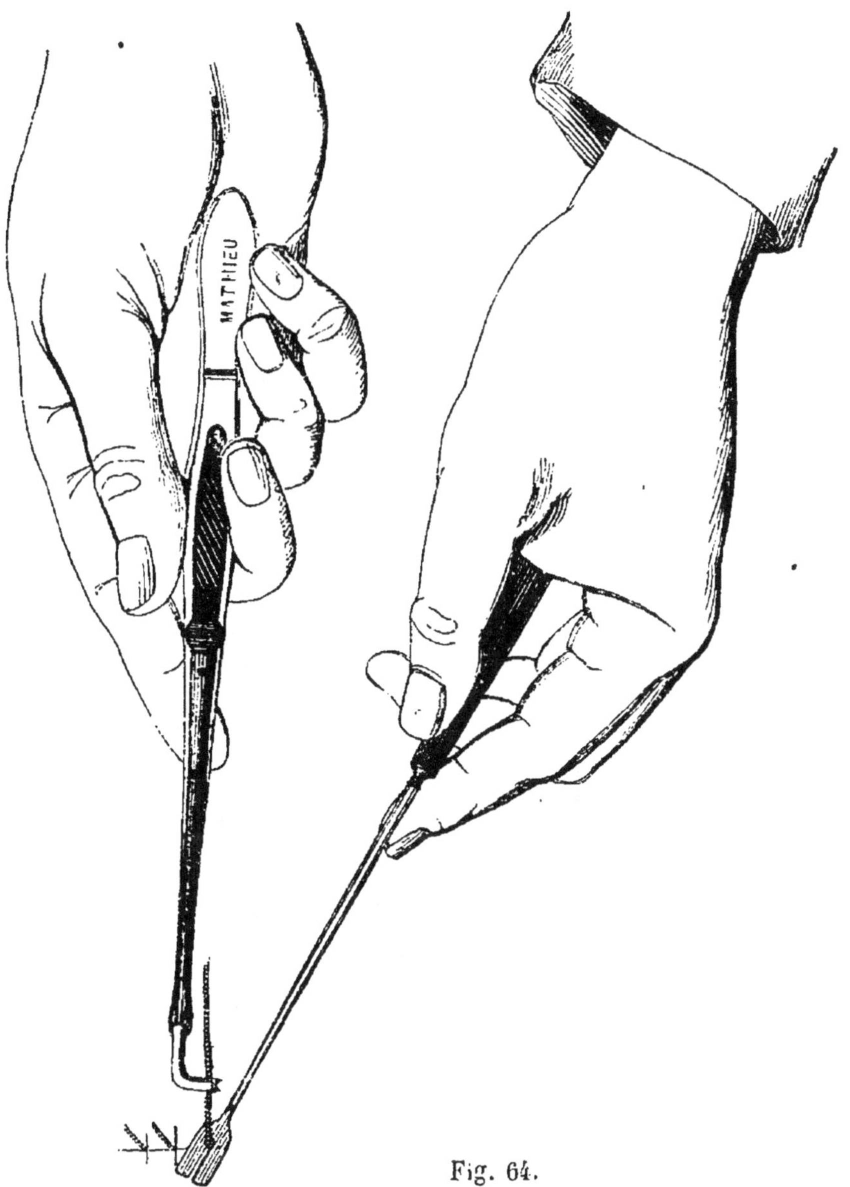

Fig. 64.

d'argent parce qu'ils sont plus flexibles, plus résistants, plus

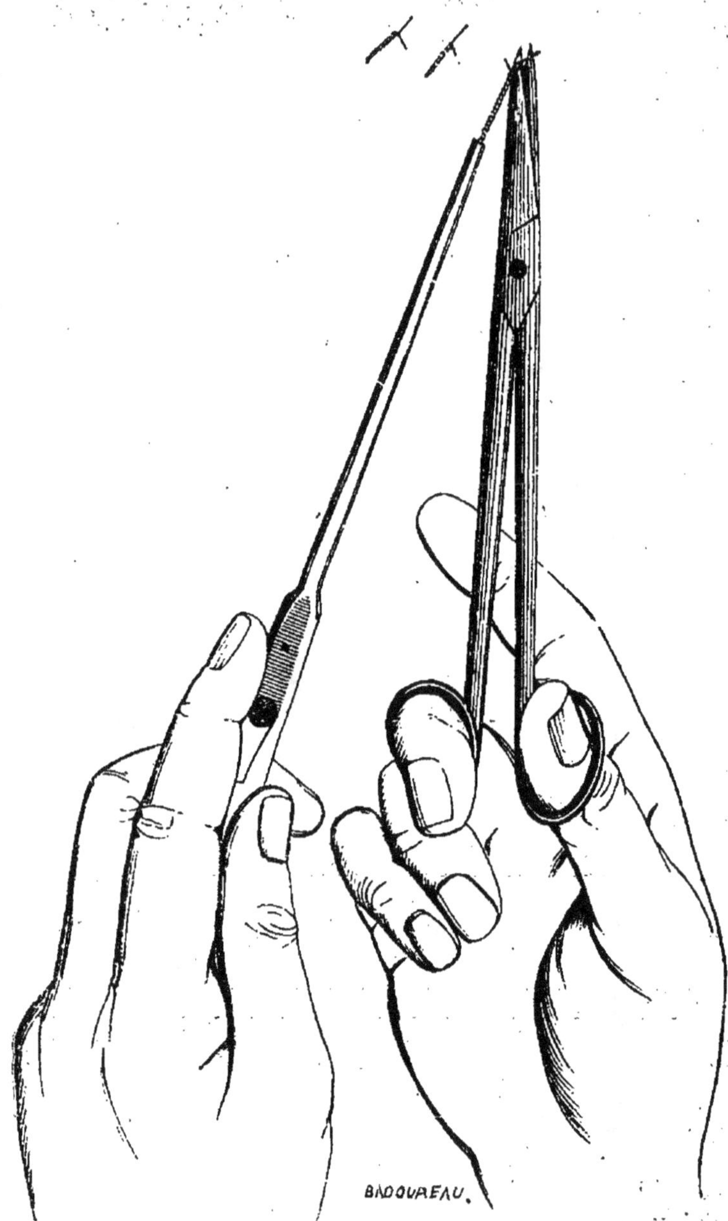

Fig. 65.

fins, se prêtant mieux à l'introduction, et, de plus, moins coûteux.

Ils ne doivent pas pénétrer dans la vessie, mais cheminer entre les deux muqueuses. On les fait pénétrer à un centimètre des bords de la plaie, et on les fait ressortir un centimtère

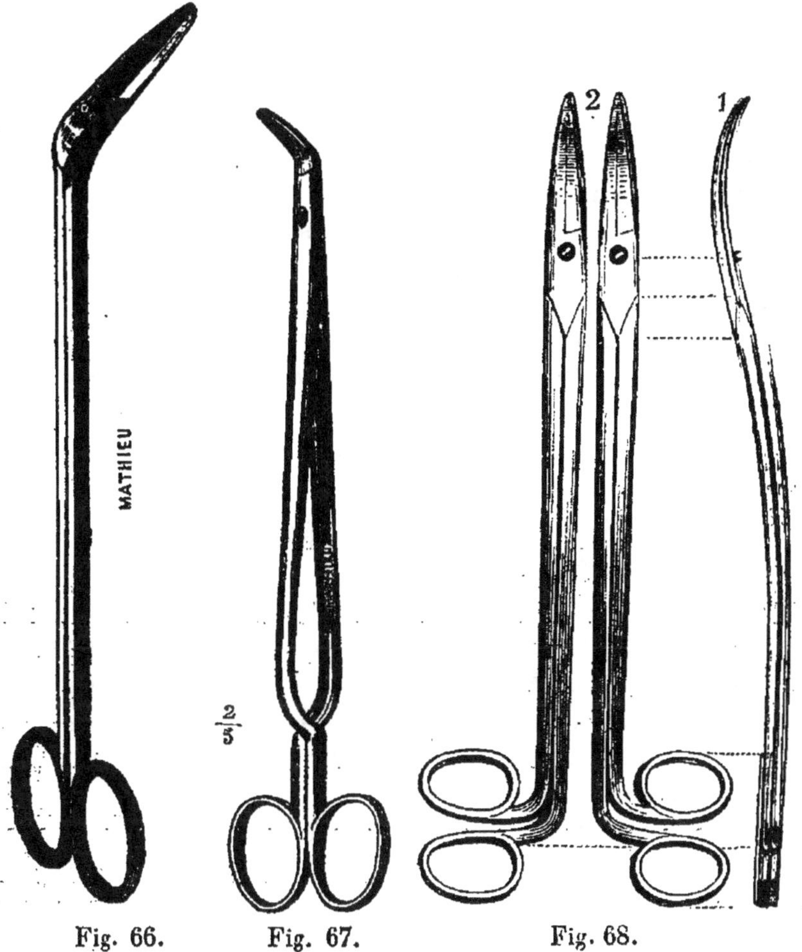

Fig. 66. Fig. 67. Fig. 68.

plus loin. Ils doivent être séparés les uns des autres par une distance de 5 millimètres environ. On peut les introduire soit directement: à l'aide d'une aiguille porte-fil (Simpson), ou d'une pince semblable à celle de Dieffenbach (Marion Sims);

soit par l'intermédiaire d'une anse de fils de soie ou de lin (Boozeman), ou à l'aide d'un crochet et d'une petite fourche à poointes mousses pour donner un point d'appui à l'aiguille qui enntraîne les fils de la suture à travers les lèvres de la plaie, ou enncore à l'aide de l'aiguille tubulée de Startin.

(Quant à la manière de serrer les fils, on en a proposé un graand nombre ; mais la plus simple et la meilleure pour la pluupart des cas, c'est celle qu'emploient Sims et Courty : on rappproche les bouts avec une petite fourche, et on tire dessus penndant qu'à l'aide d'un crochet mousse on en fait remonter l'aanse avec les bords de la fistule vers la vessie ; puis on les torrd avec des pinces, après quoi on les coupe ras avec des cisseaux courbes.

 Soins consécutifs. — On ne met dans le vagin aucun appareil doont le seul résultat serait d'irriter la plaie et de compromettre la . réunion.

(On met à demeure dans la vessie la sonde sigmoïde de Sinms.

(On fera plusieurs fois par jour des lotions vaginales à l'aide d'r un irrigateur (eau phéniquée.)

I L'abstinence la plus rigoureuse sera observée.

IPour éviter les conséquences fâcheuses que risqueraient d'aavoir pour la réunion de la fistule, les efforts de défécation, onı maintiendra l'état de constipation en administrant de l'ex-traait thébaïque qui aura en outre pour avantage de procurer à lda malade le calme et le repos.

 S'il y a du ténesme vésical, on ne mettra pas la sonde à denmeure, et l'on administrera de l'hyosciamine : à petites dosses espacées dans la journée, afin de maintenir le col vésical souus l'influence permanente du médicament ; six granules d'hıyosciamine à $^1/_2$ milligramme.

(Quand on juge à propos de provoquer la première garde-robbe, on a recours à un purgatif doux tel que l'huile de ricin, et ll'on recommande à la malade d'éviter autant que possible les ; efforts.

On enlève les fils du cinquième au dixième jour.

Si enfin il reste une portion de la fistule non réunie, « c on peut, dit Courty, essayer de remettre un fil ou deux avant t la complète cicatrisation des bords, en avivant un peu ces deier-niers, ou de placer une serre-fine, ou de cautériser légèremeient et à plusieurs reprises la fistule, si la malade est dans (de bonnes dispositions et supporte bien la sonde à demeure. S Si-non, et c'est ce qui arrive le plus souvent, il faut attendre ɛ au moins un mois, plutôt deux qu'un, laisser la femme reprendidre des chairs et des forces, et entreprendre dans de bonnes conon-ditions l'opération complémentaire. »

C. — Fistules de l'urèthre.

Fistules uréthro-vaginales. — **Définition.** — On donnnne ce nom aux solutions de continuité faisant communiquuer l'urèthre et le vagin.

Étiologie et Pathogénie. — Elles reconnaissent les mèmimes causes et le même mode de production que les fistules vésicico-vaginales.

Siège. — Elles siègent généralement à moins de 3 centimètrɛtres de l'orifice vaginal.

Symptômes et Diagnostic. —Elles offrent de grandes analalogies avec les fistules vésico-vaginales. Mais elles s'en distinguenent spécialement par les caractères suivants : leur siège est moioins profond ; l'écoulement de l'urine par la fistule s'effectictue seulement pendant la miction, au moment où le liquiuide traverse le canal de l'urèthre : une quantité variable s'échapappe par l'orifice anormal.

Pronostic. — Il est beaucoup moins grave que celui de le la fistule vésico-vaginale, puisque l'urine ne s'écoule par le vagagin que pendant la miction. Ce même fait atténue encore la gravivité du pronostic à deux autres points de vue : — après l'opératiotion, la plaie n'étant pas continuellement baignée par l'urine, ɛ, se cicatrise bien plus aisément ; l'urine ne s'écoulant que pendant la miction, pour éviter le contact du liquide il suffit, au lieu de mettre une sonde à demeure, de pratiquer le cathétérisme toutes les fois que se fait sentir le besoin d'uriner. Le champ opératoire enfin étant plus accessible, l'opération se fait plus aisément.

Traitement. — On taille des lambeaux autoplastiques, et on les réunit, suivant les cas, soit de droite à gauche, soit d'avant en arrière, par une sorte de suture enchevillée. On réunit les points voisins deux à deux de chaque côté, sur un petit bouton de nacre.

Dans certains cas, on peut avoir recours à la cautérisation.